# Anaesthesiology and Resuscitation
# Anaesthesiologie und Wiederbelebung
# Anesthésiologie et Réanimatión

80

Editors
Prof. Dr. R. Frey, Mainz · Dr. F. Kern, St. Gallen
Prof. Dr. O. Mayrhofer, Wien

Managing Editor: Prof. Dr. M. Halmágyi, Mainz

# Anaesthesie
# Atmung – Kreislauf

Beiträge zu den Themen „Anaesthesie und Atmung“ und „Anaesthesie und Kreislauf“ der XII. Gemeinsamen Tagung der Österreichischen, Deutschen und Schweizerischen Gesellschaften für Anaesthesiologie und Reanimation vom 1. bis 3. September 1971 in Bern

Herausgegeben von

M. Gemperle, G. Hossli und B. Tschirren

Mit 142 Abbildungen

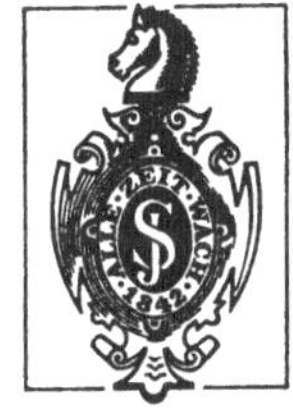


Springer-Verlag Berlin Heidelberg New York 1974

ISBN-13:978-3-540-06509-8 e-ISBN-13:978-3-642-65742-9
DOI: 10.1007/978-3-642-65742-9

Die Wiedergabe von Gebrauchsnamen, Warenbezeichnungen usw. in diesem Werk berechtigt auch ohne besondere Kennzeichnung nicht zu der Annahme, daß solche Namen im Sinn der Warenzeichen- und Markenschutzgesetzgebung als frei zu betrachten wären und daher von jedermann benutzt werden dürften.

Das Werk ist urheberrechtlich geschützt. Die dadurch begründeten Rechte, insbesondere die der Übersetzung, des Nachdruckes, der Entnahme von Abbildungen, der Funksendung, der Wiedergabe auf photomechanischem oder ähnlichem Wege und der Speicherung in Datenverarbeitungsanlagen bleiben, auch bei nur auszugsweiser Verwertung, vorbehalten. Bei Vervielfältigungen für gewerbliche Zwecke ist gemäß § 54 UrhG eine Vergütung an den Verlag zu zahlen, deren Höhe mit dem Verlag zu vereinbaren ist. © bei Springer-Verlag Berlin Heidelberg 1974. Library of Congress Catalog Card Number 73-15296.

# Vorwort

„Anaesthesie und Atmung“ und „Anaesthesie und Kreislauf“ standen als Hauptthemen im Mittelpunkt der XII. Gemeinsamen Tagung der Österreichischen, Deutschen und Schweizerischen Gesellschaften für Anaesthesiologie und Reanimation.

Die beiden Problemkreise wurden in je einem Rundgespräch und in einer Reihe von Vorträgen ausführlich behandelt.

Im Rundgespräch über Anaesthesie und Atmung kamen unter dem Vorsitz von M. GEMPERLE vor allem die Beatmungsprobleme in der modernen Anaesthesiologie zur Sprache, während die Diskussionsrunde über Anaesthesie und Kreislauf, welche von G. HOSSLI geleitet wurde, sich besonders mit dem Verhalten des kardiovasculären Systems unter der Einwirkung von Anaesthetica und Muskelrelaxantien befaßte.

Die Ergebnisse der Rundgespräche und die Vorträge zu den Hauptthemen sind nun im vorliegenden Band Nr. 80 der Schriftenreihe „Anaesthesiologie und Wiederbelebung“ publiziert, und die Herausgeber hoffen, daß damit die an der XII. Gemeinsamen Tagung in Bern erarbeiteten Ergebnisse einem weiten Kreis zugänglich gemacht werden können.

Genf, Zürich, Bern 1974 — Die Herausgeber

# Inhaltsverzeichnis

## I. Anaesthesie und Atmung



## II. Anaesthesie und Kreislauf

## Autorenverzeichnis


BAUM, M. Ing., Institut für Anaesthesiologie der Universitätskliniken, A-1090 Wien

BRAUN, U., Dr., Institut für Anaesthesiologie der Universität, D-75 Tübingen

BRETSCHNEIDER, H. J., Prof. Dr., Physiologisches Institut der Universität, D-34 Göttingen

CASADEI, F., Dr., Herzchirurgische Abteilung der Chirurgischen Universitätsklinik, Bürgerspital, CH-4000 Basel

CLAUDI, B., Dr., Herzchirurgische Abteilung der Chirurgischen Universitätsklinik, Bürgerspital, CH-4000 Basel

COTT, L. A., Dr., Physiologisches Institut der Universität, D-34 Göttingen

DIETZEL, W., Priv.-Doz. Dr., Abteilung für Anaesthesiologie und Intensivtherapie, Städt. Krankenhaus, D-509 Leverkusen

DROH, R., Dr., Institut für Anaesthesiologie, Städt. Krankenanstalten, D-45 Osnabrück

DUDZIAK, R., Prof. Dr., Institut für Anaesthesiologie der Universität, D-4 Düsseldorf

EGGERMANN, J., Dr., Institut de Pathologie de l'Université, CH-1211 Genève

ERDMANN, W., Dr., Hermann-Hesse-Str. 55, D-65 Mainz

FABEL, H., Dr., Institut für Anaesthesiologie der Medizinischen Hochschule, D-3 Hannover

FOLDES, F. F., Prof. Dr., Montefiore Hospital, Bronx, N.Y. 10467 USA

GATTIKER, RUTH, Priv.-Doz. Dr., Institut für Anaesthesiologie der Universitätskliniken, Kantonsspital, CH-8006 Zürich

GEMPERLE, M., Prof. Dr., Institut universitaire d'Anesthésiologie, Hôpital Cantonal, CH-1211 Genève

GIL, J., Dr., Anatomisches Institut der Universität, CH-3012 Bern

GOULD, V., Dr., Institut de Pathologie de l'Université CH-1211 Genève

GRÄDEL, E., Dr., Herzchirurgische Abteilung der Chirurgischen Universitätsklinik, Bürgerspital, CH-4000 Basel

GURTNER, H. P., Prof. Dr., Kardiologische Abteilung der Medizinischen Universitätsklinik, Inselspital, CH-3008 Bern

HAAB, P., Prof. Dr., Physiologisches Institut der Universität, CH-1700 Fribourg

HALL, K. D., M. D., Department of Anesthesiology, Duke University Medical Center, Durham, N.C. USA

HARTMANN, W., Dr., Departement Innere Medizin der Medizinischen Hochschule, Abt. Pulmologie, D-3 Hannover

HEISS, H. W., Dr., Institut für klinische Anaesthesie der Universität, D-34 Göttingen

HELLIGE, G., Dr., Physiologisches Institut der Universität, D-34 Göttingen

HENSEL, J., Dr. Physiologisches Institut der Universität, D-34 Göttingen

HEMPELMANN, G., Dr., Institut für Anaesthesiologie der Medizinischen Hochschule, D-3 Hannover

HORST, J., Dr., Institut für Anaesthesiologie, Städt. Krankenanstalten, D-45 Osnabrück

HOSSLI, G., Prof. Dr., Institut für Anaesthesiologie der Universitätskliniken, Kantonsspital, CH-8006 Zürich

KAPANCI, Y., Dr., Institut de Pathologie de l'Université, CH-1211 Genève

KARLICZEK, G., Dr., Institut für Anaesthesiologie der Medizinischen Hochschule, D-3 Hannover

KETTLER, D., Priv.-Doz. Dr., Physiologisches Institut der Universität, D-34 Göttingen

KLEINSCHMIDT, T., Dr., Institut für Anaesthesiologie, Städt. Krankenanstalten, D-45 Osnabrück

KLOSE, R., Dr., Anaesthesieabteilung des Klinikums, D-68 Mannheim

KNOLL, D., Dr., Physiologisches Institut der Universität, D-34 Göttingen

LOHR, B., Dr., Physiologisches Institut der Universität, D-34 Göttingen

LUTZ, H., Prof. Dr., Anaesthesieabteilung des Klinikums, D-68 Mannheim

MARTEL, J., Dr., Physiologisches Institut der Universität, D-34 Göttingen

METZGER, H., Dr., Institut für Anaesthesiologie, Städt. Krankenanstalten, D-45 Osnabrück

NIEDERER, W., Dr., Institut für Anaesthesiologie, Bürgerspital, CH-4000 Basel

PASCHEN, K., Dr., Physiologisches Institut der Universität, D-34 Göttingen

PETER, K., Priv.-Doz. Dr., Anaesthesieabteilung des Klinikums, D-68 Mannheim

REBEL, W., Dr., Anaesthesieabteilung des Klinikums, D-68 Mannheim

REGENSBURGER, D., Dr., Institut für klinische Anaesthesie der Universität, D-34 Göttingen

ROTH, F., Dr., Abteilung für Reanimation und Intensivbehandlung der Anaesthesieabteilung, Inselspital, CH-3080 Bern

RÜGHEIMER, E., Prof. Dr., Abteilung für Anaesthesiologie, Chirurgische Universitätsklinik, D-852 Erlangen

SALZMANN, CH., Dr., Kardiologische Abteilung der Medizinischen Universitätsklinik, Inselspital, CH-3008 Bern

SAFAR, P., Prof. Dr., Univ. Pittsburgh School of Medicine, Pittsburg, Pe 15213 USA

SCHAER, H., Priv.-Doz. Dr., Anaesthesieabteilung, Kreisspital, CH-8708 Männedorf

SCHERRER, M., Prof. Dr., Pneumologische Abteilung der Medizinischen Universitätsklinik, Inselspital, CH-3008 Bern

SCHOEWE, E., Dr., Institut für Anaesthesiologie, Städt. Krankenanstalten, D-45 Osnabrück

SCHORER, R., Prof. Dr., Institut für Anaesthesiologie der Universität, D-74 Tübingen

SONNTAG, H., Dr., Physiologisches Institut der Universität, D-34 Göttingen

SPIECKERMANN, P. G., Prof. Dr., Physiologisches Institut der Universität, D-34 Göttingen

TALTON, INGEBORG H., M. D., Department of Anesthesiology, Duke University Medical Center, Durham, N.C. USA

TAUCHERT, M., Dr., Institut für klinische Anaesthesie der Universität, D-34 Göttingen

TOSCO, R., Dr., Institut de Pathologie de l'Université, CH-1211 Genève

WARDAK, M. R., Dr., Herzchirurgische Abteilung der Chirurgischen Universitätsklinik, Bürgerspital, CH-4000 Basel

WAWERSKI, J., Prof. Dr., Institut für Anaesthesiologie der Universitätskliniken, D-23 Kiel

WOLFF, G., Dr., Herzchirurgische Abteilung der Chirurgischen Universitätsklinik, Bürgerspital, CH-4000 Basel

# I. ANAESTHESIE UND ATMUNG

# A. Rundgespräch über Anaesthesie und Atmung

Leitung: **M. Gemperle**

## 1. Zusammenfassende Orientierung

Im Rundgespräch über Anaesthesie und Atmung wurden verschiedene aktuelle Beatmungsprobleme in der modernen Anaesthesiologie diskutiert.

In einem hochinteressanten Einführungsreferat demonstrierte J. P. HAAB, Fribourg, anhand eines Schleusenmodells, die wichtigsten Probleme der Atemphysiologie.

E. RÜGHEIMER, Erlangen, wies auf die entscheidende Bedeutung der Wahl des geeigneten Atmungsgerätes hin und zeigte die an einem Lungenmodell erhaltenen Resultate der gebräuchlichsten Respiratoren.

P. SAFAR, Pittsburgh, berichtete über seine große Erfahrung in der Behandlung ateminsuffizienter Patienten. Er wies vor allem auf die Wichtigkeit des Sauerstofftestes (100%) hin, der erlaubt, den intrapulmonalen Shunt zu ermitteln. Er demonstrierte anhand eines großen Patientenmaterials die Wirksamkeit der Überdruckbeatmung und sprach von der Überlegenheit der endexspiratorischen Druckerhöhung (PEEP) bei akutem Lungenödem.

M. SCHERRER, Bern, machte auf die Hb-$O_2$-Sättigung aufmerksam in Ergänzung zur Bestimmung von $P_aO_2$, $P_aCO_2$ und pH. Sie ist besonders von Bedeutung für die Anaesthesisten, die während einer Narkose, aber auch während einer Reanimation mit Patienten zu tun haben, die enorme Verschiebungen der Hb-$O_2$-Bindungskurve aufweisen.

In einem vielbeachteten Beitrag zeigte J. GIL, Bern, anhand eindrucksvoller elektronenmikroskopischer Schnitte einige morphologische Aspekte des Druck-Volumen-Diagramms. Dieser Vortrag führte zu einer temperamentvollen Diskussion mit M. BAUM, Wien, der über die Bedeutung des Surfactant während der Beatmung sprach.

J. WAWERSIK, Kiel, behandelte die respiratorische Überwachung und ging vor allem auf die Probleme der Flüssigkeits- und Elektrolytbilanzierung in ihrer Wechselwirkung zu Hämodynamik, Blutgaskonzentration und Atemmechanik ein.

Nachstehend sind einige der Diskussionsbeiträge in extenso wiedergegeben.

## 2. Rundgesprächsbeiträge

# Morphologische Aspekte des Druck-Volumen-Diagramms

Von **Joan Gil**

### Einleitung

Fortschritte auf dem Gebiet der Lungenforschung sind in unseren Tagen oft das Resultat fruchtbarer Zusammenarbeit zwischen Physiologen, Biochemikern, Pathologen, Klinikern und Anatomen. Aber nicht alle diese Wissenschaften können immer die gleichen Erfolge verzeichnen und gelegentlich bleibt eines dieser Teilgebiete gegenüber den anderen in seiner Entwicklung zurück. Ein typisches Beispiel hierzu liefert uns die Lungenmechanik. Viel haben wir in den letzten Jahren über das mechanische Verhalten der Säugerlungen gelernt, aber grundlegende morphologische Fragen in diesem Zusammenhang bleiben noch offen.

Wir wollen hier nur zwei grundlegende Arbeiten aufgreifen, die zugleich eine Herausforderung an die Adresse der Lungenmorphologen darstellen.

#### *I.* Von Neergaard *und der alveoläre Surfactant*

Als von Neergaard (1929) in seiner klassisch gewordenen Arbeit die Bedeutung der Oberflächenspannung für die Atemmechanik erkannte, äußerte er bereits die Vermutung, daß die Oberflächenspannung an der Grenzfläche Luft-Flüssigkeit der Lungenalveolen durch eine extracelluläre Substanz herabgesetzt werden müsse. von Neergaard konnte die Existenz dieses oberflächenaktiven Materials, heute „Surfactant" genannt, nicht beweisen. Der Beweis wurde erst später mit indirekten Methoden erbracht (Pattle, 1955; Clements, Brown, and Johnson, 1958). Damit war die Frage „physiologisch" geklärt, aber die morphologischen Aspekte blieben nach wie vor offen, da man an der Alveolaroberfläche in histologischen Präparaten keinen extracellulären Belag darstellen konnte. Diese Schwierigkeiten waren durch technische Fixationsprobleme bedingt.

Im Jahre 1968 konnten wir (Weibel and Gil, 1968) an der Alveolaroberfläche einen doppelten Belag nachweisen, von dem man annehmen konnte, daß er das oberflächenaktive Material darstellt (Gil and Weibel, 1969/70). Dies erforderte die Entwicklung einer speziellen Fixationstechnik durch vasculäre Perfusion, die die Erhaltung einer intakten Grenzfläche Luft-Flüssigkeit in der Lunge gestattete. Inzwischen ist dieser Befund von verschiedenen Autoren unter Verwendung anderer Techniken bestätigt worden (Kikkawa, 1970; Weinstein, 1970; Untersee, Gil und Weibel,

1971). Verschiedene Autoren haben sogar gezeigt, daß ein Bestandteil dieses doppelten Belages, das tubuläre Myelin (Weibel, Kistler und Töndury, 1966), hochgradig oberflächenaktiv ist (Finley et al., 1968; Balis, Shelley, McCue und Rappaport, 1971).

## *II. Die Hysteresis-Schleife und das Druck-Volumen-Diagramm*

Die Arbeit von Mead, Whittenberger und Radford (1957) brachte die endgültige Bestätigung der wesentlichen Rolle, die die Oberflächenspannung in der Atemmechanik spielt. Zur gleichen Zeit wurde das Druck-Volumen-Diagramm der Lunge eindeutig definiert. Diese Lungen-Hysteresis entwickelte sich rasch zu einem Grundbegriff der Atemmechanik und lieferte eine zuverlässige Arbeitsmethode, um die mechanischen Eigenschaften der Lunge unter normalen und pathologischen Bedingungen zu untersuchen. Es ist aber selbstverständlich, daß diese Volumenänderungen der Lunge als Funktion der Druckbedingungen ein morphologisches Korrelat haben müssen, und hier konnte die Morphologie keine befriedigende Antwort geben. Dies war wiederum vor allem auf Fixationsschwierigkeiten zurückzuführen. Es fehlte nicht an Versuchen und verschiedene Autoren (Elze und Hennig, 1950; Staub und Storey, 1962; Dunnill, 1967; Forrest, 1970) konnten zeigen, was größtenteils selbstverständlich war: daß der Volumenanteil der Lufträume sich verändert und daß die Alveolaroberfläche sich vergrößert. In keiner dieser Arbeiten wurde jedoch der Standort der untersuchten Lungen in der Hysteresis-Schleife definiert. Und keine dieser Arbeiten lieferte eine Antwort auf die entscheidende Frage: wie kommen diese Veränderungen zustande? Obwohl es nie genau formuliert worden ist, hat man in der Regel offenbar angenommen, daß die Oberflächenänderungen „elastischer“ Natur sind. Dabei bestehen andere Möglichkeiten. Schon 1963 hatte Weibel die eigenartige Anordnung der Capillaren im Alveolarseptum in einer Zickzack-Linie beobachtet. Damit bestand also die Möglichkeit, daß die Alveolarwand sich wie eine Handharmonika zusammenfaltet. Die Abklärung dieser Frage ist nicht nur von theoretischem Interesse. Die Eigenarten des Druck-Volumen-Diagramms werden normalerweise durch Kompression und Dekompression des alveolären Surfactant erklärt (Clements, Hustead, Johnson und Gribetz, 1961 und viele andere). Durch morphologische Untersuchungen wäre es möglich, abzuklären, ob diese Kompression und Dekompression tatsächlich stattfinden.

Verschiedene Umstände haben uns dazu bewegt, diese Probleme neu aufzugreifen:

1. Wir haben kürzlich eine Perfusionstechnik entwickelt, die die Fixation der Lunge für Licht- und Elektronenmikroskopie in einem genau definierten Blähungsgrad ermöglicht (Gil und Weibel, 1969/70; Gil, 1971).

Damit konnten wir leicht Lungen in verschiedenen Punkten des auf- und absteigenden Schenkels der Kurve fixieren. Im Gegensatz zu anderen Methoden gestattet uns diese Technik die Durchführung von licht- und elektronenmikroskopischen Untersuchungen an denselben Lungen.

2. Die Anwendung von morphometrischen Meßmethoden an Lungen ist so weit fortgeschritten (Weibel, 1970/71), daß sehr zuverlässige Messungen mit einem relativ geringen Aufwand möglich geworden sind. Dazu gesellt sich die Entwicklung einer neuen stereologischen Methode zur Messung der mittleren Krümmung (H) durch DeHoff (1967) und Cahn (1967), deren Anwendung in der Lunge uns vielversprechend erscheint. Unserer Ansicht nach kann die mittlere Krümmung den problematischen Begriff des Alveolarradius mit Vorteil ersetzen, da diese nichts über die Geometrie der betreffenden Struktur voraussetzt.

## Material und Methoden

Rattenlungen wurden in fünf verschiedenen Punkten der pulmonären Hysteresis-Schleife durch vasculäre Perfusion fixiert: nämlich bei den Drucken (in mmHg) 7, 12 und 16 aufwärts, 12 und 7 abwärts (maximale Blähung 16 mmHg). Stücke aus dieser Lunge wurden in Epon 812 einge-

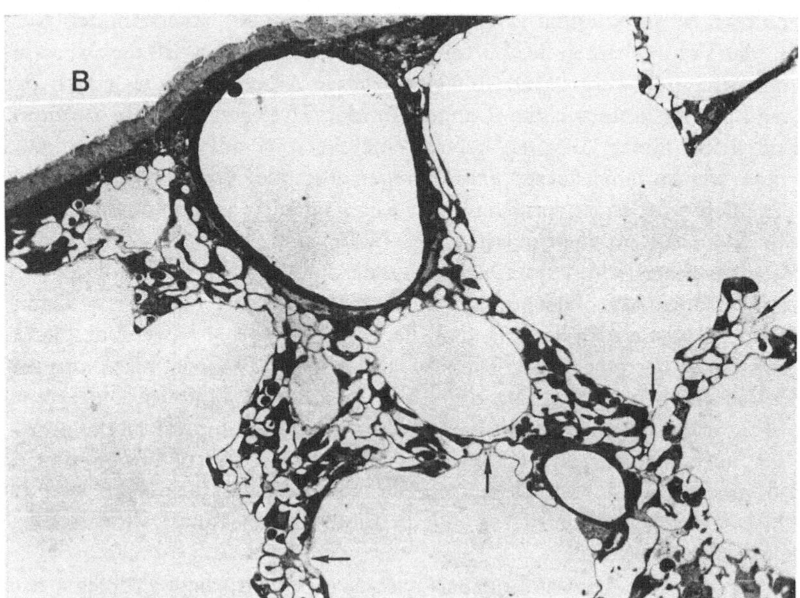


Abb. 1a. Perfundierte Rattenlunge. Alveolen von unterschiedlicher Größe werden durch verdickte „Septen" voneinander getrennt. Diese Septen enthalten mehrere Reihen von Blutcapillaren. Stellenweise sieht man Knickungen der Alveolaroberfläche (Pfeile) und extracelluläres Material, das diese Oberfläche ausgleicht. B ist ein Bronchiolus. (217×)

bettet und sowohl licht- als auch elektronenmikroskopisch untersucht. An lichtmikroskopischen Dickschnitten wurden in einem Stichprobentisch Wild M 501 (GANDER, 1967) morphometrische Messungen durchgeführt. Die Perfusionstechnik (GIL und WEIBEL, 1969/70, 1971) und die morphometrischen Methoden (WEIBEL, 1969) sind bereits früher beschrieben worden. Die spezielle stereologische Methode zur Messung der mittleren Krümmung ist von DEHOFF und RHINES (1968) ausführlich dargestellt worden.

## Resultate

### *Morphologische Untersuchung*

In den Lungen der niedrigen Blähungszustände, vor allem der Gruppe 7, konnten ausgedehnte, unregelmäßig verteilte, atelektatische Gebiete beobachtet werden. Viel wichtiger erscheint jedoch die Anwesenheit *in allen Gruppen* von „verdickten" Septen (Abb. 1), die eindeutig mehr als eine Reihe von Blutcapillaren beinhalten. Diese Bildungen können vereinzelt oder gruppenweise auftreten; mit zunehmendem Blähungsgrad nimmt ihre Zahl jedoch eindeutig ab. Gelegentlich kann man innerhalb dieser „Septen" gefüllte Spalträume beobachten. Diese Bildungen erscheinen inkompatibel

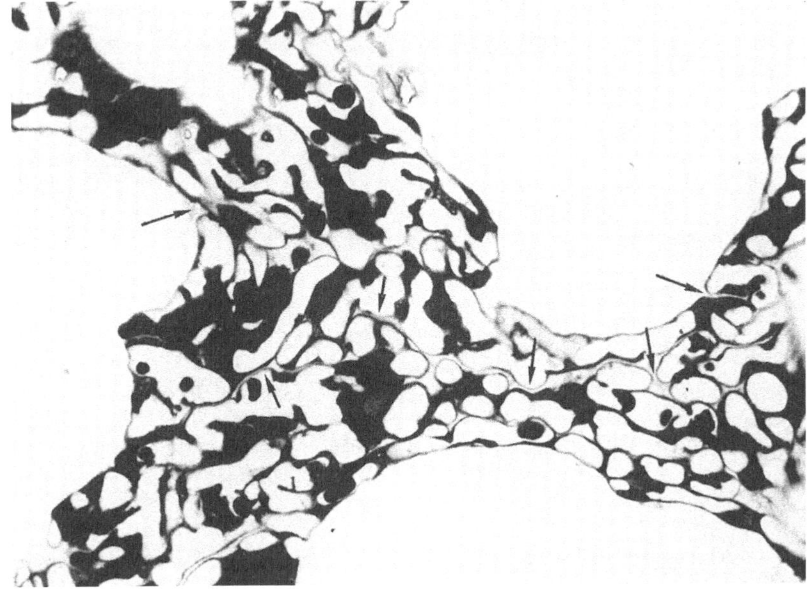

Abb. 1b. Dasselbe Präparat wie Abbildung 1a. Stärkere Vergrößerung von einem „Septum", das viele Reihen von Capillaren enthält. In der Mitte kann ein Spaltraum (Pfeile) eindeutig gesehen werden. Diese Bildungen sind in allen experimentellen Tiergruppen vorhanden (wenn auch in unterschiedlichen Mengen) und können als kollabierte Alveolen identifiziert werden. (434×)

mit den üblichen Darstellungen der Lungenanatomie (ein Septum enthält in der erwachsenen Lunge nur eine Reihe von Capillaren) und konnten in Lungen, die durch Füllung der Luftwege fixiert wurden, nie beobachtet werden. Damit lag die Vermutung nahe, daß sie mit den speziellen funktionellen Bedingungen unseres Versuches zusammenhängen könnten.

Die elektronenmikroskopische Untersuchung dieser Präparate ergab eindeutig, daß es sich um kollabierte Alveolen handelte. Innerhalb dieser „Septen" mit mehreren Reihen von Alveolen konnte ein Spaltraum nachgewiesen werden (Abb. 2), dessen Kontinuität mit dem Luftraum gezeigt werden kann. Die Grenze zwischen benachbarten Capillaren war durch zwei typische Luft-Blut-Schranken (Weibel, 1968) gebildet, mit ihren drei charakteristischen Komponenten: Endothel, Interstitium und Epithel. Der Spaltraum ist durch eine meistens amorphe extracelluläre Substanz gefüllt, die identisch mit dem früher beschriebenen Belag der Alveolaroberfläche erscheint (Gil und Weibel, 1969/70). Somit liegt die Vermutung nahe, daß es sich um Material des Oberflächenbelags handelt.

### *Morphometrische Auswertung*

Tabelle 1 gibt Auskunft über die Mittelwerte der wichtigsten bisher gemessenen Parameter. Die in jeder Gruppe gemessenen Werte wurden mittels t-Test mit den entsprechenden Werten aller anderen Gruppen verglichen.

Tabelle 1. Mittelwerte aller in jeder experimentellen Gruppe gemessenen Parameter. $V_L$ ist das Lungenvolumen. $S_{Va}$ ist die Oberflächendichte der Alveolen. $S_a$ ist die gesamte Alveolaroberfläche. $(S/V)_a$ ist das Oberflächen- zu Volumen-Verhältnis, und H ist die mittlere Krümmung

| Gruppe (Druck in mmHg) | $V_L$ (ml) | $S_{Va}$ ($cm^{-1}$) | $S_a$ ($m^2$) | $(S/V)_a$ ($cm^{-1}$) | H ($cm^{-1}$) |
|---|---|---|---|---|---|
| 7 ↑ | 5,1 | 357,8 ± 7,3 | 0,135 ± 0,018 | 612,5 ± 49,9 | 420,6 ± 28,4 |
| 12 ↑ | 7,8 | 258,5 ± 30,4 | 0,161 ± 0,021 | 373,5 ± 70,7 | 286,6 ± 24,7 |
| 16 | 12,9 | 297,1 ± 4,4 | 0,343 ± 0,014 | 347,0 ± 2,6 | 265,8 ± 13,1 |
| 12 ↓ | 11,3 | 295,7 ± 30,4 | 0,291 ± 0,016 | 371,1 ± 57,5 | 273,9 ± 13,2 |
| 7 ↓ | 9,3 | 272,9 ± 16,0 | 0,219 ± 0,019 | 356,7 ± 18,2 | 315,7 ± 14,4 |

**1. Alveolaroberfläche.** Die Oberflächendichte des Alveolarepithels $S_{Va}$ (Oberfläche/Volumeneinheit der Lunge, in der Tabelle in $cm^{-1}$ angegeben) verändert sich nicht in signifikanter Weise. Nur die Gruppe 7↑ zeigt einen signifikant größeren Wert als die andern. Wie aus Abbildung 3 ersichtlich, ergibt sich daraus eine Veränderung der Alveolaroberfläche, die einigermaßen der Volumenhystereseschleife folgt.

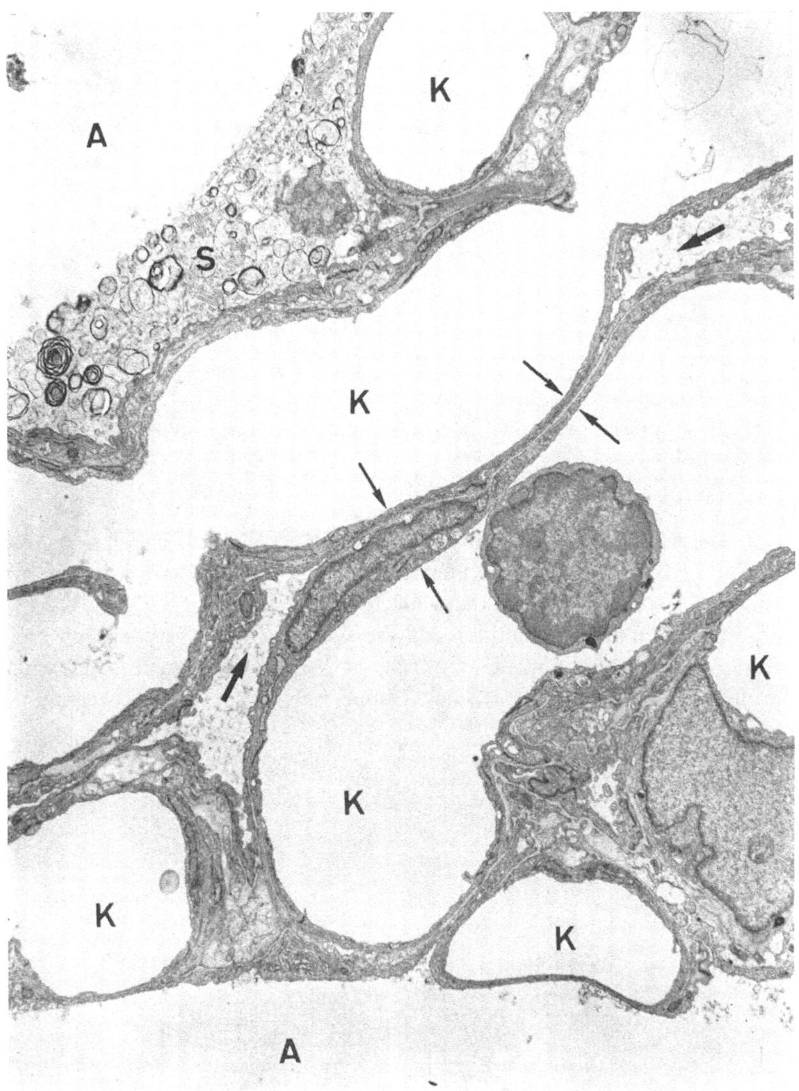


Abb. 2. Elektronenmikroskopische Aufnahme eines „verdickten Septums“ (vgl. mit Abb. 1a und 1b). Die Capillaren (K) sind leergespült. Das „Septum“, das eindeutig mehrere Capillaren enthält, weist einen Spaltraum auf (große Pfeile), der mit extracellulärem Material gefüllt ist. Das Material scheint mit dem extracellulären Belag der Alveolaroberfläche (S) identisch zu sein. Gegen den kollabierten Spaltraum (gepaarte Pfeile) können zwei eindeutige Luft-Blut-Schranken gezeigt werden. Diese Bildung „enthält“ eine kollabierte Alveole. A ist der Luftraum. (4960×)

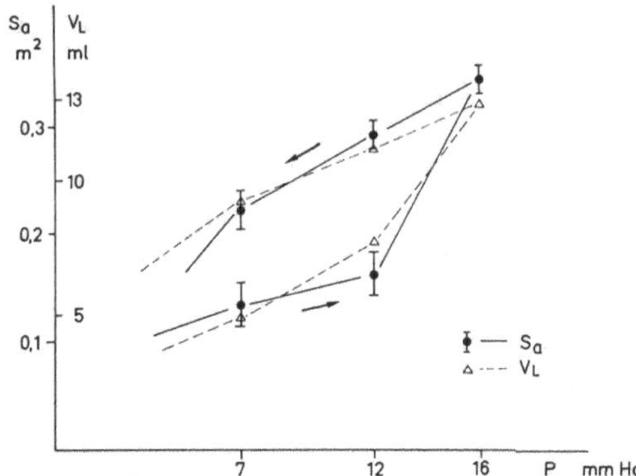


Abb. 3. Graphische Darstellung der Lungenvolumina und der gesamten dem Luftraum ausgesetzte Alveolaroberfläche. Beide Parameter bilden sehr ähnliche Hystereseschleifen. Es handelt sich um Mittelwerte der in jeder experimentellen Gruppe untersuchten Tiere

**2. Oberflächen- zu Volumen-Verhältnis** $(S/V)_a$. Es handelt sich dabei um einen sehr aussagekräftigen Parameter, der die Größe der Alveolen gut definiert. Aus diesem Grund sind die Resultate zusätzlich in Abbildung 4 dargestellt. Daraus geht hervor, daß die Werte in allen Gruppen mit Ausnahme von 7↑ sehr ähnlich sind. Ferner ist der außerordentlich kleine Standardfehler in der experimentellen Gruppe von 16 mmHg zu beachten.

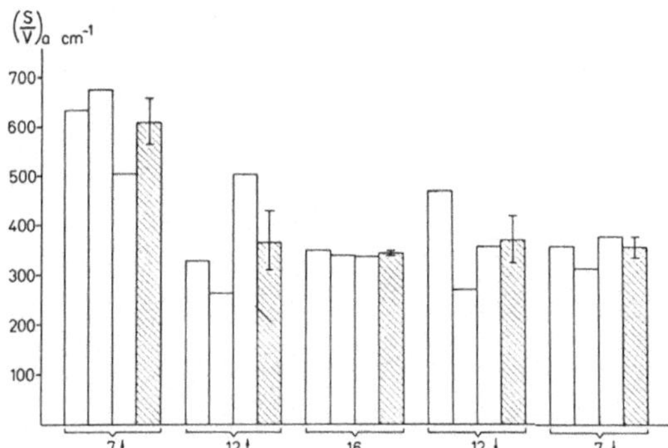


Abb. 4. Das Oberflächen- zu Volumen-Verhältnis in jedem einzelnen Tier der 5 untersuchten Gruppen (die vierte Säule ist jeweils der Mittelwert). Mit Ausnahme der Gruppe 7 aufwärts bestehen zwischen den anderen Gruppen keine statistisch signifikante Unterschiede. Sämtliche SF überschneiden sich

**3. Mittlere Krümmung (H).** Hier wiederholt sich dasselbe, was für die anderen zwei Parameter galt. Die Einzelwerte sind sehr ähnlich und statistisch signifikante Unterschiede bestehen nur gegenüber der Gruppe 7 aufwärts.

## Diskussion

Wir wollen hier zwei Befunde hervorheben:

1. In sämtlichen Lungen aller Gruppen erschienen Bildungen, die durch vergleichende licht- und elektronenmikroskopische Untersuchung als kollabierte Alveolen identifiziert werden konnten. Ferner erschienen diese kollabierten Alveolen im elektronenmikroskopischen Bild flüssigkeitsgefüllt, wobei eine Kontinuität zwischen dieser Flüssigkeit und dem extracellulären Belag der Alveolaroberfläche gezeigt werden konnte.

2. Die quantitative Analyse des Lungengewebes in allen Gruppen zeigte, mit Ausnahme der Gruppe 7↑, sehr ähnliche Werte für alle gemessenen Parameter, wobei die festgestellten kleinen Unterschiede statistisch nicht signifikant waren. Insbesondere muß betont werden, daß die mittlere Krümmung der Alveolen und das Oberflächen/Volumen- Verhältnis sehr wenig variierten. Daraus kann man folgende Schlußfolgerung ziehen: Die Volumenänderungen der Rattenlunge entlang der Hystereseschleife des Druck-Volumen-Diagramms sind hauptsächlich auf Öffnung und Schließung von Alveolen zurückzuführen. Dieser Befund wirkt auf Anhieb verwirrend, weil er mit den üblichen Hypothesen, mit denen man bis jetzt die Hysterese-Schleife erklärt hat, inkompatibel erscheint. In der Tat, wenn die Volumenänderungen durch Ein- oder Ausschaltung von Alveolareinheiten zustandekommen, spielen Kompression beziehungsweise Dekompression der Alveolaroberfläche eine viel geringere Rolle als gemeinhin angenommen wird. In diesem Fall könnte die Schleife ebensogut durch den Öffnungsdruck der Alveolen erklärt werden. Die Flüssigkeit, die die kollabierten Alveolen auffüllt, könnte, falls sie, wie es scheint, oberflächenaktives Material enthält, die Wiederöffnung der Alveolen erleichtern. Die bekannten Unterschiede zwischen dem ersten und den nachfolgenden Druck-Volumen-Diagrammen könnten letzthin auf ein Problem der Verteilung dieser Flüssigkeit auf der Alveolaroberfläche zurückgeführt werden.

Es ist zu betonen, daß unsere Parameter Durchschnittswerte sind. Das heißt, sie beziehen sich auf die Gesamtheit der mit einer einwandfreien Stichprobenerhebung gemessenen Alveolen. Diese Resultate schließen keineswegs aus, daß es Unterschiede zwischen den einzelnen Alveolen oder zwischen verschiedenen Lungenlappen gibt.

*Note:* Die hier besprochenen Befunde sind inzwischen ausführlich veröffentlicht worden: J. Gil and E. R. Weibel, Morphological study of pressure volume hysteresis in rat lungs fixed by vascular perfusion. Respir. Physiol. **15**, 190–213, 1972.

## Literatur


BALIS, J. U., SHELLEY, S. A., MCCUE, M. J., RAPPAPORT, E. S.: Mechanisms of damage to lung surfactant system. Exp. mol. Pathol. **14**, 243–262 (1971).

CAHN, J. W.: Zitiert in: DEHOFF, R. T., The Relationship between mean surface curvature and the stereologic counting measurements. Stereology. Berlin-Heidelberg-New York: Springer 1967.

CLEMENTS, J. A., BROWN, E. S., JOHNSON, R. P.: Pulmonary surface tension and the mucus lining of the lungs: Some theoretical considerations. J. appl. Physiol. **12**, 262–268 (1958).

— HUSTEAD, R. F., JOHNSON, R. P., GRIBETZ, I.: Pulmonary surface tension and alveolar stability. J. appl. Physiol. **16**, 444–450 (1961).

DEHOFF, R. T.: Zitiert in: DEHOFF, R. T., The relationship between mean surface curvature and the stereologic counting measurements. Stereology. Berlin-Heidelberg-New York: Springer 1967.

DUNNILL, M. S.: Effect of lung inflation on alveolar surface area in the dog. Nature (Lond.) **214**, 1013–1014 (1967).

ELZE, C., HENNIG, A.: Die inspiratorische Vergrößerung von Volumen und innerer Oberfläche der menschlichen Lunge. Z. Anat. Entwickl.Gesch. **119**, 457–469 (1950).

FINLEY, T. N., PRATT, S. A., LADMAN, A. J., BREWER, L., MCKAY, M. B.: Morphological and lipid analysis of the alveolar lining material in dog lung. L. Lipid Res. **9**, 357–365 (1968).

FORREST, J. B.: The effect of changes in lung volume on the size and shape of alveoli. J. Physiol. (Lond.) **210**, 533–547 (1970).

GANDER, R. H.: Morphometric microscope with automatic sampling stage. Stereology. Berlin-Heidelberg-New York: Springer 1967.

GIL, J., WEIBEL, E. R.: Improvements in demonstration of lining layer of lung alveoli by electron microscopy. Resp. Physiol. **8**, 13–36 (1969/70).

— Ultrastructure of lung fixed under physiologically defined conditions. Arch. int. Med. **127**, 896–902 (1971).

— WEIBEL, E. R.: An improved apparatus for perfusion-fixation with automatic pressure control. J. Microscopy (Oxford) **94**, 241–244 (1971).

KIKKAWA, Y.: Morphology of alveolar lining layer. Anat. Rec. **167**, 389–400 (1970).

MEAD, J., WHITTENBERGER, J. L., RADFORD, E. P.: Surface tension as a factor in pulmonary volume-pressure hysteresis. J. appl. Physiol. **10**, 191–196 (1957).

PATTLE, E. R.: Zitiert in: PATTLE, E. R., Surface lining of lung alveoli. Physiol. Rev. **45**, 48–79 (1965).

STOREY, W. F., STAUB, N. C.: Ventilation of terminal air units. J. appl. Physiol. **17**, 391–397 (1962).

UNTERSEE, P., GIL, J., WEIBEL, E. R.: Visualization of extracellular lining layer of lung alveoli by freeze-etching. Resp. Physiol. **13**, 171–185 (1971).

VON NEERGAARD, K.: Neue Auffassungen über einen Grundbegriff der Atemmechanik. Die Retraktionskraft der Lungen, abhängig von der Oberflächenspannung in den Alveolen. Z. ges. exp. Med. exp. Chir. **66**, 373–394 (1929).

WEIBEL, E. R.: Morphometry of the Human Lung. Berlin-Göttingen-Heidelberg: Springer 1963.

— The ultrastructure of the alveolar-capillary membrane of barrier. In: FISHMAN, A. P., HECHT, H. H. (Ed.): The Pulmonary Circulation and Interstitial Space. Chicago: The University of Chicago 1969.

WEIBEL, E. R.: Stereologicalprinciples for morphometry in electron microscopic cytology. Int. Rev. Cytol. **26**, 235–302 (1969).

– Morphometric estimation of pulmonary diffusion capacity. Resp. Physiol. **11**, 54–75 (1970/71).

– KISTLER, G. S., TÖNDURY, G.: A stereologic electron microscope study of "tubular myelin figures" in alveolar fluids of rat lungs. Z. Zellforsch. **69**, 418–427 (1966).

– GIL, J.: Electron microscopic demonstration of an extracellular duplex lining layer of alveoli. Resp. Physiol. **4**, 42–57 (1968).

WEINSTEIN, R. S.: Freeze cleaved lung. A preliminary report on the structure of the alveolar sac in normal mouse. Proceedings 1st Annual Conf. Environmental Toxicology, 251–273, 1970.

# Vergleichende Untersuchungen verschiedener Respiratoren

Von **E. Rügheimer**

Der erfolgreiche Einsatz eines Respirators ist weitgehend abhängig von der richtigen Einschätzung der mechanischen Eigenschaften des erkrankten Atmungsapparates und dem Konstruktionsprinzip des Respirators. Deshalb kommt der Wahl des bestgeeigneten Beatmungsgerätes eine entscheidende Bedeutung zu.

Entsprechend der zur Beatmung und Entlüftung notwendigen Energie kann man zwischen Strömungsgeneratoren und Druckgeneratoren unterscheiden.

1. Strömungsgeneratoren erzeugen einen definierten Gasstrom, der unabhängig von den individuellen Luftwegs-, Lungen- und Thoraxeigenschaften des Patienten ein bestimmtes Volumen in die Lungen appliziert. Die daraus resultierenden Drucke am Mund und in den Alveolen werden jedoch durch die Lungen- und Thoraxwiderstände sowie den Luftwegswiderstand bestimmt.
2. Bei Druckgeneratoren wirken sich die Widerstände des Gerätes und der Patientenseite auf den Strömungsverlauf und damit auf das Lungenvolumen aus. Der Munddruck ist dabei die Summe aus Alveolardruck und Druckdifferenz über dem Luftwegswiderstand des Patienten.

Neben der Art des Generators ist der Umschaltmechanismus von großer Wichtigkeit. Er kann von der Zeit, dem Volumen, dem Druck, der Strömung und vom Patienten oder einer Kombination dieser Faktoren ausgelöst werden.

Leider ist dieses Einteilungsschema aber nicht ausreichend, die Wirkungsprinzipien aller Respiratoren zu erfassen, so wirken sie vielfach nur in einer der beiden Atemphasen als Strömungs- oder Druckgeneratoren, und schließlich kann sich auch innerhalb einer Atemphase die Wirkungsweise eines Respirators hinsichtlich seines Umschaltmechanismus ändern.

Um dem klinisch tätigen Anaesthesisten, der nicht bei jedem Beatmungsfall die komplizierte Funktionscharakteristik eines Respirators studieren kann, die Wahl eines geeigneten Respirators zu erleichtern, haben wir an einem Thorax-Lungen-Modell insgesamt 72 pathologische Funktionszustände simuliert, die Meßdaten auf Lochkarten übertragen und über den Computer ausgewertet.

Die wesentlichsten Ergebnisse daraus möchte ich nun vorstellen:

Getestet wurden insgesamt 11 Geräte. Wir gingen bei der Auswahl davon aus, neben eine Reihe von gebräuchlichen Respiratoren, die jeder aus der Praxis kennt, wie den Dräger-Narkose-Spiromat 650, den Engström 200, den Bennet PR-2, den Bird-Mark 7 und den Dräger-Assistor 642 noch weniger bekannte, wie den Bennet-MA-1B, den Engström Tegimenta Typ 500, den Sabathie SF4, den Takaoka und 2 brandneue Modelle, nämlich den Servo-Ventilator 900 von der Firma Elema aus Schweden und den Pulmomat III, ein Labormodell der Firma Dräger, zu stellen.

Klassifiziert man diese Geräte nach dem Mapleson'schen Schema, so erhält man 2 Respiratorkollektive:

1. Strömungs- bzw. Hochdruckgeneratoren mit Zeitumsteuerung, Volumenbegrenzung bzw. Volumensteuerungseffekt sowie
2. Druckgeneratoren bzw. Strömungsgeneratoren mit Druck- oder Flowsteuerung.

*In der ersten Untersuchungsreihe* wurde die Volumenkonstanz der Geräte bei abnehmender Compliance getestet. Der Ausgangswert am Thorax-Lungen-Modell entsprach mit 0,063 l/cm$H_2O$ der Totalcompliance eines gesunden beatmeten Patienten. Dic Ausgangswerte am Respirator waren 11 l Atemminutenvolumen, Frequenz 20, ein Atemzeitverhältnis von 1:2. Diese Werte wurden nicht mehr verändert.

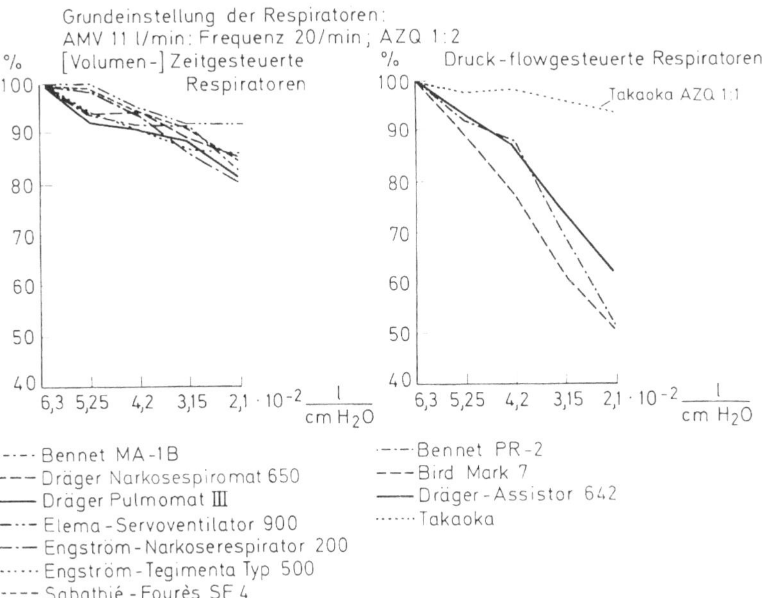


Abb. 1. Prozentualer Volumenverlust bei Verminderung der Compliance

Die Ergebnisse sind in Abbildung 1 zusammengefaßt. Zunächst fällt auf, daß die Meßdaten der volumen-zeitgesteuerten Respiratoren bündelförmig zusammenliegen und kein Gerät mehr als 20% Volumeneinbuße auch bei niedrigster Complianceeinstellung zu verzeichnen hat. Das beste Resultat erzielte der Servo-Controler 900 mit einem Verlust von nur 10% seines Ausgangsvolumens (Abb. 1).

Die druck-flowgesteuerten Respiratoren reagieren bereits bei der niedrigsten Complianceminderung mit einer Reduktion des Beatmungsvolumens. Bei niedrigster Complianceeinstellung ist beim Dräger-Assistor ein Volumenverlust von 37%, beim Bird und Bennet von 50% zu messen. Der Takaoka zeigt in diesem Gerätekollektiv ein besonderes Verhalten. Er verliert nur rund 10% seines Ausgangsvolumens, allerdings bei einem Atemphasen-Zeitverhältnis von 1:1, was wiederum nach STOFFREGEN mit einem höheren intrapulmonalen Mitteldruck und negativem kardiocirculatorischen Effekt gleichbedeutend ist. Nun stellt nicht das Atem-

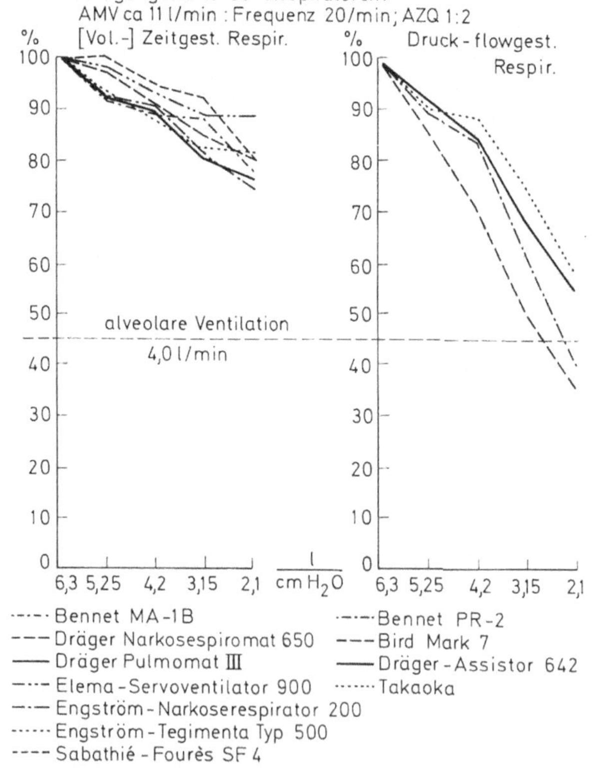


Abb. 2. Alveoläre Ventilation bei Verminderung der Compliance

minutenvolumen, sondern das effektive alveoläre Ventilationsvolumen (Nettovolumen), die entscheidende Beatmungsgröße dar, weil sie das Gasvolumen repräsentiert, das direkt am Gasaustausch teilnimmt.

Betrachtet man den gleichen Versuch unter diesen Voraussetzungen, so erhält man noch weitaus eindrucksvollere Ergebnisse (Abb. 2).

Die volumen-zeitgesteuerten Respiratoren bleiben wegen ihrer Frequenzkonstanz im gleichen Verhältnis zu ihren Ausgangswerten. Bezüglich der notwendigen alveolären Mindestventilation, die wir mit 4 l/min angenommen haben, zeigt sich noch eine deutliche Sicherheitsreserve. Bei den druck-flowgesteuerten Respiratoren werden die Volumeneinbußen noch erheblicher, weil sie auf Complianceverminderungen nicht nur mit einer Reduktion des Atemzugvolumens, sondern auch mit einer Erhöhung der Atemfrequenz und damit der Totraumventilation reagieren. Nur der Dräger-Assistor bleibt im Bereich einer ausreichenden alveolären Ventilation, Bird und Bennet würden unter den hier simulierten Verhältnissen

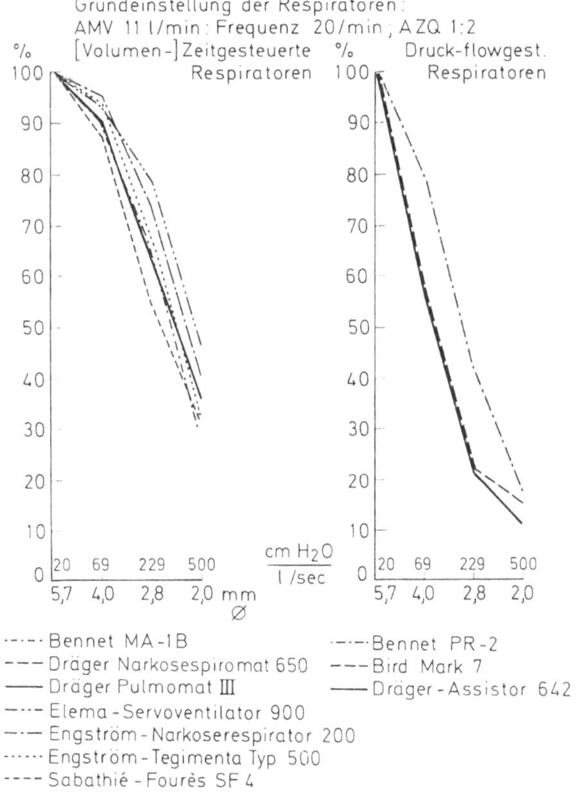


Abb. 3. Prozentualer Volumenverlust bei Erhöhung der Resistance

bei niedrigster Compliance bereits zu einer Hypoventilation führen. Auch der Takaoka liegt mit seinen Ergebnissen in der Nähe des Dräger-Assistors. Wegen seines für die Ventilation aber günstigeren Atemzeitverhältnisses kann er eigentlich nicht mit den anderen Respiratoren verglichen werden.

In der zweiten Versuchsreihe wurden die gleichen Geräte mit der gleichen Grundeinstellung gegen zunehmende Widerstände getestet (Abb. 3).

Die Stenose mit 4 mm Durchmesser mit Widerständen, wie sie bei obstruktivem Emphysem häufig sind, wurden von den volumen-zeitgesteuerten Respiratoren mit nur 5–10% Volumenverlust überwunden, bei der Stenose mit 2 mm Durchmesser verliert der Elema als bestes Gerät 52%, der Sabathie und Bennet rund 70% des anfangs eingestellten Volumens. Bei den druck-flowgesteuerten Respiratoren sind alles in allem die Volumenverluste bei Resistanceerhöhungen noch weitaus größer. Schon bei der Stenose mit 4 mm Durchmesser haben der Bennet 22 und der Dräger-Assistor und der Bird Mark 7 eine Volumeneinbuße von rund 55% zu verzeichnen. Bei der kleinsten Stenose ist kaum mehr etwas vom Ausgangsvolumen vorhanden.

Bezieht man die Meßdaten wieder wie beim ersten Versuch auf die alveoläre Ventilation, so kann man feststellen, daß bei den volumen-zeitgesteuerten Respiratoren bis zur Stenose mit 2,8 mm Durchmesser noch alle Geräte eine ausreichende alveoläre Ventilation liefern, die druck-flowgesteuerten Respiratoren können dagegen nur die geringste von uns einstellbare Resistanceerhöhung ohne Hypoventilationseffekt überwinden. Höhere Stenosierungen führen bei allen 3 Geräten zu einem totalen Zusammenbruch der alveolären Ventilation (Abb. 4).

Der Takaoka fehlt in dieser Versuchsreihe; der Grund dazu ist, daß bei Einstellung gleicher Ausgangswerte der Takaoka-Respirator eine Resistanceerhöhung auf die Stenose mit 4 mm Durchmesser bereits mit einem frustrierenden Flattern beantwortet.

Fassen wir die Ergebnisse der ersten beiden Untersuchungsreihen zusammen, so können wir feststellen, daß ohne Änderung der Grundeinstellung volumen-zeitgesteuerte Respiratoren Complianceänderungen in den von uns angegebenen Bereichen sehr gut und auch Resistanceerhöhungen ausreichend kompensieren.

Bei druck-flowgesteuerten Respiratoren ist die Kompensationsfähigkeit der Complianceänderung gering, bei Resistanceerhöhung dagegen ausgesprochen schlecht. Die geringste Kompensationsfähigkeit gegen Stenosen besitzt der Takaoka-Respirator. Es bestehen zwar keine Zweifel, daß auch er durch Druckerhöhung mit einhergehender Frequenzerniedrigung ein ausreichendes Atemminutenvolumen erreicht, gleichzeitig aber erkauft man sich mit dieser niedrigen Frequenz und dem ungünstigen Atemzeitverhältnis von 1:1 relativ hohe intrapulmonale Mitteldrucke mit allen Konsequenzen auf die Hämodynamik.

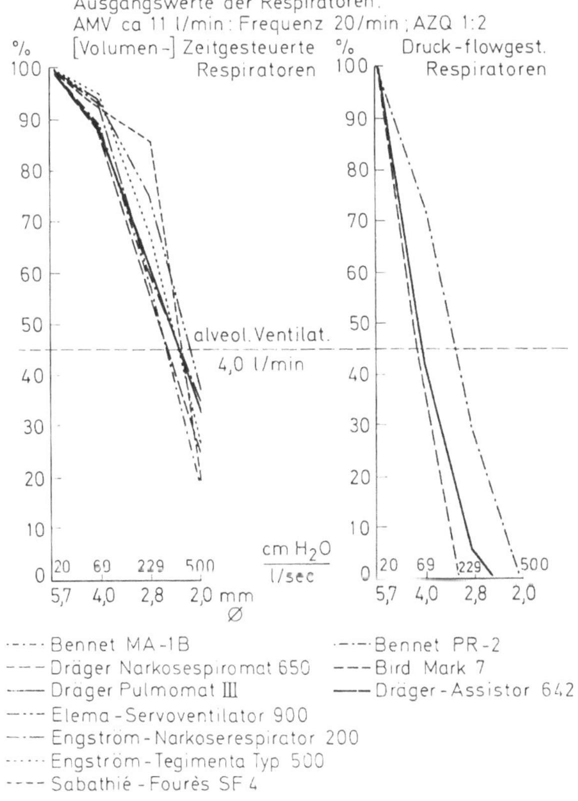


Abb. 4. Alveoläre Ventilation bei Erhöhung der Resistance

In einer dritten und vierten Versuchsreihe haben wir nun die Verteilung des Beatmungsvolumens bei abnehmender Compliance bzw. zunehmender Stenosierung einer Seite untersucht. Die Ausgangswerte am Respirator wurden wie in den ersten Versuchen beibehalten.

In Abbildung 5 sind vor allem die fettgedruckten Ziffern von Bedeutung. Diese Gerätegruppe liefert bis fast auf das Komma genau eine der Complianceverteilung entsprechende prozentuale Volumenverteilung.

MA-1B und SF4 fallen dagegen heraus. Noch deutlicher wird der Unterschied bei den druck-flowgesteuerten Respiratoren. Der Dräger-Assistor und der Takaoka ventilieren die Lungenseite mit der geringeren Compliance offensichtlich besser als es den Complianceverhältnissen entspricht (Abb. 5).

Richten wir nun unser Augenmerk auf die Verteilung des Beatmungsvolumens bei zunehmender Stenosierung einer Seite, so können wir aus der Reihe der volumen-zeitgesteuerten Apparate die Volumenkonstanz der

Verteilung des Beatmungsvolumens bei abnehmender Compliance einer Seite

| Compliance | 1:1 Atemzug-volumen | | 2:3 Atemzug-volumen | | | | 1:2 Atemzug-volumen | | | | 1:3 Atemzug-volumen | | | |
|---|---|---|---|---|---|---|---|---|---|---|---|---|---|---|
| | ml | ml | ml | ml | % | % | ml | ml | % | % | ml | ml | % | % |
| Bennet MA-1 B | 299 | 299 | 221 | 331 | 40,0 | 60,0 | 179 | 357 | 33,3 | 66,7 | 142 | 394 | 26,5 | 73,5 |
| Dräger Pulmonat III | 299 | 299 | 221 | 331 | 40,0 | 60,0 | 173 | 347 | 33,3 | 66,7 | 137 | 410 | **25,0** | **75,0** |
| Dräger N.-Spiromat 650 | 299 | 299 | 231 | 331 | 41,1 | 58,9 | 173 | 336 | 34,0 | 66,0 | 137 | 394 | **25,8** | **74,2** |
| Elema S.-V. 900 | 299 | 299 | 231 | 347 | 40,0 | 60,0 | 179 | 357 | 33,3 | 66,7 | 142 | 425 | **25,0** | **75,0** |
| Engström 200 | 283 | 283 | 221 | 315 | 41,2 | 58,8 | 168 | 336 | 33,3 | 66,7 | 131 | 378 | **25,7** | **74,3** |
| Engström Teg. Typ 500 | 283 | 283 | 210 | 315 | 40,0 | 60,0 | 163 | 326 | 33,3 | 66,7 | 126 | 378 | **25,0** | **75,0** |
| SF 4 | 283 | 283 | 231 | 331 | 41,1 | 58,9 | 179 | 347 | 34,0 | 66,0 | 147 | 394 | 27,2 | 72,8 |
| | | | | | | | | | | | | | | |
| Bennet PR-2 | 268 | 268 | 210 | 299 | 41,3 | 58,7 | 126 | 242 | 34,2 | 65,8 | 116 | 315 | 26,9 | 73,1 |
| Bird Mark 7 | 296 | 296 | 189 | 268 | 41,4 | 58,6 | 105 | 210 | 33,3 | 66,7 | 105 | 299 | 26,0 | 74,0 |
| Dräger Assistor 642 | 283 | 283 | 221 | 299 | 42,5 | 57,5 | 147 | 273 | 35,0 | 65,0 | 137 | 331 | **29,3** | **70,7** |
| Takaoka | 331 | 331 | 210 | 284 | 42,5 | 57,5 | 110 | 189 | 36,8 | 63,2 | 110 | 252 | **30,4** | **69,6** |

Abb. 5

Verteilung des Beatmungsvolumens bei zunehmender Stenosierung einer Seite

| Stenosen mm ⌀ | 5,7:5,7 Atemzug-volumen | | 4,0:5,7 Atemzug-volumen | | | | 2,8:5,7 Atemzug-volumen | | | | 2,0:5,7 Atemzug-volumen | | | |
|---|---|---|---|---|---|---|---|---|---|---|---|---|---|---|
| | ml | ml | ml | ml | % | % | ml | ml | % | % | ml | ml | % | % |
| Bennet-MA-1 B | 299 | 299 | 284 | 299 | 48,7 | 51,3 | 189 | 378 | 33,3 | 66,7 | 95 | 441 | 17,7 | 82,3 |
| Dräger Pulmonat III | 299 | 299 | 268 | 299 | 47,3 | 52,7 | 189 | 362 | 34,3 | 65,7 | 95 | 425 | 18,3 | 81,7 |
| Dräger N.-Spiromat 650 | 299 | 299 | 284 | 284 | **50,0** | **50,0** | 189 | 331 | **38,2** | **61,8** | 110 | 425 | **20,6** | **79,4** |
| Elema S.-V. 900 | 268 | 268 | 252 | 252 | **50,0** | **50,0** | 189 | 331 | **38,3** | **61,7** | 95 | 410 | **20,6** | **79,4** |
| Engström 200 | 283 | 283 | 284 | 284 | **50,0** | **50,0** | 221 | 347 | **38,9** | **61,1** | 95 | 410 | **18,8** | **81,2** |
| Engström Teg. Typ 500 | 283 | 283 | 268 | 284 | **48,6** | **51,4** | 205 | 347 | **37,1** | **62,9** | 110 | 410 | **21,2** | **78,8** |
| SF 4 | 283 | 283 | 268 | 331 | 44,7 | 55,3 | 205 | 410 | 33,3 | 66,7 | 95 | 441 | 17,7 | 82,3 |
| | | | | | | | | | | | | | | |
| Bennet PR-2 | 268 | 268 | 236 | 268 | 46,8 | 53,2 | 158 | 284 | 35,7 | 64,3 | 79 | 331 | **19,3** | **80,7** |
| Bird Mark 7 | 296 | 296 | 236 | 252 | 48,4 | 51,6 | 110 | 252 | 30,4 | 69,6 | **63** | **252** | **20,0** | **80,0** |
| Dräger Assistor 642 | 283 | 283 | 221 | 252 | 46,7 | 53,3 | 126 | 268 | 32,0 | 68,0 | 47 | 299 | 13,6 | 86,4 |
| Takaoka | 331 | 331 | 221 | 315 | 41,2 | 58,8 | 95 | 284 | 25,1 | 74,9 | 32 | 252 | 11,3 | 88,7 |

Abb. 6

gleichen Gerätetypen konstatieren. Bei den druck-flowgesteuerten Geräten fällt auf, daß der Bennet PR-2 und der Bird ein ähnlich gutes Verteilungsverhältnis wie die zeit-volumengesteuerten Geräte aufweisen (Abb. 6). Ganz abgefallen dagegen sind der Dräger-Assistor und der Takaoka. Hier erhebt sich die Frage, wie dieses Verhalten der Geräte unter verschiedenen einseitigen Complianceminderungen bzw. Resistanceerhöhungen zu begreifen sei.

Aus den Meßdaten und aus der Funktionscharakteristik der Respiratoren lassen sich unschwer direkte Bezüge erkennen. Bei den zeit-volumengesteuerten Respiratoren mit annähernd gleichen Ergebnissen finden wir als Konstruktionsprinzip einen Strömungsgenerator, zumeist mit sinusförmig zunehmendem Gasstrom und Bildung eines Druckplateaus während der Verschlußzeit in der Inspirationsphase.

Da diesem Effekt bei der Gasdistribution eine entscheidende Bedeutung zugemessen wird, haben wir den Versuch mit dem Elema-Gerät, bei dem man die inspiratorische Verschlußzeit mit genau definiertem Anteil in der Inspirationsphase einschalten oder weglassen kann, wiederholt.

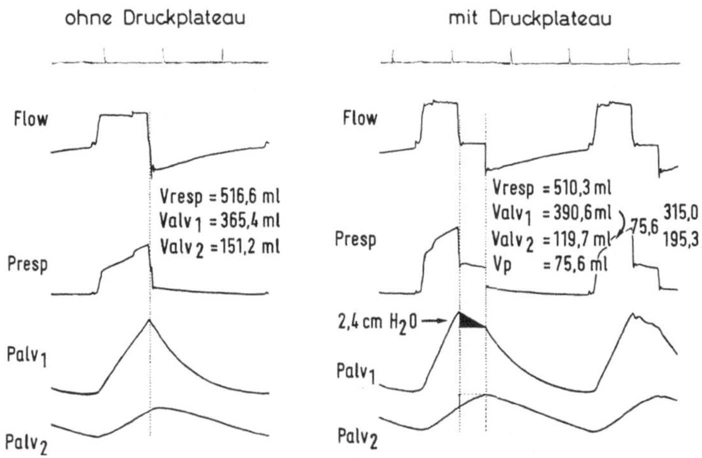


Abb. 7. Volumenverteilung bei Stenosierung einer Seite (5,7 mm ⌀ : 2,8 mm ⌀)

Abbildung 7 veranschaulicht sehr deutlich die Wirkung des Druckplateaus. Ohne Druckplateau erreicht man ein Verteilungsverhältnis des Gasvolumens bei Resistanceerhöhung einer Seite von 29,3:70,7%; simuliert man den gleichen Versuch mit Druckplateau, so sind diese Verteilungsverhältnisse weitaus günstiger. Grund hierfür ist ein Überströmen von 75,6 ml Gas, das sind 19,4% des alveolären Volumens aus der gesunden in die stenosierte Seite (Abb. 7).

Analysieren wir nun die Ergebnisse der übrigen Respiratoren, so können wir feststellen, daß sich der SF 4 ähnlich wie der Takaoka und der Bennet MA-1 B ähnlich wie der Bennet PR-2 und der Bird Mark 7 verhält.

Auch hierfür liegt die Erklärung in der Funktionscharakteristik der Respiratoren. Der SF 4 und der Takaoka sind Flowgeneratoren mit konstanter Strömung. Der Bennet MA-1 B, PR 2 und Bird Mark 7 sind Druckgeneratoren.

Darüber hinaus besteht noch ein weiterer Unterschied. Der SF 4 ist zeit- und volumengesteuert, der Takaoka, der Bennet PR-2 und der Bird Mark 7 haben eine Druck- bzw. Flowsteuerung. Dieser zuletzt genannte Unterschied im Umschaltmechanismus ist verantwortlich für den weitaus größeren Volumenverlust der druckgesteuerten Geräte. Für die Luftverteilungsverhältnisse ist jedoch der Generatortyp entscheidend.

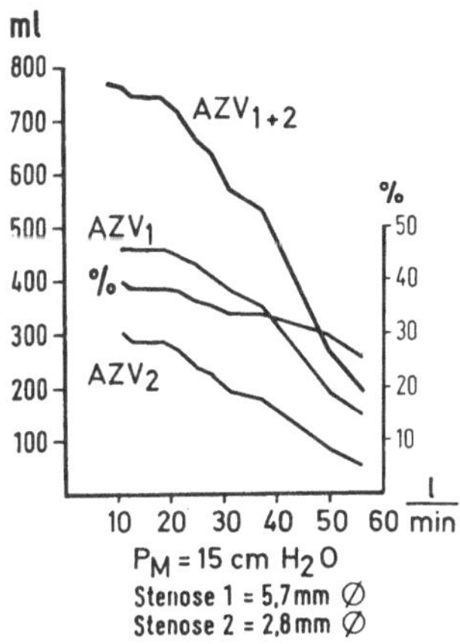


Abb. 8. Volumenverteilung (in %) bei einseitiger Stenose mit Änderung des Flow

Mit Abbildung 8 soll versucht werden, diese etwas verworrenen Verhältnisse zu erklären. Ändert man beispielsweise bei einseitiger Stenose den Flow, so findet man bei niedriger Strömung eine bessere prozentuale Volumenverteilung in die stenosierende Lungenseite als bei höherem Flow. Theoretisch müßten demnach bei einseitiger Stenose Strömungsgeneratoren, mit zunehmendem Flow, ein schlechteres Gasverteilungsverhältnis erreichen als bei konstantem Flowmuster. Dagegen müßten Druckgeneratoren mit abnehmendem Flow bessere Ergebnisse erzielen (Abb. 8).

Wir haben auch diesen Versuch mit dem Elema-Respirator, den man als Strom- oder Druckgenerator einsetzen kann, bei zunehmendem, konstantem und abnehmendem Flow wiederholt. Die Ergebnisse bestätigen unsere Annahme (Abb. 9).

Strömungsgeneratoren mit zunehmendem Flow erreichen bei einseitiger Stenosierung das ungünstigste Verteilungsverhältnis mit 26,6:73,4%, bei konstanter Strömung mit 29,5:70,5% und Druckgeneratoren mit abnehmendem Flow das beste Ergebnis von 31,5:68,5%. Diametral entgegengesetzt sind die Ergebnisse der Volumenverteilung bei einseitiger Complianceminderung.

Volumenverteilung bei einseitiger Stenosierung mit verschiedenen Strömungsmustern (Elema S.V. 900; Stenosen 2,8 mm ⌀ :5,7 mm %; Frequenz 15)

| Arbeitsweise d. Respirators | Strömung | AZV $ml^1$ | AZV $ml^2$ | AZV $ml^{1+2}$ | % | % |
|---|---|---|---|---|---|---|
| Strömungs-generator | zunehmend | 176,4 | 497,7 | 664,1 | 26,6 | 73,4 |
| | konstant | 195,3 | 466,2 | 661,5 | 29,5 | 70,5 |
| Druckgenerator | abnehmend | 214,2 | 466,2 | 680,4 | 31,5 | 68,5 |

Volumenverteilung bei einseitiger Complianceminderung mit verschiedenen Strömungsmustern (Elema S.V. 900; Compliance 1:3; Frequenz 15)

| Arbeitsweise d. Respirators | Strömung | AZV $ml^1$ | AZV $ml^2$ | AZV $ml^{1+2}$ | % | % |
|---|---|---|---|---|---|---|
| Strömungs-generator | zunehmend | 197,4 | 459,9 | 657,3 | 30,0 | 70,0 |
| | konstant | 176,4 | 466,2 | 642,6 | 27,5 | 72,5 |
| Druckgenerator | abnehmend | 157,5 | 434,7 | 592,2 | 26,6 | 73,4 |

Abb. 9

Als Resümee dieser Untersuchung können wir festhalten: Stromgeneratoren sind für die Gasdistribution bei einseitiger Complianceminderung günstiger als Druckgeneratoren. Bei zunehmender Resistanceerhöhung einer Seite erfahren die Verhältnisse eine Umkehrung.

Ähnliches gilt für die Form des Flowverlaufes. Da bei pathologischer Lungenfunktion die verschiedenen Lungenabschnitte verschiedene Zeitkonstanten haben, sollte die ideale Flowkurve rasche und langsame Teilstücke in der inspiratorischen Atemstromkurve aufweisen oder noch besser ein Increasing- bzw. Decreasing-Flow am Gerät einstellbar sein.

Mit Nachdruck möchte ich aber noch einmal darauf hinweisen, daß der wesentlichste Effekt für die Gasdistribution zweifelsohne von einer einschaltbaren Verschlußzeit mit Plateaubildung zu erwarten ist.

Vom Engström-Respirator, dem Dräger-Narkosespiromat 650, dem Spiromat 661 und dem Elema-Servo-Ventilator 900 werden diese Forderungen in nahezu idealer Weise erreicht. Wenn das Elema-Gerät in allen unseren Untersuchungen dabei am besten abgeschnitten hat, so liegt das an seinen besonderen elektronischen Fähigkeiten. Denn nur es berechnet aus dem vorgegebenen Volumen und der Inspirationszeit den benötigten Flow und kann noch während des Inspirationsvorganges das vorgegebene Volumen mit Flowanpassung gegen Compliance- und Resistanceänderungen konstant erhalten.

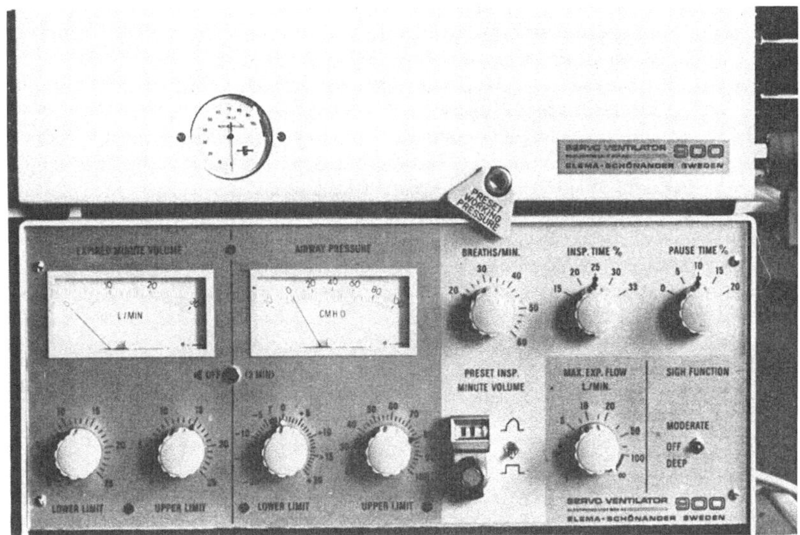


Abb. 10. Elema-Servo-Ventilator 900

Damit wäre zugleich auch die Frage nach dem besten Gerät unserer Testreihe beantwortet.

Der Elema-Servo-Ventilator 900 (Abb. 10) ist vom Konstruktionsprinzip, seiner universellen Einsatzmöglichkeit und den Erfahrungen, die wir in 6 Monaten praktisch-klinischer Anwendung gewonnen haben, als sehr empfehlenswert für die Behandlung aller Formen der Ateminsuffizienz zu bezeichnen. Trotzdem aber können wir erst nach einigen Jahren mit Sicherheit behaupten, ob sich dieses Gerät auch im Dauertest ebenso bewährt wie die Engström- und Dräger-Respiratoren.

## Zusammenfassung

In der vorliegenden Arbeit werden die technischen Charakteristica von 11 Respiratoren untersucht. Es zeigte sich, daß der Elema-Servo-Ventilator

900, der Dräger Narkose-Spiromat 650 und der Engström 200 die besten Beatmungseigenschaften aufweisen. Nach Ansicht des Autors ist der Elema Apparat den beiden anderen eher noch überlegen, doch steht indessen nicht fest, ob er sich auch im Dauerbetrieb zu bewähren vermag, was andererseits für Spiromat und Engström schon seit langem bewiesen ist.

## Literatur

1. Amaha, K., Liu, Ph., Weitzner, St., Harmel, M.: Effects of Constant Chest Compression on the Mechanical and Physiologic Performance of Different Ventilators. Anesthesiology **28**, 498–509 (1967).
2. Barth, L., Meyer, M.: Moderne Narkose, 2. Aufl., Kapitel IV: Atmung, S. 328 u. 326. Stuttgart: Gustav Fischer 1965.
3. Baum, M., Benzer, H., Kucher, R., Lempert, J., Mayrhofer, O., Tölle, W.: Respiratorbeatmung bei intrapulmonaler Luftverteilungsstörung. Z. prakt. Anästh. Wiederbeleb. **4**, 325–338 (1969).
4. Benzer, H., Kucher, R., Mayrhofer, O., Baum, M.: Kontrollverfahren bei Respiratorbeatmung. Der Anaesthesist **18**, 169–180 (1969).
5. Bergmann, H.: Vergleichende Betrachtungen von Beatmungsgeräten. Lehmann, Ch. (Hrsg.): Anaesth. Wiederbel., Bd. **27**, S. 42–68. Berlin-Heidelberg-New York: Springer 1968.
6. — Volumengesteuerte Respiratoren. Just, O. H. (Hrsg.): Die Ateminsuffizienz und ihre klinische Behandlung. S. 53–66. Stuttgart: Georg Thieme 1967.
7. Bergman, N.: Effects of Varying Respiratory Waveforms on Gas Exchange. Anesthesiology **28**, 390–395 (1967).
8. Collis, J. M., Bushman, J. A.: Ten Lung Ventilators. Issue of World Medical Electronics **4**, 5 (1966).
9. Edwards, W.: Pressure-Cycled Ventilators and Flow-Rate Control. Anesth. Analg. Curr. Res. **47**, 77–82 (1968).
10. Engström, C. G., Norlander, O. P.: A New Method for Analysis of Respiratory Work by Measurements of the Actual Power as a Function of Gas Flow, Pressure and Time. Acta anaesth. scand. **6**, 49–55 (1962).
11. Heitmann, H.: Die Funktion kleiner Respiratoren zur Narkosebeatmung. Der Anaesthesist **19**, 397–401 (1970).
12. Herzog, H., Keller, R.: Druckgesteuerte Respiratoren. Just, O. H. (Hrsg.): Die Ateminsuffizienz und ihre klinische Behandlung. S. 67–78. Stuttgart: Georg Thieme 1967.
13. Hill, D. W., Moore, V.: The Action of Adiabetic Effects on the Compliance of an Artificial Thorax. Brit. J. Anaesth. **37**, 19–22 (1965).
14. Howelis, T. H.: Automatic Pulmonary Ventilators. Issue of World Medical Electronics, pp. 106–112. April 1963.
15. De Kock, M. A., Schoombie, M. S.: The Physiology of Intermittent Positive-Pressure Breathing (IPPB). Supplement to the S. A. Medical Journal, pp. 3–16. 24. September 1966.
16. Lehmann, Ch.: Vergleiche zwischen Engström-Narkoserespirator und Dräger-Narkosespiromat. Zbl. Chir. **85**, 1415–1423 (1960).
17. Lyager, S.: Influence of Flow Pattern on the Distribution of Respiratory Air During Intermittent Positive-Pressure Ventilation. Acta anaesth. scand. **12**, 191–211 (1968).

18. MUSHIN, W. W., RENDELL-BAKER, L., THOMPSON, P. W., MAPLESON, W. W.: Automatic Ventilation of the Lungs. Oxford and Edinburg: Blackwell Scientific Publications 1969.
19. NACHTWEY, W.: Die künstliche Atmung bei ventilatorischen Notlagen im Gefolge interner Erkrankungen. Habilitationsschrift.
20. NORLANDER, O., HERZOG, P., NORDÉN, I., HOSSLI, G., SCHAER, H., GATTIKER, R.: Compliance and Airway Resistance during Anaesthesia with Controlled Ventilation. Acta anaesth. scand. **12**, 135–152 (1968).
21. — Functional Analysis of Force and Power of Mechanical Ventilators. Acta anaesth. scand. **8**, 57–77 (1954).
22. SAKLAND, M., WICKLIFF, D.: Functional Characteristics of Artificial Ventilators. Anesthesiology **28**, 716–722 (1967).
23. STOFFREGEN, J., OPITZ, A., SONNTAG, H.: Der Takaoka-Respirator. Der Anaesthesist **20**, 70–73 (1971).

# Control of Ventilation and Oxygenation in Acute Pulmonary Insufficiency

By **P. Safar** and **A. Grenvik**

Our views are based in part on our groups experiences which include participation in the care of about 2000 intensive care unit (ICU) patients per year in 3 multidisciplinary general ICUs plus the administration of 45000 anesthesias per year. In the adult ICU of Presbyterian-University Hospital the proportion of patients requiring prolonged artificial ventilation has increased from about 20% 3 years ago to about 70% in 1971. The techniques we are using are demonstrated in films.

10–15 years ago when we treated primarily poliomyelitis patients and patients following anesthesia and curarization, most of whom had reasonably healthy lungs, adequate artificial ventilation was possible with use of almost any ventilator. Flow and pressure patterns do not make much difference in the gas distribution in healthy lungs. During the past 10 years the majority of patients requiring prolonged artificial ventilation have been critically ill or injured patients with multiple organ failure, including pulmonary changes with hypoxemia, requiring specific ventilation patterns. Hypercarbia has rarely been a problem during artificial ventilation.

In order to predict the predominant cause of hypoxemia, we use the "oxygen test," namely spontaneous and artificial ventilation of 100% oxygen for at least 10 min and determination of the alveolar-arterial $pO_2$ *difference* ($PAaO_2$). *When* $PaO_2$ *rises to 400–600* torr the main problem is ventilation-perfusion mismatching without shunting. This is the case in emphysema or acute oligemic shock, which are associated with an increase in physiologic dead space. In contrast, in protracted shock states as well as pulmonary edema, atelectasis, pneumonia, and aspiration, right to left shunting (perfusion without ventilation) becomes more predominant. When this is the case, hypoxemia may be partially reversible with oxygen by positive pressure. Intermittent positive pressure ventilation (IPPV) and – even more so – continuous positive pressure ventilation (CPPV) apparently can "recruit" closed or fluid-filled alveoli, which tend to collapse when surface tension is increased, as is the case in most situations of pulmonary pathology which cause reduction in surfactant. The $PAaO_2/FIO_21$ (oxygen gradient during 100% oxygen breathing) therefore reflects the degree of shunting, provided cardiac output and oxygen consumption do not change. With unchanged shunt fraction a decrease in cardiac output (by decreasing venous oxygen values) decreases $PaO_2$ further by shunting more desaturated blood. It is not surprising therefore that we could at times observe improvement in $PaO_2$ by improving the circulation with increasing circulating blood volume, use of inotropic agents, arrhythmia control or $PaCO_2$ normalization.

Excessive blood volume on the other hand enhances the development of pulmonary edema and, if there is already membrane damage (as in shock lung) this may be one of the initiating factors.

Progressive pulmonary consolidation (shock lung) seems to be the result of a non-specific pulmonary membrane failure due to the net effect of a combination of many different insults. We consider progressive pulmonary consolidation as the pulmonary counterpart of acute tubular necrosis of the kidney, which might be potentially reversible if the patient can be maintained alive long enough.

When pulmonary edema and water overload are suspected, a rapidly acting diuretic (ethacrynic acid) is given intravenously. Hypoproteinemia, which is not a primary factor in pulmonary edema development, may be a secondary factor when there is membrane failure or increased hydrostatic pressure gradient; it is corrected with albumin infusion. Suspected left heart failure calls for digitalization.

*Cardiac output and $O_2$ consumption.* Controlled positive pressure ventilation may decrease oxygen consumption more than cardiac output, which most consider desirable. Assisted respiration decreases cardiac output less than controlled ventilation. We have found recently however, that in patients with multiple organ failure the relative changes in oxygen consumption and cardiac output induced by changes in ventilation patterns (spontaneous breathing, assisted respiration, controlled ventilation, PEEP) are unpredictable. Therefore such adjustments are best titrated according to changes in all these variables monitored.

In critically ill or injured patients who have rapidly changing compliance, flailing chest wall from injury, pulmonary edema or pulmonary consolidation we prefer controlled ventilation (with volume set, time cycled ventilators) over assisted respiration. The latter should be reserved for IPPB treatments and weaning in selected cases and the management of status asthmaticus and croup in the not intubated patient.

Patients with pulmonary edema and consolidation often fight the ventilator. When this occurs we recommend the use of large tidal volumes and high frequency; and ruling out or correction of: tracheobronchial secretions; bronchial spasm; hypotension; poor tissue perfusion with tissue acidosis; atelectasis; accidental bronchial intubation; pneumothorax; pleural fluid; and anxiety. This calls for maintaining a normal or low $PaCO_2$; a $PaO_2$ over 75 torr; avoidance of low pHa and CSF pH; and coaching the patient into accepting controlled ventilation. Often manual ventilation is more effective than mechanical ventilation for the induction of controlled ventilation in such patients. Only as a last resort do we use curarization.

In patients following open heart surgery we recently found a *paradoxic response* to weaning. Those who are difficult to wean from the ventilator sometimes show a decrease rather than an increase in cardiac output during the switch from controlled ventilation to spontaneous breathing although $PaO_2$ may remain unchanged. We explain this by the fact that moderate positive pressure inflation causes a decrease in pulmonary vascular resistance (by opening up collapsed alveoli); and by the observation that large hearts may be more compliant and thus more efficient when positive pulmonary pressure surrounds them. Cardiac dilatation may also make the mitral valve incompetent. Laver of Boston also has seen that positive pressure ventilation occasionally increases cardiac output in patients with sick lungs.

In difficult oxygenation problems we do not only insert an arterial catheter for frequent blood sampling, continuous pressure monitoring, and cardiac output measurements; but also a superior vena cava catheter and pulmonary artery catheter (if feasible), not only for pressure monitoring but also for observing changes in venous $PO_2$ and $O_2$ content. Changes in cardiac output and/or oxygen consumption will be evident in changes from $PvO_2$. Mixed venous $PO_2$ of less than about 25 torr suggests grossly decreased arterial oxygen transport in relation to body requirements. We now can determine arterial and venous oxygen content in 1 min with use of a new Westinghouse fuel cell device which we found allows greater reproducibility than the Van Slyke technique (which requires 15 min per analysis and a special technician) and great accuracy even in the hands of casually trained personnel. The Westinghouse unit is not on the market but a similar unit of the Lexington Company is. Calculated $O_2$-content from $PO_2$, Hb and pH deviated greatly from directly measured values. From arterial and venous $O_2$-content we obtain the *oxygen utilization coefficient*, namely oxygen consumption divided by arterial oxygen transport. The latter is cardiac output times arterial oxygen content (normally about 1 l/min). The oxygen utilization coefficient normally is about 0.25. It is not necessary to measure cardiac output and oxygen consumption since the formula can be simplified:

$$O_2 \text{ util. coeff.} = \frac{\dot{V}O_2}{CaO_2} = \frac{QTx\,(Ca - \bar{v}O_2)}{QTx\,CaO_2} = \frac{Ca - vO_2}{CaO_2}$$

Usually this coefficient decreases when switching from spontaneous breathing to controlled ventilation, but in the moribund patient it increases. When it is over 0.5 there is danger. However there is at least one problem with this concept: when there are systemic shunts, as seen in septic shock, the patient may be moribund in spite of a low $O_2$ utilization coefficient. His abnormally high mixed venous $PO_2$ would then be a clue. Obviously we need better ways of monitoring tissue metabolism.

*Control of $F_IO_2$ and $F_I\,CO_2$.* Inhaled $O_2$ concentrations should be adequately controlled and kept at a level which provides relatively optimal arterial $O_2$ transport without exceeding the maximal inhaled oxygen concentration considered safe at the time (100% for not longer than about 6–12 h; later 50–60%).

Positive pressure ventilation needed for oxygenation may decrease $PaCO_2$ excessively. This has been avoided so far by use of an interposed mechanical dead space. We now use a new $CO_2$ mixer, which is attached to the Veriflo $O_2$-air mixer. This permits easier $F_ICO_2$ control in addition to $F_IO_2$ control, both according to arterial values measured. We have proposed to our bio-engineers the development of a $F_IO_2$ and $F_ICO_2$ control system which automatically adjusts the inhaled gas mixture to maintain preset levels of continuously monitored arterial $PO_2$ and $PCO_2$. The latter could be obtained by invasive or non-invasive methods. Such a system, equipped with alarms, would facilitate the maintenance of blood gas tensions at pre-set values. Obstacles are still unsatisfactory $PaO_2$ and $PaCO_2$- sensors.

Maintaining airway pressure positive during exhalation raises FRC and prevents collapse of alveoli with increased surface tension (decreased surfactant), as is the case in most conditions of pulmonary failure and multiple organ failure. IPPV with positive end-expiratory pressure is CPPV, also called IPPV with PEEP. This reduces shunt and increases $PaO_2$ and usually also increases compliance because of recruitment of previously unventilated alveoli. Thus there is rarely need for an increase in peak inspiratory pressure. We often decrease the tidal volume when starting PEEP to avoid dangerously high peak inspiratory pressures.

Expiratory retardation is used for "splinting" airways in emphysema and asthma; while PEEP is used to "splint" alveoli. With expiratory retardation, airway pressure declines slowly to atmospheric pressure; when the cycling rate is high, it assumes the effect of PEEP. Although PEEP increases $PaO_2$, PEEP of over about 5 $cmH_2O$ has been associated with a variable incidence of hypotension, decreased cardiac output (and thus arterial $O_2$ transport) – particularly in patients with decreased blood volume – antidiuresis, and lung rupture. Therefore we feel that PEEP of 5–15 $cmH_2O$ should be used only when indicated, namely when it becomes impossible to maintain $PaO_2$ over 60 torr with $F_IO_2$ of about 60%; PEEP then may be life saving. The Boston group recommends that PEEP should be added when FRC is less than 50% of predicted normal; FRC however is difficult to measure at the bedside. Others have used in selected patients end tidal pressures as high as 30 $cmH_2O$. All these ventilatory adjustments should be individualized, by monitoring not only arterial blood gases but also circulation and venous $O_2$ values.

*Pulmonary edema* calls first for spontaneous inhalation of 100% $O_2$. BERNHEIM and associates in our department showed that patient-triggered assisted-breathing (IPPB) via mask or mouth piece does not reliably increase $PaO_2$ further; probably because of tachypnea which negates the beneficial effect positive pressure exerts on gas distribution. In contrast, in moribund patients with pulmonary edema intubation, curarization and controlled ventilation increased the $PaO_2$ in all instances and saved 9 out of 13 patients.

Spontaneous breathing of 100% oxygen with expiratory or continuous positive airway pressure, PAP, is not new. BARACH recommended it in the 1930s and the expiratory positive pressure mask was popular for pulmonary edema then. Recently GREGORY and associates reportes reliable improvement of $PaO_2$ in infants with respiratory distress syndrome, using spontaneous continuous positive pressure breathing via a modified valveless simple homemade system, with airway pressures continuously maintained between 5 and 10 $cmH_2O$. When we tried this approach in conscious adults, they often did not tolerate it because of increased work of breathing. Improved equipment, however, may make this a feasible approach in the transition period when controlled ventilation is not yet indicated and $PaO_2$ cannot be maintained at safe levels with $O_2$ inhalation at atmospheric pressure.

We must keep in mind the complex *interactions of various organ systems* in their responses to therapy. The brain deserves more attention when considering optimal adjustments of respiratory care. We should titrate respiratory therapy not only according to arterial blood gas and pH values, but also according to changes in circulatory, metabolic, renal and central nervous system variables.

## References

1. ASHBAUGH, D. G., BIGELOW, D. B., PETTY, T. L., LEVINE, B. E.: Acute Respiratory Distress in Adults. Lancet **2**, 319 (1967).
2. BARACH, A. L., MARTIN, J., ECKMAN, M.: Positive Pressure Respiration and Its Application to the Treatment of Acute Pulmonary Edema. Ann. Intern. Med. **12**, 754 (1938).
3. BEACH, T., MILLEN, E., GRENVIK, A.: Hemodynamic Response to Discontinuance of Mechanical Ventilation. Critical Care Medicine **1/2**, 85 (1973).
4. BERGMAN, N. A.: Effects of Varying Respiratory Waveforms on Gas Exchange. Anesthesiology **28**, 390 (1967).
5. BREIVIK, H., GRENVIK, A., MILLEN, E., SAFAR, P.: Normalizing Low Arterial $CO_2$ Tension During Mechanical Ventilation. Chest **63/4**, 525 (1973).
6. KUMAR, A., FALKE, K. J., GEFFIN, P., ALDREDGE, C. F., LAVER, M. B., LOWENSTEIN, E., PONTOPIDDAN, H.: Ventilation in acute respiratory failure. N. Y. Med. J. **283**, 1430 (1970).
7. FINLEY, T. N., HILL, T. R., BONICA, J. J.: Effect of Intrapleural Pressure on Pulmonary Shunt Through Atelectatic Dog Lung. Amer. J. Physiol. **205**, 1187 (1963).

8. GREGORY, G. A., KITTERMAN, J. A., PHIBBS, R. H., TOOLEY, W. H., HAMILTON, W. K.: Treatment of the Idiopathic Respiratory-Distress Syndrome with Continuous Positive Airway Pressure. New Engl. J. Med. **284**, 1333 (1971).
9. GRENVIK, A.: Respiratory, Circulatory and Metabolic Effects of Respiratory Treatment; A Clinical Study of Post-operative Thoracic Surgical Patients. Acta Anaesth. Scand. Suppl. XIX, 1966.
10. — SAFAR, P.: Life Support Techniques in Intensive Care, Series of 4 films. Distr. Winthrop Labs, New York: Univ. of Pittsburgh 1971.
11. KELMAN, G. R., NUNN, J. F., PRYS-ROBERTS, C., GREENBAUM, R.: The Influence of cardiac output on arterial oxygenation: A Theoretical Study, Brit. J. Anaesth. **39**, 450 (1967).
12. MODELL, J.: Ventilation/Perfusion Changes During Mechanical Ventilation. Dis. Chest **55/6**, 447 (1969).
13. PETTY, T. L., NETT, L. M., ASHBAUGH, D.: Improvement in Oxygenation in the Adult Respiratory Distress Syndrome by Positive End-Expiratory Pressure (PEEP). Resp. Care **16/4**, 173 (1971).
14. SAFAR, P., GRENVIK, A., SMITH, J.: Progressive Pulmonary Consolidation: Pathogenesis, case reviews and management, J. Trauma, **12/11**, 955 (1972).
15. SMITH, J. D., BERNHEIM, C. A., GRENVIK, A., SAFAR, P.: Positive Pressure Ventilation and Control of Inspired Oxygen Concentration in Pulm. Edema and Consolidation, pp. 83–84. Amer. Soc. Anesth. Abstr. Ann. Meeting, San Francisco, October 25–29, 1969.
16. TORPEY, D., SAFAR, P.: Pre-operative Resuscitation and Preparation of the Traumatized Patient. Intern'l. Anesth. Clinics, Winter 1968, Vol. 6, No. 4, 1041 (1968).
17. UZAWA, T., ASHBAUGH, D. G.: Continuous Positive Pressure Breathing in Acute Hemorrhagic Pulmonary Edema. J. appl. Physiol. **26**, 427 (1969).

# Rasche und zuverlässige Messung der $O_2$-Sättigung des Blutes

Von **M. Scherrer**

Während die rasche und zuverlässige Bestimmung von $PO_2$ und $PCO_2$ des Blutes mit modernen Elektroden (Abb. 1) heute in der Anaesthesie- und Reanimations-Praxis kaum mehr Probleme bietet [9], erweist sich die

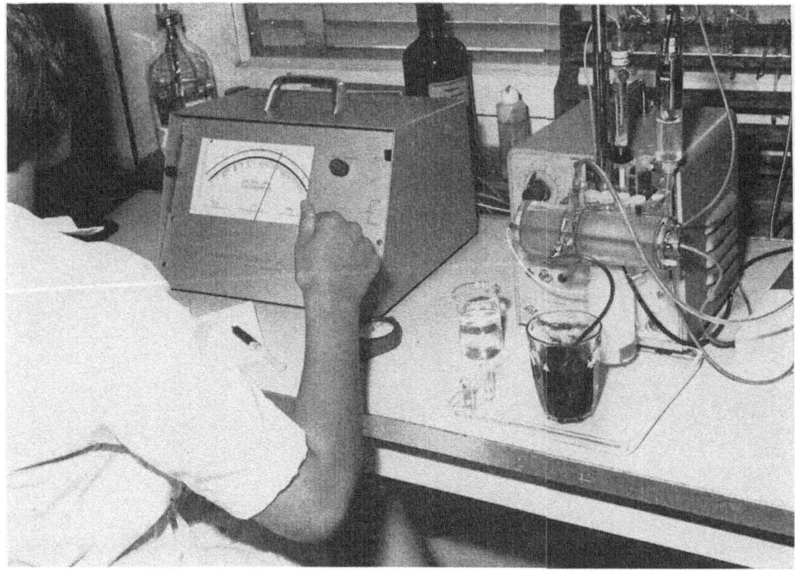

Abb. 1. IL-Blood-Gas-Analyzer Model 113-S, der Instrumentation Laboratory, Lexington, USA (Schweizer Vertretung: Firma Ingold, Zürich). Der Glaszylinder des rechts gelegenen Meßaggregates enthält links die $PO_2$-, rechts die $PCO_2$-Elektrode

Ermittlung der $O_2$-Sättigung des Blutes mit den meisten Oxymetern als relativ zeitraubend und unsicher [2]. Die Messung der Hb-$O_2$-Sättigung (in Ergänzung zur Bestimmung von $PO_2$, $PCO_2$ und pH) ist jedoch überaus wichtig, weil die meisten Patienten während der Anaesthesie oder während der Reanimation massive Verschiebungen der Hb-$O_2$-Bindungskurve aufweisen.

In den letzten zwei Jahren haben wir Erfahrungen mit dem CO-Oximeter Model-182 der Instrumentation Laboratory, Lexington, USA (Schweizer Vertretung Firma Ingold, Zürich) gesammelt [1, 8]. Die $O_2$-Sättigung kann mit diesem Gerät in weniger als einer Minute zuverlässig, genau reproduzierbar gemessen werden; die Reinigung der Apparatur erfolgt automatisch, ebenfalls in weniger als einer Minute (Abb. 2). Dank der Verarbeitung der Potentiale der Lichtintensität von drei verschiedenen, herausfiltrierten Wellenlängen durch eine Computer-Matrix liest man auf dem Digital-Display des CO-Oximeters neben der $O_2$-Sättigung gleich auch die CO-Sättigung und den Hb-Gehalt des Blutes ab.

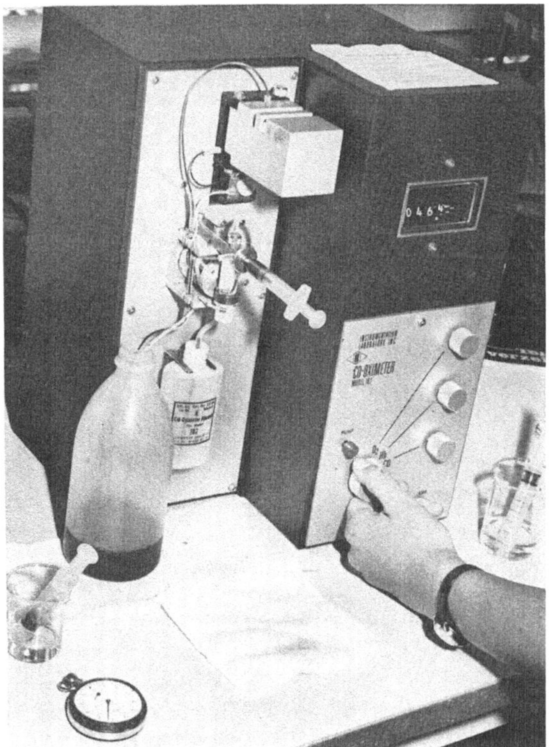

Abb. 2. IL-CO-Oximeter Model-182 der Instrumentation Laboratory, Lexington, USA (Schweizer Vertretung: Firma Ingold, Zürich)

Die am CO-Oximeter gemessene $O_2$-Sättigung von venösem und arteriellem Blut im Bereich von 15–100% $O_2$-Sättigung wurde bei 88 Nichtrauchern mit Hb-CO-Sättigungen von weniger als 1,5% und Hb-Gehalten zwischen 13,0 und 17,5 g% 243mal mit der nach van Slyke u. Neill [10] ermittelten $O_2$-Sättigung verglichen (Abb. 3). Gesamthaft findet man eine sehr gute Korrelation der beiden Meßwerte (Standard-Deviation der Regressionsgeraden $\pm$ 2,0%). Doch zeigt das CO-Oximeter im Mittel die $O_2$-Sättigungen um 1,7% höher an als die van Slyke-Methode ($0 < 0{,}001$). Die Abweichung ist in hohen Sättigungsbereichen statistisch sicher geringer als in tiefen. Die Ursache dieser Fehlerquelle dürfte im elektronischen Rechenwerk des CO-Oximeters liegen. Ein einfaches Nomogramm dient uns zur Korrektur der am CO-Oximeter abgelesenen $O_2$-Sättigungen (Abb. 4). Erwähnt sei noch, daß man die $O_2$-Sättigung an einzelnen Blutmustern mit dem CO-Oximeter auf $\pm$ 0,2% genau reproduzieren kann, bei der van Slyke-Methode gelingt dies hingegen nur mit einer Genauigkeit von $\pm$1,6% $O_2$-Sättigung.

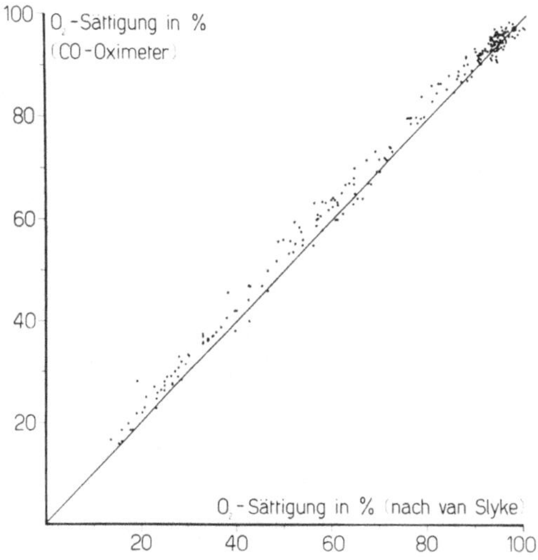


Abb. 3. Korrelation zwischen der mit dem CO-Oximeter und der nach van Slyke gemessenen $O_2$-Sättigung des Blutes. Im Mittel sind die Werte des CO-Oximeters um 1,7% höher als diejenigen der van Slyke-Methode. Die Abweichung ist in hohen Sättigungsbereichen statistisch sicher geringer als in tiefen

Wir untersuchten weiterhin den Fehler, den die Gegenwart von Methämoglobin im Blut auf die am CO-Oximeter abgelesene $O_2$-Sättigung verursacht. Wir stellten in vitro methämoglobinhaltige Erythrozyten durch Beigabe von 1,14% Natriumnitrit zu normalem Blut her [12] und wuschen die Erythrozyten nachher in physiologischer Kochsalzlösung aus. So konnten wir nach erneuter Beigabe von normalem Blut beliebige Methämoglobin-Konzentrationen von 5–60% herstellen. Man sieht in Abbildung 5, daß nur eine pathologische Methämoglobinämie von mehr als 10% das Ergebnis des CO-Oximeters verfälscht und zwar wird die Hb-$O_2$-Sättigung proportional dem Ausmaß der Methämoglobinämie um 5–25% *unter*schätzt, sofern die Hb-$O_2$-Sättigung über 50% liegt. Tiefer $O_2$-gesättigtes Blut wird auch in Gegenwart großer Methämoglobin-Mengen vom CO-Oximeter richtig gemessen.

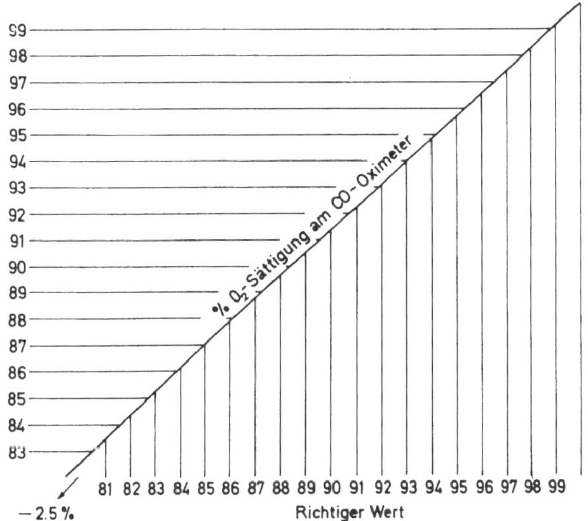


Abb. 4. Nomogramm zur Korrektur der am CO-Oximeter abgelesenen $O_2$-Sättigung (Ordinate) auf den richtigen $O_2$-Sättigungswert (Abscisse). Die $O_2$-Sättigungen, die tiefer liegen als 83%, sind durchwegs um 2,5% niedriger

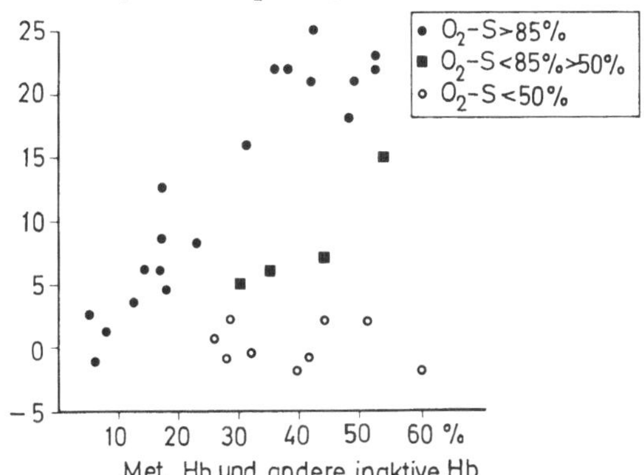


Abb. 5. Unterschätzung der Hb-$O_2$-Sättigung durch das CO-Oximeter in Gegenwart großer Mengen von Methämoglobin (10–60%). Nur $O_2$-Sättigungswerte von mehr als 50% werden je nach Methämoglobinämie um 5–25% unterschätzt

Schließlich interessierte es uns, stets durch Parallelmessungen mit der van Slyke-Methode, das $O_2$-Bindungsvermögen des Hb zu überprüfen. Hüfner [3] fand vor 80 Jahren, daß 1 g aktives Hb 1,34 ml $O_2$ maximal binden kann. Diese Zahl ist durch neue biochemische Forschungen in den letzten Jahren auf 1,39 ml korrigiert worden [4]. Indem wir an unseren 88 Nichtrauchern, die 10 min lang reinen $O_2$ einatmeten, zugleich nach van Slyke den $O_2$-Gehalt, mit der Platin-Elektrode den $PO_2$ (er lag stets zwischen 300 und 600 mmHg) und mit dem CO-Oximeter den Hb-Gehalt sowie die Hb-CO-Sättigung am arteriellen Blut bestimmten, fanden wir folgendes Resultat. Nach Substraktion der anhand des $PO_2$ berechneten gelösten Menge $O_2$ vom $O_2$-Gesamtgehalt erhielten wir die $O_2$-Kapazität. Wir teilten sie durch 1,39 und erhielten so eine Konzentration von aktivem Hb, die im Mittel um 0,35 ($\pm$ 0,35) g% tiefer lag als der vom CO-Oximeter angegebene totale Hb-Gehalt ($p < 0{,}001$), eingeeicht mit der Ferricyan-Methode [4]. Da die CO-Sättigung unserer Versuchspersonen im Mittel 1,0% betrug, d. h. 0,15 g% Hb-CO, verblieben noch 0,2 g% inaktives Hb, eine Menge, die normalerweise im Blut vorkommt [5, 6]. Wir können also mit unseren Vergleichsmessungen – im Gegensatz zu Theye [11] und Prys-Roberts et al. [7] – den neuen Wert des $O_2$-Bindungsvermögen des Hb von 1,39 ml $O_2$ bestätigen. Da indessen die Menge von inaktivem Hb, insbesondere diejenige des Hb-CO, von Fall zu Fall wechselt, möchten wir – in Übereinstimmung mit den letzterwähnten Autoren [7, 11] – davon abraten, aus $O_2$-Sättigung, $PO_2$ und Hb-Gehalt den $O_2$-Gehalt des Blutes indirekt abzuleiten.

## Zusammenfassung

Aufgrund von 243 Vergleichsmessungen der $O_2$-Sättigung nach van Slyke mit dem neuen IL-CO-Oximeter Model-182 wurde eine sehr gute Korrelation im Bereich von 15–100% $O_2$-Sättigung gefunden. Die systematisch etwas höheren Hb-$O_2$-Sättigungen des CO-Oximeters können anhand eines einfachen Nomogrammes leicht korrigiert werden. Die Gegenwart von 10–60% Methämoglobin im Blut verfälscht die CO-Oximeter-$O_2$-Sättigungswerte von mehr als 50% proportional der Methämoglobinämie um —5 bis —25%. Das Bindungsvermögen von 1 g aktivem Hb für $O_2$ wird mit 1,39 ml aufgrund von 88 Vergleichsmessungen an $O_2$-atmenden Nichtrauchern ($O_2$-Gehalt, $PO_2$, Hb-CO-Sättigung und Hb-Gehalt) bestätigt.

## Literatur

1. Anderhub, H. P., Hofer, P., Scherrer, M.: Normalwerte der Hb-CO-Sättigung des Blutes. Schweiz. med. Wschr. **100**, 739 (1970).

2. Bates, D. V., Macklem, P. T., Christie, R. V.: Respiratory function in disease, second edition, p. 53. Philadelphia-London-Toronto: W. B. Saunders 1971.
3. Hüfner, G.: Neue Versuche zur Bestimmung der $O_2$-Kapazität des Blutfarbstoffes. Arch. Physiol. (Leipzig) 130 (1894).
4. International Committee for Standardization in Hematology. Nature **206**, 491 (1965).
5. Lehmann, H., Huntsman, R. G.: Man's hemoglobin. Amsterdam: North Holland Publishing Company 1966.
6. Lemberg, R., Legge, J. W.: Hematin compounds and bile pigments. New York: Interscience Publ. 1949.
7. Prys-Roberts, C., Foex, P., Hahn, C. E. W.: Calculation of blood $O_2$. Anesthesiology **34**, 581 (1971).
8. Scherrer, M., Küng, J., Mösli, P.: Vergleich der mit dem IL-CO-Oximeter-Model-182 und der nach van Slyke ermittelten $O_2$-Sättigung des Blutes. Einfluß von Methämoglobin und anderen Farbstoffen. Schweiz. med. Wschr. **101**, 1971 (im Druck).
9. Severinghaus, J. W., Bradley, A. F.: Electrodes for blood $PO_2$ and $PCO_2$ determinations. J. appl. Physiol. **13**, 515 (1958).
10. Van Slyke, D. D., Neill, J. M.: The determination of gases in blood and other solutions by vacuum extraction and manometric measurements. J. biol. Chem. **61**, 523 (1924).
11. Theye, R. A.: Calculation of blood $O_2$-content from optically determined Hb and $HbO_2$. Anesthesiology **33**, 653 (1970).
12. Tönz, O.: The congenital methemoglobinemias. Basel- New York: S. Karger 1968.

## B. Vorträge zum Hauptthema Anaesthesie und Atmung

# Oxygen Pneumonitis in Man

### A Summary of Histological, Ultrastructural and Morphometric Findings

By **Y. Kapanci, R. Tosco, J. Eggermann** and **V. E. Gould**

During the last 10 years, because of extensive development of intensive care medicine and the use of artificial atmosphere in space travel, the interest in lung lesions produced by high concentrations of oxygen breathing has been continuously increasing. The early studies of Pratt [1] and later those of Nash *et al.* [2] demonstrated alveolar damage in patients given high concentrations of oxygen. A detailed description of our findings is given in three recent articles [3, 4, 5].

### Lung Changes Produced in Man by High Concentrations and/or Pure Oxygen Breathing

**a) Macroscopic Changes.** The earliest change seems to be the congestion of the lungs followed by a conspicuous edema. Frequently, in patients exposed for a week or so, foci of bronchopneumonic consolidation appear. In rare cases, in which the lungs were not infected, we have noted a peculiar fleshy and pale aspect of the pulmonary parenchyma. The bronchial mucosa is usually hyperemic.

**b) Histological Changes.** In patients given oxygen by a positive pressure respirator, the earliest parenchymal change that we have seen consisted of an extensive capillary dilatation. After 2 or 3 days of exposure a hyaline membrane-like pneumonia appears. The walls of the alveoli are thickened, and edematous. Exposure up to about one week is followed by a further thickening of alveolar septa, increased alveolar cell desquamation and in rare areas by some septal fibrosis. The desquamated cells are laden with PAS positive granules and clumped in some areas. A decrease in the amount of hyaline membranes is observed in patients given oxygen for longer periods. In 2 cases we have seen a slight but diffuse pulmonary fibrosis after 6 days exposure.

**c) Ultrastructural Changes.** The earliest alveolar damage consists of a manifest swelling of type I epithelial and endothelial cells. Further exposure to high concentrations of oxygen causes an increasing and marked interstitial edema. After 2 or 3 days, the endothelial and type I epithelial cell injury becomes manifest, many of these cells are sloughed off. The naked alveolar basement membrane is covered by a material composed of cell debris and fibrin. Some capillaries contain fibrin thrombi and cell debris resulting from the destruction of endothelial cells.

In the lungs of patients exposed to high concentrations of oxygen for a week or more, a type II epithelial cell and interstitial cell hyperplasia is observed. The alveoli are lined by a continuous layer of huge cells with conspicuous endoplasmic reticulum and numerous mitochondria. In later stages a marked increase in the quantity of interstitial fibers is noted; collapsed capillaries and extravasated erythrocytes arguing in favor of capillary destruction are present. In some areas the alveolar septa are transformed into a fibrous cord.

In previous experimental studies, it has been postulated that the type II epithelial hyperplasia represents a reparative process following the destruction of the normal type I epithelial cell lining of the alveoli [3]. In human lungs this type II epithelial hyperplasia is less marked than in monkeys; furthermore there are signs of type II epithelial cell damage characterized by the presence of dense granular areas in their cytoplasm. Whether this indicates that in the alveoli of man – who seems to be more susceptible to oxygen poisoning than the monkey – the regeneration of the epithelium is also impaired, is not clear. The higher degree of interstitial fibrosis, observed in human lungs with respect to monkeys, might indicate that in man the alveolar damage is repaired more by scarring than regeneration.

**d) Quantitative Changes.** Our recent morphometric studies of the lungs of 6 out of 15 patients given high concentrations of oxygen demonstrated a decrease in the gas exchange surface area and a thickening of the air-blood barrier after 3 days of exposure. In one control case given room air by Engström respirator the mean thickness of the barrier was 1.88 $\mu$ (normal); after 14 h of positive pressure exposure to 70% oxygen, there was no significant thickening in this barrier. In one patient given 60–100% of oxygen for 3 days the air-blood tissue barrier measured 5.64 $\mu$. This increase was essentially due to interstitial edema. Exposure to higher concentrations of oxygen for 3 or 6 days caused a further thickening of the barrier which reached 8.8 $\mu$ in a patient given 60–100% of oxygen for 13 days. The increase was essentially due to the interstitial fibrosis and to a lesser degree to epithelial hyperplasia. Although the epithelial increase was much less noticeable than in monkey lungs, the total thickness of the barrier correlated well with that of monkeys given pure oxygen for 12 days (9.45 $\mu$; control monkey: 2.5 $\mu$).

In the human material there was an initial increase in capillary volume and surface density (surface area/unit volume) (capillary volume/cc of lung:

control = 0.061 cc. 14 h exposure = 0.080 cc. Capillary surface density: control = 0.037 $\mu 2/\mu 3$, 14 h exposure: 0.088 $\mu 2/\mu 3$). This increase was followed by a manifest and progressive reduction of both parameters. In the case given 60–100% of oxygen for 13 days, the capillary volume was 0.0025 cc/cc of lung and the surface density measured 0.020 $\mu 2/\mu 3$. The initial increase reflected well the early vasodilatation seen by the light microscope and the later decrease in capillary volume and surface density argued in favor of vascular damage observed by the electron microscope.

## Functional Significance of Lung Changes Due to High Concentrations of Oxygen Breathing

The morphological findings reported above suggest that high concentrations of oxygen breathing for about 14 h does not produce serious damage to the lungs. This finding correlates fairly well with clinical studies showing normal pulmonary functions after 12 h of exposure. However, during longer exposure periods marked endothelial and epithelial damage occur. After 2 or 3 days the alveoli are lined by hyaline membranes; the septa are thickened because of interstitial edema. The thickness of the air-blood tissue barrier is increased 3-fold and the gas exchange surface area is reduced. The diffusion capacity of the alveolar membrane, estimated by morphometric means, is 30% of the control values in the lungs of one patient given oxygen for 3 days. Consequently, if such patients are suddenly brought to room air, they would suffer from pronounced hypoxia. In fact clinical studies demonstrated the occurrence of serious lung function impairment, following 72 h of pure oxygen breathing [6]. According to our morphometric estimations, exposure of subjects for longer periods to high oxygen concentrations is followed by further decrease in the diffusion capacity of the alveolar membrane; in one patient given 60–100% of oxygen for 13 days the diffusion capacity (calculated by morphometric means) dropped to 12% of the control value. This drop was explained by the reduction of gas exchange surface area and by the barrier thickening [5].

## Conclusion

There is no doubt that breathing high concentrations of oxygen, given by a positive pressure respirator, is harmful for the lungs if the treatment is maintained long enough. Man seems to be less susceptible to oxygen poisoning than the rat, but more than the monkey. Undoubtedly individual variations exist and the presence of brain damage seems to increase the susceptibility of man to oxygen poisoning.

After an initial phase of vasodilatation, a marked endothelial and epithelial cell damage occur in human lungs. These lesions are followed by conspicuous interstitial edema causing thickening of the air-blood tissue barrier and by formation of hyaline membranes in the alveoli. Later on, an interstitial fibrosis associated with type II epithelial cell proliferation occurs. The air-blood barrier gets progressively thickened and the gas exchange surface area is reduced. Consequently the diffusion capacity, estimated by morphometric means, decreases. Although the recovery from early changes seems possible, the restitution of normal lung structures after the later fibrous changes seems highly improbable. This implies a decreased reserve but not a definite functional insufficiency. In fact, in monkeys such fibrotic lungs are shown to be functionally near normal [3].

## References


1. Pratt, P. C.: Pulmonary capillary proliferation induced by oxygen inhalation. Amer. J. Path. **34**, 1033–1049 (1958).
2. Nash, G., Blennerhassett, J. B., Pantoppidan, H.: Pulmonary lesions associated with oxygen therapy and artificial ventilation. New Engl. J. Med. **276**, 368–374 (1967).
3. Kapanci, Y., Weibel, E. R., Kaplan, H. P., Robinson, F. R.: Pathogenesis and reversibility of the pulmonary lesions of oxygen toxicity in monkeys. II. Ultrastructural and morphometric studies. Lab. Invest. **20**, 101–118 (1969).
4. Gould, V. E., Tosco, R., Wheelis, R., Gould, N. S., Kapanci, Y.: Oxygen Pneumonitis in man. Ultrastructural observations on the development of alveolar lesions. Lab. Invest. **26**, 499–508 (1972).
5. Kapanci, Y., Tosco, R., Eggerman, J., Gould, V. E.: Oxygen pneumonitis in man. Light and electron microscopic morphometric studies. Chest **62**, 162–169 (1972).
6 Caldwell, P. R. B., Lee, W. H., Schildkraut, H. S., Archibald, E. R.: Changes in lung volume diffusion capacity and blood gases in men breathing oxygen. J. appl. Physiol. **21**, 1477–1483 (1966).

# Muscle Relaxants and Respiration

By **F. F. Foldes**

Muscle relaxants may influence respiration by depressing the respiratory center, inhibiting neuromuscular (n.m.) transmission of the respiratory muscles, or altering airway resistance and/or compliance. Of these three possibilities the first and the third are relatively unimportant from the clinical point of view and require only brief consideration.

## The Effects of Muscle Relaxants on the Respiratory Center

The clinically used n. m. blocking agents are quaternary ammonium compounds and as such penetrate the blood brain barrier poorly. In animal experiments most investigators found no central respiratory depression after the administration of n. m. block agents [28, 33]. Ellis *et al.* [10] however reported that intravenously administered n.m. blocking agents produce depression of the respiratory center in cats. This depression outlasted the n.m. blocking action of the compounds used. In these experiments the phrenic nerve of the animal was isolated and the nerve action potentials originating in the respiratory center were recorded. The phrenic nerve was also used for the stimulation of the diaphragm. Following the intravenous administration of suitable doses of various n.m. blocking agents, the diaphragm failed to contract after the stimulation of the phrenic nerve. At the same time nerve action potentials could be recorded from the phrenic nerve. After a while n.m. transmission from the phrenic nerve to the diaphragm returned. At the same time, however, no action potentials could be recorded from the phrenic nerve. Ellis *et al.* [10] interpreted these findings as the depression of the respiratory center by n.m. blocking agents. It is conceivable, however, that the absence of nerve action potentials in the phrenic nerve was the result of the respiratory alkalosis caused by hyperventilation.

In man, Rees and Davidson [35] did not find any central respiratory depression after the administration of n.m. blocking agents. Further evidence against the central respiratory depression of n.m. blocking agents in man is the fact that the administration of not-completely paralyzing doses of n.m. blocking agents have no effect on the respiratory rate. It is safe to conclude, therefore, that in normal subjects clinical doses of n.m. blocking agents do not depress the respiratory center. The possibility, however, cannot be excluded, that, in the presence of pathologically increased permeability of the blood-brain barrier, n.m. blocking agents may have some effect on the activity of the respiratory center.

## The Effects of Muscle Relaxants on Airway Resistance and Compliance

Increased resistance or decreased compliance is usually due to bronchiolar constriction. Bronchiolar constriction can be caused by either histamine release or by an increase of the vagal tone. Of the commonly used n.m. blocking agents, histamine release is most likely to occur with d-tubocurarine dichloride [4] and succinylcholine dichloride [11, 39]. The histamine-releasing effect of gallamine triethiodide (Flaxedil), and pancuronium dibromide (Pavulon) and alcuronium dichloride (Alloferin) are negligible. The histamine release may be significant if large doses of succinylcholine and hexafluorenium dibromide (Mylaxen) are used together [16, 38]. None of the presently employed n.m. blocking agents have any significant stimulating effect on the vagus. An earlier used nondepolarizing muscle relaxant, benzoquinonium dichloride (Mytolon), however, because of its marked anticholinesterase activity [13] had a significant stimulating effect on the vagus. This was manifested by a high incidence of bradycardia [36] and increased bronchial secretions [12].

Opinions vary regarding the effects of d-tubocurarine on airway resistance and compliance in normal subjects. SAFAR and DEKORNFELD [37] found that clinical doses of d-tubocurarine caused little change in airway resistance and compliance. In contrast MASSION and WHITE [31] found a moderate increase in airway resistance under similar circumstances in 9 out of 12 subjects. Occasional bronchoconstriction with the use of d-tubocurarine was also observed by LANDMESSER *et al.* [30]. The likelihood of bronchospasm in conjunction with the use of d-tubocurarine or succinylcholine are much greater in asthmatics and patients with other types of allergic diathesis than in normal subjects.

## Effect of Muscle Relaxants on Neuromuscular Transmission of Respiratory Muscles

All the clinically used n.m. blocking agents have a relative sparing effect on the diaphragm of human subjects [22]. The respiratory sparing effect is more marked with nondepolarizing, than with depolarizing n.m. blocking agents [23]. Thus, for example, a 100 μg/kg dose of d-tubocurarine [22] or a 22 μg/kg dose of pancuronium [26] administered intravenously to conscious volunteers caused a more than 80% decrease of the grip strength and a less than 15% decrease of vital capacity (Fig. 1 and 2).

Not only was the intensity of action less, but its duration was also shorter on the respiratory, than on the hand muscles. In contrast the difference be-

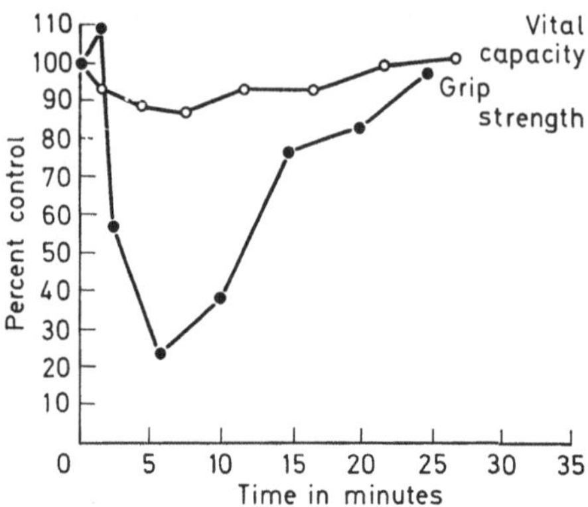


Fig. 1. The effect of 100 μg/kg d-tubocurarine chloride injected at 0 min, on grip strength and vital capacity. Note the marked difference in the effect of d-tubocurarine on these parameters

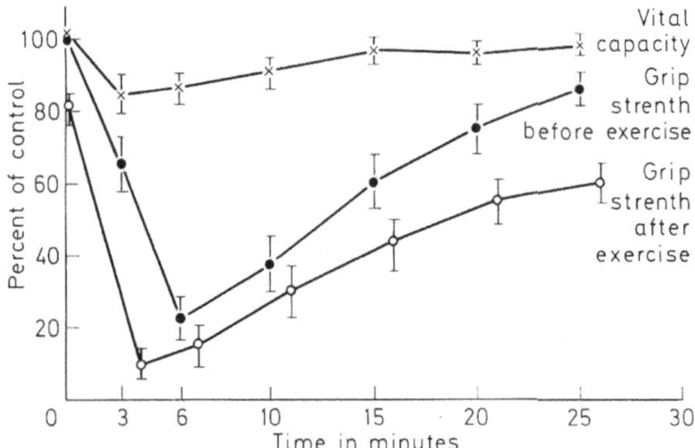


Fig. 2. The effect of 22 μg/kg pancuronium on grip strength and vital capacity of conscious subjects. Note the marked difference in the effect of pancuronium on these parameters

tween the n.m. blocking action of succinylcholine on the diaphragm and on the muscles of the hand was not so significant (Fig. 3).

There is no definite explanation for the sparing effect of nondepolarizing n.m. blocking agents on the diaphragm. It might be of significance that the cholinesterase activity of the diaphragm is significantly lower than that of the skeletal musculature and especially lower than the cholinesterase activity of those muscles which carry out fine rapid functions (e.g., external occular muscles, muscles of the fingers) [40]. It is also of interest that those muscles which have a relatively high cholinesterase activity and are relatively more sensitive to nondepolarizing n.m. blocking agents, are also more frequently involved in myasthenia gravis, then the diaphragm [40].

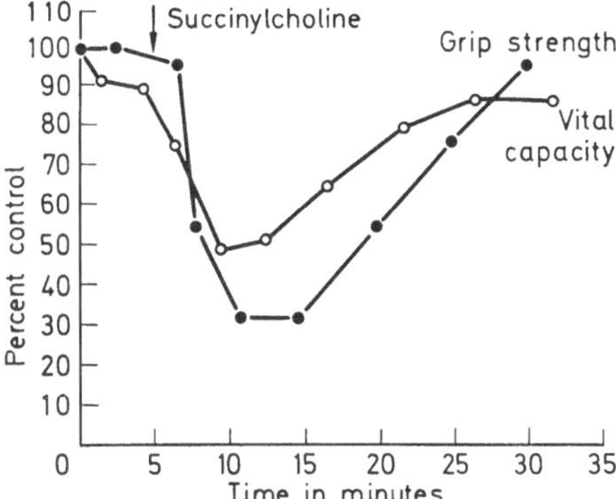


Fig. 3. The effect of 80 $\mu$g/kg succinylcholine chloride (administered after 0.3 mg/kg hexafluorenium bromide) on grip strength and vital capacity. Note the relatively little difference in the effect of succinylcholine on these parameters

## Maintenance of Ventilation During Anesthesia

There is considerable difference of opinion between anesthesiologists whether assisted [9, 24] or controlled [8, 27] ventilation should be used in conjunction with the administration of n.m. blocking agents. Controlled ventilation is technically easier than assisted ventilation. Perhaps this is one of the reasons for the preference of most anesthesiologists for this technique. From the physiological point of view, however, assisted respiration offers considerable advantages over controlled respiration, especially in patients with inadequate circulation [20]. Comparison of the mechanics of spontaneous breathing with that of controlled ventilation and the effect of controlled ventilation on the circulation serve to illustrate this point [19]. During spontaneous breathing (Fig. 4) when the intra-alveolar $pO_2$ is the highest and $pCO_2$ is the lowest, the intra-alveolar pressure is also the lowest. Because of the low intra-alveolar pressure the filling of the pulmonary capillaries is optimal at this time. Or in other words, the highest intra-alveolar $pO_2$, the lowest intra-alveolar $pCO_2$ and the optimal filling of the pulmonary capillaries coincide. These circumstances provide for optimal gas exchange. In contrast during controlled ventilation, at the time when the intra-alveolar $pO_2$ is the highest and $pCO_2$ is the lowest, the intra-alveolar pressure is the highest. Because of this, the filling of the pulmonary capillaries is diminished and the circumstances for capillary gas exchange are less than optimal. In addition, during controlled ventilation the mean intra-alveolar, pleural and mediastinal pressures are significantly higher than during normal ventilation. Increased mediastinal pressure results in an increase in the central venous pressure and interferes with venous return to the right heart and eventually causes a decrease of the cardiac output. Individuals with an intact autonomic nervous system compensate for these changes by increase of the peripheral arterial and venous tone. This compensatory mechanism causes an elevation of the peripheral venous pressure, and this in turn, will result in the reestablishment of the gradient between the peripheral and central venous pressure and will increase the rate of return of the venous blood to the right heart.

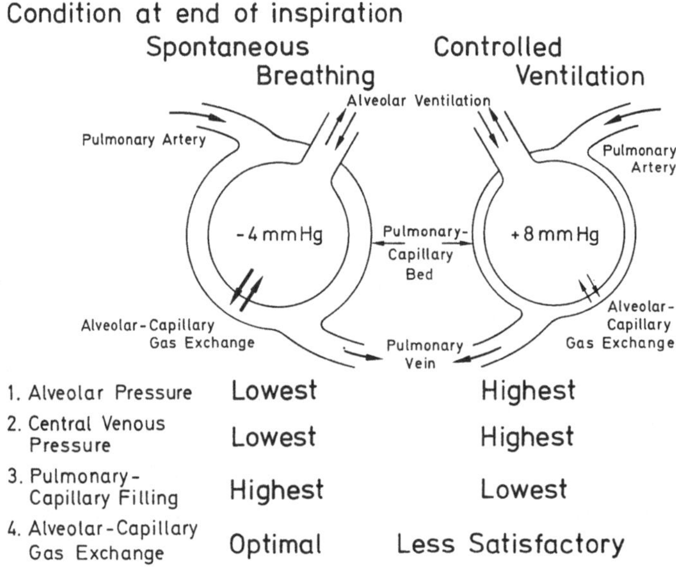


| | Spontaneous Breathing | Controlled Ventilation |
|---|---|---|
| 1. Alveolar Pressure | Lowest | Highest |
| 2. Central Venous Pressure | Lowest | Highest |
| 3. Pulmonary-Capillary Filling | Highest | Lowest |
| 4. Alveolar-Capillary Gas Exchange | Optimal | Less Satisfactory |

Fig. 4. Comparison of the effects of spontaneous and controlled ventilation

The increase of the peripheral vascular tone, however, will increase the work of the heart. The heart can only respond to this increased demand placed on it if the cardiac reserves are adequate. In the absence of an intact autonomic nervous system or adequate cardiac reserve these compensatory mechanisms will not be operative and the institution of controlled ventilation will eventually result, not only in decreased oxygenation and carbon dioxide removal, but also in decreased cardiac output, congestive failure and/or peripheral circulatory failure.

The physiological changes that accompany assisted breathing are in between those encountered during spontaneous and controlled breathing. For these reasons, ceteris paribus, well executed assisted ventilation provides better oxygenation and interferes less with circulation than controlled breathing.

In addition to the more physiological pattern of respiration and the lesser degree of interference with the circulation, assisted breathing has several other advantages. One of these ist that assisted ventilation does not interfere with the the autorhythmicity of the respiratory center [6], and therefore the preoperative pattern of spontaneous breathing is reestablished more readily at the termination of anesthesia. Another advantage of assisted breathing is that from the rate and rhythm of the patient's spontaneous breathing the depth of general anesthesia and from the tidal volume, the degree of muscular relaxation can be determined.

When controlled respiration is used in completely paralyzed patients there are no reliable signs that would indicate to the anesthesiologist whether or not the plane of anesthesia is adequate, too light or too deep. When potent inhalation anesthetic agents are employed in the absence of respiratory signs, the first indication of too deep anesthesia may be cardiac arrest. Overdosage with a n.m. blocking agent can also be avoided during assisted breathing and consequently the incidence and severity of both anesthetic and postanesthetic complications attributable to n.m. blocking agents are also diminished. Because of the sparing effect of the nondepolarizing n.m. blocking agents on the diaphragm it is possible to maintain excellent relaxation of the abdominal musculature at a time when patient's spontaneous tidal volume varies between 100–300 ml. The only disadvantage of assisted breathing is that it is technically more difficult and needs more attention from the anesthesiologist.

Controlled ventilation is technically much easier than assisted breathing. Another factor in favor of controlled ventilation is that the adverse effects of this technique on alveolar capillary gas exchange may be partially compensated for by the opening of a previously perfused, but not ventilated alveoli by the increased inspiratory pressure.

It is often stated that many surgeons demand a completely paralyzed, immobile diaphragm for the performance of upper abdominal or intrathoracic surgical procedures. It should be realized, however, that the diaphragm also moves during controlled ventilation. What the surgeons really object to is not the moving diaphragm, but the irregularly moving diaphragm of the inadequately anesthetized patient. The rhythmical spontaneous breathing of the adequately anesthetized patient causes no more inconvenience to the surgeon than controlled ventilation. In those few instances, when controlled ventilation is a must, it is preferable to produce the apnea necessary for controlled breathing by the combination of large doses of narcotics [14] and hyperventilation, then by the use of paralyzing doses of n.m. blocking agents. Administration of large doses of narcotics, not only provide the apnea but also the analgesia necessary for the performance of surgery [21]. Furthermore, the narcotic-induced respiratory depression can more reliably be reversed by narcotic antagonists [18], such as naloxone hydrochloride (Narcan) [25], than the effect of muscle relaxants by anticholinesterases.

## Differential Diagnosis of Postanesthetic Respiratory Depression

Inadequate spontaneous breathing at the end of anesthesia may be caused by residual n.m. block, depression of the respiratory center by the narcotics or general anesthetic agents used, or by combination of both. Inadequate ventilatory exchange caused by residual curarization is characterized by shallow breathing. Residual curarization may be diagnosed either by electrophysiological or pharmacological methods.

If electrical stimulation of the ulnar nerve at the wrist at the rate of 0.1 Hz causes vigorous contraction of the adductor pollicis and the short flexors of the third, fourth and fifth fingers and the contraction is maintained for at least 5 sec with stimulation rates of at least 30 Hz (tetanic stimulation) the presence of clinically significant n.m. block can be excluded [2, 3]. Progressive decrease of the strength of contraction with repeated single stimuli; relaxation of the muscles during tetanic stimulation ("tetanus not maintained"); and a significant increase in the muscle contraction elicited by single stimuli immediately after termination of the tetanus ("post-tetanic facilitation") indicate the presence of residual curarization. If there is no sign of persistent n.m. block in the skeletal musculature it is unlikely that the inadequate respiration is due to residual curarization.

A significant increase in the tidal volume 30–60 sec after the intravenous administration of 0.2 mg/kg edrophonium chloride (Tensilon) [7, 29] is a reliable indication of muscle relaxant-induced depression of respiration. If the inspiratory force, measured by an aneroid manometer attached to the endotracheal tube is greater than 20 torr the strength of the respiratory musculature may be considered satisfactory [1].

In subjects who have recovered sufficiently from the effects of general anesthesia to understand and obey commands, measurement of the tidal volume or vital capacity and observation of the voluntary movements may be used for the assessment of the adequacy of n.m. transmission. In the average subject a tidal volume of 300–500 ml and a vital capacity greater than 2–3 l may be considered satisfactory. If the patient can keep his eyes open, move the eyeballs in every direction, and can keep his head elevated above the level of the table, or keep his arms lifted for more than 20 sec, it is unlikely that respiratory difficulty due to residual n.m. block will develop postoperatively. However, adequate tidal volume at the end of anesthesia, in either anesthetized or awake patients, does not guarantee that respiratory depression will not develop later. It should be realized that, in a patient whose normal vital capacity is 3–4 l, a tidal volume of 400–500 ml can be present at a time when n.m. transmission is blocked in more than 80% of endplates. The strength of the functioning respiratory muscle fibers, however, is not adequate for the production of cough or for periodic deep sighs. This may lead to the development of postoperative atalectasis. It should also be remembered that the partially curarized muscle exhibits a myasthenia-like fatigability [22, 23] (Fig. 5). Because of the assisted or controlled ventilation used during anesthesia at the end of surgery the respiratory muscles are rested and the tidal volume of the patient may be satisfactory. Subsequently, however, as the work of breathing is taken over by

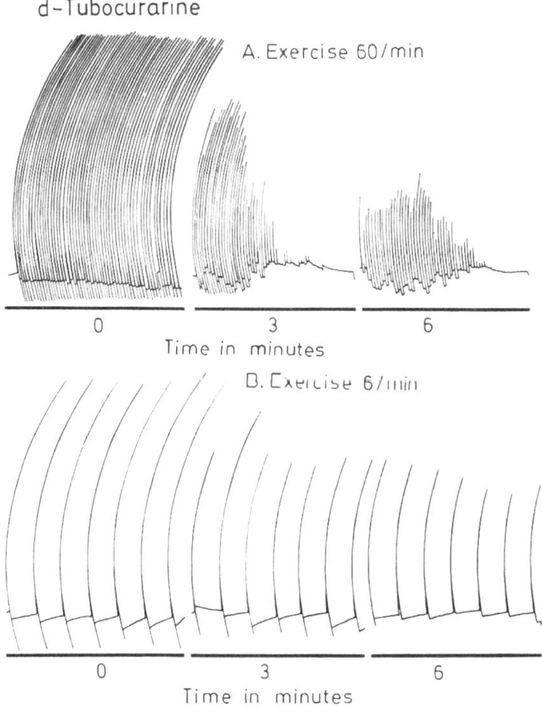


Fig. 5. Ergograph tracings after the administration of 100 $\mu$g/kg d-tubocurarine. Upper tracings, fast rate (note fatigue); lower tracings, slow rate (note absence of fatigue)

the patient, the respiratory muscles may become fatigued. The tidal volume will become more shallow, the patient will try to compensate for it by increasing the respiratory rate and this will lead to more fatigue. After a while, the patient's ventilation will become inadequate and severe hypoxia and respiratory acidosis will develop. Because of this, whenever there is a possibility of residual n.m. block, this should be antagonized by anticholinesterases. The only exceptions to this rule are contraindication to anticholinesterases (e.g., in asthmatics) or if its is advisable to relieve the patient from the work of breathing (e.g., after open heart surgery). In this case the endotracheal tube should be left in place and the patient's breathing should be mechanically assisted or controlled.

Narcotic-induced respiratory depression is characterized by slow and/or irregular breathing and normal or greater than normal tidal volume. As already mentioned, this can be reliably antagonized by the intravenous administration of 5–10 $\mu$g/kg naloxone [25]. The respiratory depression caused by intravenous or inhalation anesthetic agents is usually characterized by normal or higher than normal respiratory rate and decreased tidal volume. No reliable antidote is available for the correction of the respiratory depression caused by intravenous or inhalation anesthetic agents. The nonspecific central nervous system stimulants only have a transient effect which is accompanied by an undesirable increase of cerebral oxygen consumption [32]. In this case, therapy consists of the assisted or controlled breathing until the effects of the general anesthetic agents had worn off.

## Treatment of Postanesthetic Respiratory Depression Caused by Neuromuscular Blocking Agents

Respiratory depression caused by residual n.m. block can usually be antagonized by the combined administration of anticholinesterases (neostigmine methylsulfate [Prostigmine] or pyridostigmine bromide [Mestinon]) and atropine. As a rule it is advisable to withhold the administration of anticholinesterases until the patient already has some spontaneous respiratory activity. If the doses of nondepolarizing n.m. blocking agents used were not excessive, the intravenous administration of a mixture of 20 $\mu$g/kg neostigmine or 80 $\mu$g/kg pyridostigmine injected together with 6–8 $\mu$g/kg atropine sulfate will usually be sufficient. If the patient's pulse rate is lower than 80, the larger, if it is higher, the smaller dose of atropine should be used. The combined administration of neostigmine or pyridostigmine and atropine is, in most cases, preferable to the administration of atropine alone, followed by the administration of neostigmine or pyridostigmine [36a]. The reason for this is, that atropine, which is a tertiary amine, penetrates the blood-tissue barrier more rapidly than neostigmine or pyridostigmine, which are quaternary ammonium compounds. Consequently, even when they are administered simultaneously, the effects of atropine become manifest first and there will be an initial tachycardia (Fig. 6). This tachycardia however, is considerably less than that occurring after the administration of atropine alone. Atropine alone, in addition to the possibility of producing excessively high cardiac rates, which may interfere with coronary filling, may cause serious arrythmias. When atropine and neostigmine are administered together excessive tachycardia can be prevented. The effects of the initial dose of neostigmine or pyridostigmine should be evaluated in about 5 min. If, at that time, improvement in the patient's tidal volume is satisfactory, no further doses of neostigmine are necessary. If there was some, but inadequate improvement, neostigmine should be administered in 0.5 mg increments, 3–5 min apart, until a satisfactory response is obtained or the last dose of neostigmine did not cause any further improvement.

When the anticholinesterases used for the reversal of the residual n.m. block are not, or only partially effective, other contributory factors should be considered. The most likely ones are hypopotassemia or hypocalcemia.

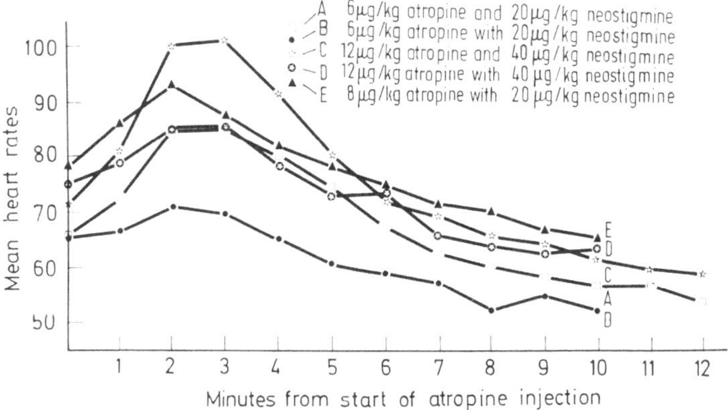


Fig. 6. Mean heart rates after the combined administration of various doses of atropine and neostigmine; "and" indicates that atropine was injected first, followed by neostigmine; "with" indicates that they were injected simultaneously. Note that whatever their dose and sequence of administration tachycardia ensues. Also note that the tachycardia is less when the same dose of atropine and neostigmine are injected together, than when atropine is injected before neostigmine

When hypopotassemia is present 80–100 mEqu/l of potassium chloride, dissolved in 500–1000 ml of 5% dextrose, should be administered relatively rapidly, under electrocardiographic control. It is also important to have an indwelling catheter in the bladder to ensure that there is adequate urinary excretion. The EKG control is necessary because too rapid administration of potassium may lead to abnormally high potassium concentrations in the well perfused organs (e.g., myocardium) even in the presence of hypopotassemia. After correction of the hypopotassemia the effect of edrophonium on n.m. transmission should again be tested, and if the response is positive, small doses of neostigmine may be administered.

Hypocalcemia may develop after multiple transfusions. Large doses of intravenously or intraperitoneally administered antibiotics (e.g., "mycins") may also decrease the availability of calcium essential for the release of acetylcholine from the nerve terminal [34]. The resulting n.m. block can be poorly or not at all antagonized by anticholinesterases [5]. Only after the administration of calcium will the anticholinesterases become effective. Calcium chloride or calcium gluconate should be administered intravenously in 1–2 g doses respectively. Calcium should be injected slowly and the status of n.m. transmission should be tested between increments. Too large doses of calcium may also cause n.m. block by exerting a stabilizing effect on the postjunctional membrane of the n.m. junction [15].

### *Prevention of Relaxant-Induced Respiratory Depression*

Respiratory depression due to the paralysis of the respiratory musculature can usually be avoided if relaxing doses of n.m. blocking agents are employed in adequately anesthetized, instead of using paralyzing doses in inadequately anesthetized patients. It should also be remembered that patients may have an unsuspected sensitivity to the relaxants used. Consequently, no second dose of any relaxant should be administered before the intensity and duration of action of the first dose had been assessed. In cases where there is reason to believe that the patient may have an unusual sensitivity to muscle relaxants (e.g., in patients with bronchogenic or other types of carcinoma) the administration of the usual clinical dose of the relaxant should be preceded by the administration of a test dose. It is also important to administer the correct fractional dose of relaxant at the time when the effect of the initial dose starts to wear off. The size of the fractional dose is dependent on the relaxant used. With d-tubocurarine or gallamine the fractional dose is usually about $^1/_3$ and with alcuronium or pancuronium about $^1/_4$ of the initial dose. The reason for this is, that the dose response curves of pancuronium and alcuronium are considerably steeper than those of d-tubocurarine or gallamine [41]. The intensity and duration of action on the correct fractional dose is usually about the same as that of the initial dose. Repeated administration of the correct fractional dose at the appropriate time will not lead to accumulation of relaxants and will prevent prolonged residual n.m. block.

## Summary

Neuromuscular (n.m.) blocking agents may theoretically influence respiration by depressing the respiratory center, by inhibiting n.m. transmission, by altering airway resistance and/or compliance, or by various combinations of all these factors. From the clinical point of view inhibition of n.m. transmission is most significant. Because of the relative sparing effect of nondepolarizing muscle relaxants on the diaphragm satisfactory muscular relaxation can be achieved without complete paralysis of the respiratory muscles in most patients. This makes possible the use of assisted ventilation in conjunction with the use of relaxants. Consideration of the advantages and disadvantages of assisted and controlled ventilation indicate that the former is preferable to the latter, especially in poor risk patients, for the maintenance of adequate ventilatory exchange during surgery. The physiological and pharmacological basis of the prevention, differential diagnosis, and treatment of postanesthetic respiratory depression was also discussed.

## References

1. BENDIXEN, H. H., SURTEES, A. D., OYAMA, T., BUNKER, J. P.: Postoperative disturbances in Ventilation following the use of muscle relaxants in Anesthesia. Anesthesiology **20**, 121 (1959).
2. CHRISTIE, T. H., CHURCHILL-DAVIDSON, H. C.: The St. Thomas' Hospital nerve stimulator in the diagnosis of prolonged apnoea. Lancet **1**, 776 (1958).
3. CHURCHILL-DAVIDSON, H. C.: A portable peripheral nerve-stimulator. Anesthesiology **26**, 224 (1965).
4. COMROE, J. H., DRIPPS, R. D.: The histamine-like action of curare and tubocurarine injected intracutaneously and intra-arterially in man. Anesthesiology **7**, 260 (1946).
5. CORRADO, A. P.: Respiratory depression due to antibiotics: calcium in treatment. Anesth. Analg. Curr. Res. **42**, 1 (1963).
6. DRIPPS, R. D., SEVERINGHAUS, J. W.: General anesthesia and respiration. Physiol. Rev. **35**, 741 (1955).
7. DOUGHTY, A. G., WYLIE, W. F.: Antidotes to "true" curarizing agents including a report on RO2-3198 (Tensilon). Brit. J. Anaesth. **24**, 67 (1952).
8. DUNDEE, J. W.: Influence of controlled respiration on dosage of thiopentone and d-tubocurarine chloride required for abdominal surgery. Brit. med. J. **2**, 893 (1952).
9. ELAM, J. O.: A method of maximally assisted ventilation. Int. Anes. Clin. **3**, 297 (1965).
10. ELLIS, C. H., MORGAN, W. V., DE BEER, E. J.: Central depressant actions of certain myoneurol blocking agents. J. Pharmacol. exp. Ther. **106**, 353 (1952).
11. FELLINI, A. A., BERNSTEIN, R. L., ZAUDER, H. L.: Bronchospasm due to suxamethonium. Brit. J. Anaesth. **35**, 657 (1963).
12. FOLDES, F. F.: The use of mytolon chloride in anesthesiology. Ann. N. Y. Acad. Sci. **54**, 503 (1951).
13. — BAART, N., SHANOR, S. P., ERDOS, E. G.: The inhibitory effect of neuromuscular blocking agents and their antagonists on human cholinesterases. Anesthesiology **18**, 163 (1957).
14. — Narcotic-induced controllable apnea. Amer. J. med. Sci. **233**, I (1957).
15. — Factors which alter the effects of muscle relaxants. Anesthesiology **20**, 464 (1959).
16. — Remarks on the potentiation of succinylcholine by hexafluorenium. Anesth. Analg. Curr. Res. **39**, 47 (1960).
17. — The pharmacology of neuromuscular blocking agents in man. Clin. Pharmacol Ther. **1**, 345 (1960).
18. — The human pharmacology and clinical use of narcotic antagonists. Med. Clin. N. Amer. **48**, 421 (1964).

19. Foldes, F. F., Advantages and disadvantages of assisted and controlled respiration during anesthesia. Proc. Internat'l. Anesthesiology Symp., Prague, p. 158, 1965.
20. — The Choice and Mode of Administration of Relaxants. In: Foldes, F. F. (Ed.): Muscle Relaxants, Clinical Anesthesia, p. 1. Philadelphia: F. A. Davis Co. 1966.
21. — Duncalf, D., Robbins, R. S., D'Souza, P. B., Conte, A. A.: Production of controllable apnea in anesthesia. J. Amer. med. Ass. **166**, 325 (1958).
22. — Monte, A. P., Brunn, H. M., Wolfson, B.: Studies with muscle relaxants in unanesthetized subjects. Anesthesiology **22**, 230 (1961).
22. — — — — The influence of exercise on the neuromuscular activity of relaxant drugs. Canad. Anaesth. Soc. J. **8**, 118 (1961).
24. — Swerdlow, M., Siker, E. S: Narcotcis and Narcotic Antagonists. Springfield, Ill.: Charles C. Thomas 1964.
25. — Duncalf, F., Kuwabara, S.: The respiratory, circulatory, and narcotic antagonistic effects of nalorphine, levallorphan and naloxone in anaesthetized subjects. Canad. Anaesth. Soc. J. **16**, 152 (1969).
26. — Klonymus, D. H., Maisel, W., Sciammas, F., Pan, T.: Studies of Pancuronium in Conscious and Anesthetized Man. Anesthesiology **35**, 496 (1971).
27. Gray, T. C.: Curare and relaxant drugs. In: British Encyclopaedia of Medical Practice, ed. 2, p. 78. London: William Blackwood and Sons, Ltd. 1950.
28. Harvey, A. M.: The action of quinine methochloride on neuromuscular transmission. Bull. Johns Hopk. Hosp. **66**, 52 (1940).
29. Hunter, A. R.: Tensilon: A new anticurare agent. Brit. J. Anaesth. **24**, 175 (1952).
30. Landmesser, C. M., Converse, J. G., Harmel, M. H.: Quantitative Evaluation of the Bronchoconstrictor Action of Curare in the Anesthetized Patient: A Preliminary Report. Anesthesiology **13**, 275 (1952).
31. Massion, W. H., White, J. M.: The effect of anesthesia and muscle relaxants on the elastic properties of the human thorax. Anesthesiology **20**, 134 (1959).
32. Papadopoulos, C. N., Keats, A. S.: Specific and nonspecific antagonism of morphine-induced respiratory depression. Anesthesiology **23**, 86 (1962).
33. Paton, W. D. M., Zaimis, E. J.: The methonium compounds. Pharmacol. Rev. **4**, 219 (1952).
34. Pittinger, C. B.: Antagonists of Muscle Relaxants. In: Artusio, J. F., Jr., M. D. (Ed.): Clinical Anesthesia, p. 95. Philadelphia: F. A. Davis Co. 1966.
35. Rees, L. T., Davidson, M. H. A.: Suxamethonium and respiration. Investigation of a possible central action of suxamethonium chloride during clinical anaesthesia. Anesthesia **12**, 57 (1957).
36. Robertazzi, R. W.: Discussion of paper on "The use of mytolen chloride in anesthesiology" by Foldes, F. F. Ann. N. Y. Acad. Sci. **54**, 509 (1951).
36a. Rosner, V., Kepes, E. R., Foldes, F.F.: The effects of atropine and neostigmine on heart rate and rhythm: Recommendation for their use to reverse residual neuromuscular block. Brit. J. Anaesth. **43**, 1066 (1971).
37. Safar, P., de Kornfeld, T. J.: Effects of d-tubocurarine and gallamine on the lungs and circulation in dogs and man. Proceedings of the Internat'l. Symp. on Curare and Curare-like Agents, Venice, Italy, p. 346. Sept. 12, 1958.
38. Selvin, B., Howland, W. S.: Bronchospasm associated with the use of a combination of succinylcholine and mylaxen to produce muscular relaxation. Anesth. Analg. Curr. Res. **38**, 332 (1959).

39. Smith, N. L.: Histamine release by suxamethonium. Anaesthesia **12**, 293 (1957).
40. Smith, J. C., Foldes, V. M., Foldes, F. F.: Distribution of cholinesterase in normal human muscle. Canad. J. Biochem. **41**, 1713 (1963).
41. Stovner, J., Lund, I.: Dose-response curves for tubocurarine, alloferine and pancuronium. Acta anaesth. scand. Suppl. **37**, 238 (1970).

# Management of Ventilation after Open Heart Surgery

By **K. D. Hall,** and **I. H. Talton**

The ventilatory care of the postoperative cardiac patient is subject to the same physiological principles as the care of any postsurgical or postanesthetic patient, except that it requires more expert observance and management. Even small untoward trends must be immediately recognized and corrected to prevent progressive deterioration of the patient. The monitoring systems that we use to maintain these delicate balances are continuous recording of direct arterial and venous pressures and electrocardiogram, and frequent determinations of arterial blood gases, pH, and serum or plasma electrolytes. The regulatory devices that we employ are our mechanical ventilators.

To understand the postoperative care, we must delve back into the operative period and examine our anesthetic management. One of the single most important pharmacological facts that alters the therapy of cardiac patients is that all anesthetics are myocardial depressants. Even "light" anesthesia, therefore, may decrease cardiac output in these extremely ill patients. Accordingly, the exact balance of our analgesic-hypnotic-relaxant combinations must be meticulously tailored.

It is imperative that the patient not be allowed to breathe spontaneously during cardiac surgery. Besides being troublesome to the surgeon, and energy-wasting to the patient, this probably will not provide adequate ventilation. There are two generally accepted ways to prevent respiratory efforts on the part of the patient. These are the prudent use of narcotics to increase the threshold of the respiratory center to the carbon dioxide drive, and the administration of peripheral muscle relaxants. There is very little evidence that light anesthesia, even to the point of awareness, is in any way harmful to the patient. For this reason, we administer muscle relaxants liberally in our practice, usually in the form of a succinylcholine[1] drip and intermittent succinylcholine in the heart-lung pump perfusate. If pancuronium bromide[2] is used it is administered intravenously or in the pump perfusate following thiopental-pancuronium-nitrous oxide induction and intubation. Our emphasis on muscle relaxants in lieu of more anesthetics applies particularly in the immediate post-pump period. Since a patient,

---

1 Anectine, Burroughs Wellcome
2 Pavulon, Organon

therefore, is quite likely to have some muscle relaxant on board into the postoperative period, it is mandatory that the patient's ventilation be completely supported at least for the first few hours postoperatively.

Upon coming off the pump, the patient is maintained in a passive hyperventilatory state receiving 100% inspired oxygen. This condition is maintained until the cardiovascular system is completely stabilized. Only after the danger of life-threatening arrhythmias or hypotension has passed are any further anesthetic drugs administered. The following determinations are made on an arterial blood sample within five minutes after the pump has stopped: $PO_2$, $PCO_2$, pH, kalium[3], natrium[4], and hematocrit. At this time if the arterial $PO_2$ is high, say above 400 mmHg, indicating minimal shunting, and if the cardiovascular system has become stabilized as mentioned above, then nitrous oxide will be employed in a 50% concentration to provide some analgesia for the patient. 5–10 min later, repeated determinations of oxygen tensions indicate whether more nitrous oxide may be administered. In no instance, however, do we give less than 40% oxygen, and an arterial $PO_2$ of greater than 200 is usually maintained. This provides some reserve in terms of complete saturation and dissolved oxygen, so that in the event of an untoward occurrence the patient is not functioning on the steep part of the hemoglobin dissociation curve where the liability of rapid desaturation is great.

While attention is being paid to the arterial oxygen tension, simultaneously the acid-base balance is being watched. If the initial pH determination indicates any metabolic acidosis, buffers are administered intravenously to the patient, and the pH redetermined at appropriate intervals.

At the end of the procedure, the patient is transported to the recovery room-acute care unit with the aid of a portable oxygen stand and a nonrebreathing valve. The patient is maintained with 100% oxygen on controlled ventilation as closely as possible to the degree of ventilation that he had been receiving in the operating room. Upon arrival in the recovery room-acute care unit, the patient's nasotracheal tube is attached to a mechanical ventilator. The MA-1[5] is most commonly employed in our institution. The inspired oxygen percentage is set at 60 in most instances, then adjusted depending upon the patient's arterial oxygen tension. As mentioned above, a $PO_2$ in the range of 200 mmHg is maintained. No evidence has been seen that $PO_2$'s in this range, even for long periods of time, cause any damage to the pulmonary epithelium. The patient is maintained on controlled ventilation in most instances. To help effect this, small intravenous doses of morphine sulfate, usually 2 mg at a time, are administered in order to

---

3 Kalium-Potassium
4 Natrium-Sodium
5 Puritan-Bennett, Inc.

raise the threshold of the respiratory center to the carbon dioxide drive, hence preventing respiratory efforts. This is done, however, only after the patient is attached to a direct arterial pressure monitor on an oscilloscope and after everyone is assured that the cardiovascular system has stabilized.

Up to this point, no sedatives nor psychodelic drugs have been administered to the patient. It is believed that the cerebration of the patient needs to be carefully assessed to determine if there has been any damage to the brain due to perfusion by the heart-lung pump. If the patient is awake and appears to be cerebrating normally, and if he is quite apprehensive, small doses of sedative drugs – such as chlordiazepoxide or diazepam[6] will be administered in addition to the morphine. This is usually not necessary, however, as morphine itself is a good euphoric as well as an analgesic.

There is an occasional patient who does not feel comfortable being "controlled" by the ventilator and he will attempt to breathe. For these patient, the sensitivity will be turned down and the patient will be allowed to trigger the ventilator himself. Usually he will maintain about the same minute volume as before but feels mor comfortable being able to initiate the respiratory cycle himself.

It is believed that marked passive hyperventilation is useful in these patients for two fundamental reasons. First, and perhaps most important, the mechanical work of breathing is eliminated. Whereas a normal person breathing quietly may expend only about 0.5 kgM/min of energy, the cardiac patient, like the long distance runner, is under considerable stress. He may expend up to 250 kgM/min just to perform the work of breathing [1]. If this work can be eliminated by the use of a mechanical ventilator, then the cardiac output may also be reduced and obviously this reduction of work on an already stressed heart will have considerable benefit. The second major advantage of marked passive hyperventilation is the reduction of shunting, principally that due to the collapse of alveoli throughout the lung. In this regard, we have been employing slower respiratory rates and larger tidal volumes than previously. Hopefully this will more nearly approximate continuous "sighs", thus preventing alveolar collapse and at the same time allow a reasonable time for the venous return of blood to the heart within the thorax. An average 70 kilogram man, for example, would be ventilated about 12 times a minute with a 1200 ml tidal volume. An arterial pH of about 7.50 and a $PCO_2$ of 20 mmHg is usually maintained.

There are, however, two possible deleterious effects of this degree of passive hyperventilation. These relate to the decrease in cerebral blood flow [2] and the derangement of serum electrolytes. Clinical studies observing the cerebration and electroencephalogram of patients postoperatively do not indicate that this degree of passive hyperventilation produces cerebral

---

6 Valium, Roche Laboratories

hypoxia, even if the cerebral blood flow is reduced. This may be due to the concomitant decrease in the mean cerebral oxygen consumption during anesthesia [3] (Fig. 1).

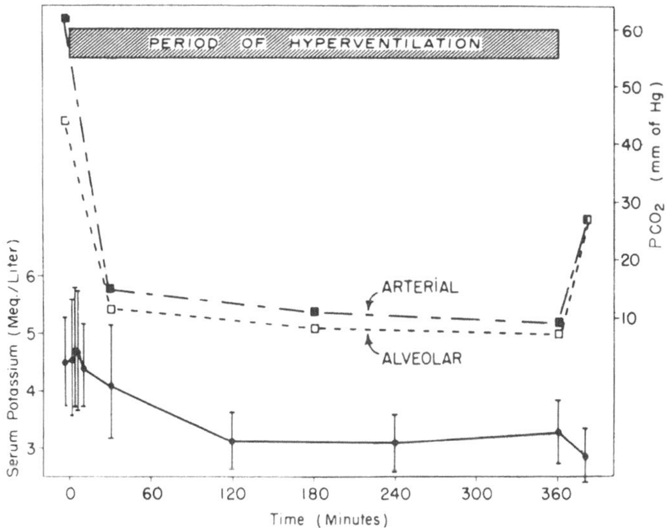


Fig. 1. Serum K, dogs, hyperventilation 6 h

The derangement of electrolytes, however, is a real problem.

Initial studies on dogs indicated that marked passive hyperventilation could reduce the serum kalium significantly within thirty minutes [4] Concern developed therefore that digitalized patients with this degree of kalium shift might suffer serious arrhythmias [5] (Fig. 2).

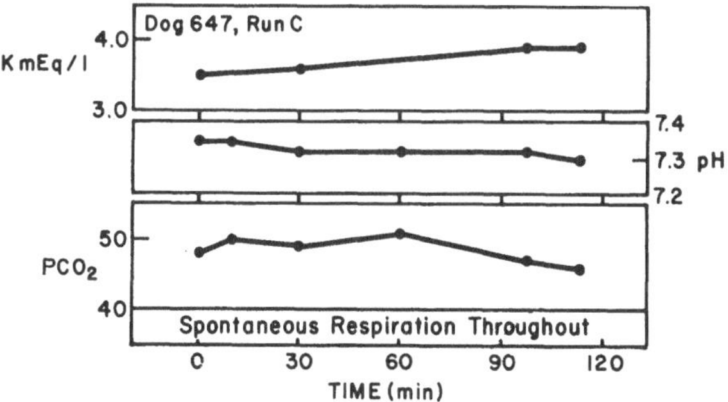


Fig. 2. Serum K, dogs, control

The kalium shift can be reversed or even prevented by simply adding carbon dioxide to the inspired air [6] (Fig. 3 and 4).

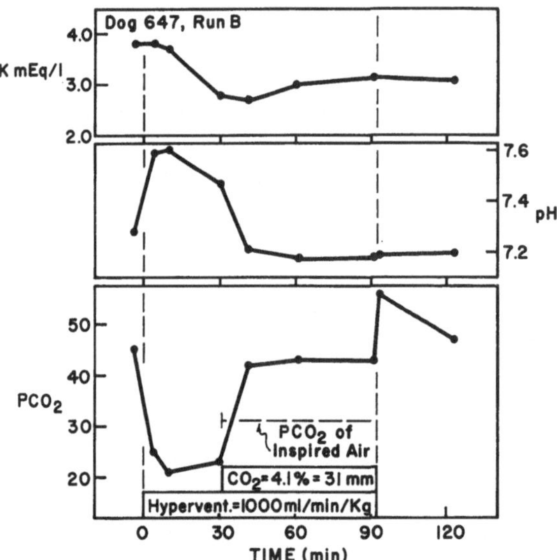


Fig. 3. Serum K, dogs, hyperventilation and $CO_2$

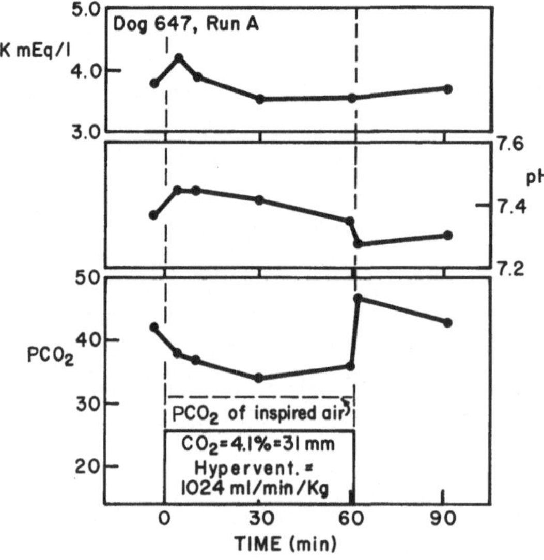


Fig. 4. Serum K, dogs, $CO_2$ and hyperventilation

These findings suggested that it would be feasible to maintain the passive hyperventilatory condition and still return the acid-base balance to near normal (Fig. 5).

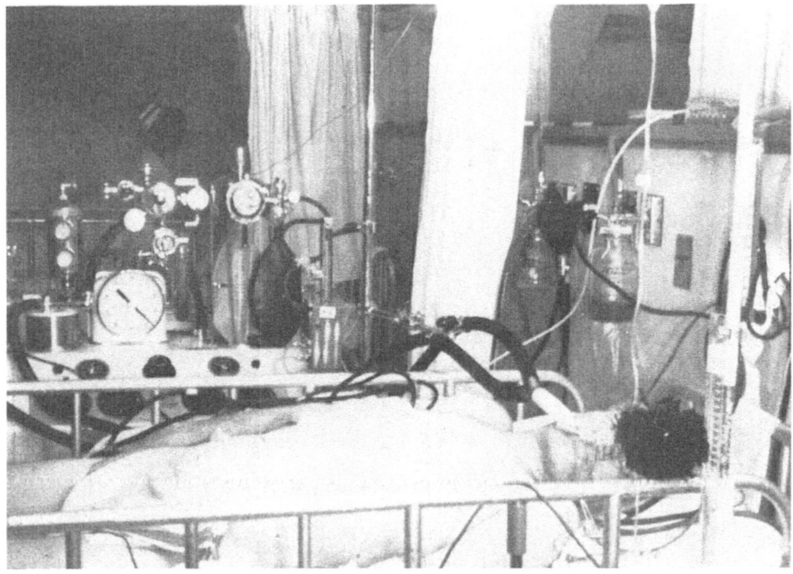

Fig. 5. Patient, Engstrom ventilator and $CO_2$

Proper carbon dioxide flowmeters were designed and this was tried on patients. This technique now is almost routinely employed on our postoperative patients whose ventilation is being controlled for any reason (Fig. 6 and 7). Initial blood gas and pH determinations are made as soon as the patient's ventilation is stabilized in the recovery room-acute care unit and then and only then is the additional carbon dioxide added. Usually only about 1 % carbon dioxide (which will add about 7 mmHg tension) is needed. This will bring the $PCO_2$ in most patients near the 30 mm range, and the pH below 7.50. This mild degree of alkalosis does not usually cause any derangement in the serum kalium. Althoug the theory of alkalotic hypokalemia has not been completely elucidated up to this time, it is assumed that the pH changes at the cell membrane cause rapid shifts of kalium into the cells.

There are, however also large losses of total body kalium due to a pronounced diuresis post-perfusion. For this reason, kalium determinations are made simultaneously with blood gases and a kalium drip is started if the kalium drops to the 3 milliequivalent level or lower. The judicious combination then of carbon dioxide added to the inspired air and a kalium drip can exquisitely control the kalium levels in the patient, reducing the hazard of postoperative arrhythmias.

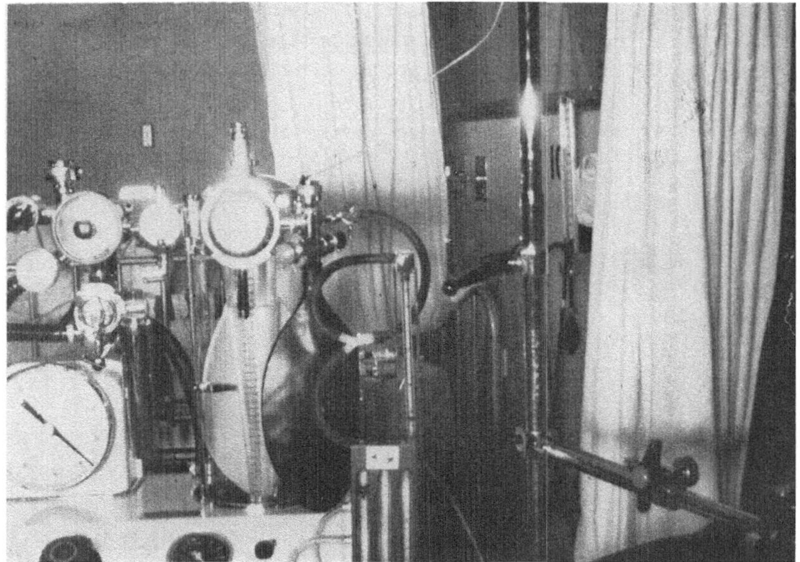

Fig. 6. Close-up, Engstrom ventilator and $CO_2$

In addition to the slow, deep type of respiration that is employed, it is also necessary to "sigh" the patient frequently. This is easily achieved for example with the MA-1 ventilator, which has a built-in "sigh" mechanism. As many as three consecutive "sighs" ca be produced every four minutes.

One of the most neglected areas of postoperative care is that of turning the patient to prevent hypostatic pneumonia and pulmonary shunts. When the postoperative heart patient arrives in the recovery room-acute care unit, and is attached to all of his multiple tubes and wires, it is very easy to allow him to lapse into a permanent supine position.

The tracheal airway must be suctioned properly and with as near sterile technique as possible. Frequent lavage with small amounts of isotonic saline is also employed. Studies with lung lavage indicates that surfactant removal with this technique is much less than had been anticipated [7]. Frequent washings with saline to remove crusted secretions and to loosen mucus should not be abandoned.

Proper humidification of the airway must be maintained at all times. There are three types of instruments available for this purpose: heated vaporizers, mechanical fractionators, and ultrasonic nebulizers.

The patient's weaning from the ventilator is one of the most difficult tasks and requires a great deal of judgment. Most of our postoperative heart patients are weaned on the day following surgery. If there is any doubt,

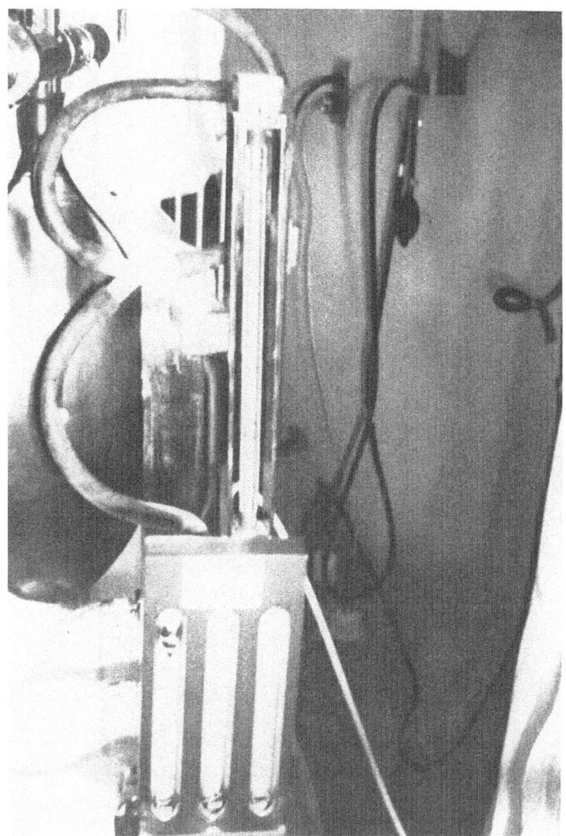

Fig. 7. Close-up, $CO_2$ flowmeter

however, the patient is left on volume-controlled ventilation for several days. Some of the parameters to consider are: the stability of the cardiovascular system, and adequate arterial oxygen tension, a decreasing or stable shunt, and of course adequate ventilation when the patient is breathing spontaneously. Particular attention is paid to whether the patient appears to be tired or worn out while breathing on his own (Fig. 8).

All adults, therefore, receive humidified oxygen via a T-tube of our design for twenty minutes to an hour depending on their condition. At the end of this period, arterial blood gases and pH are determined, and the patient is carefully evaluated clinically. If all data are in the normal range, if the patient looks well, and if tracheal secretions are under control, the patient is again mechanically ventilated for a period of time in order that he

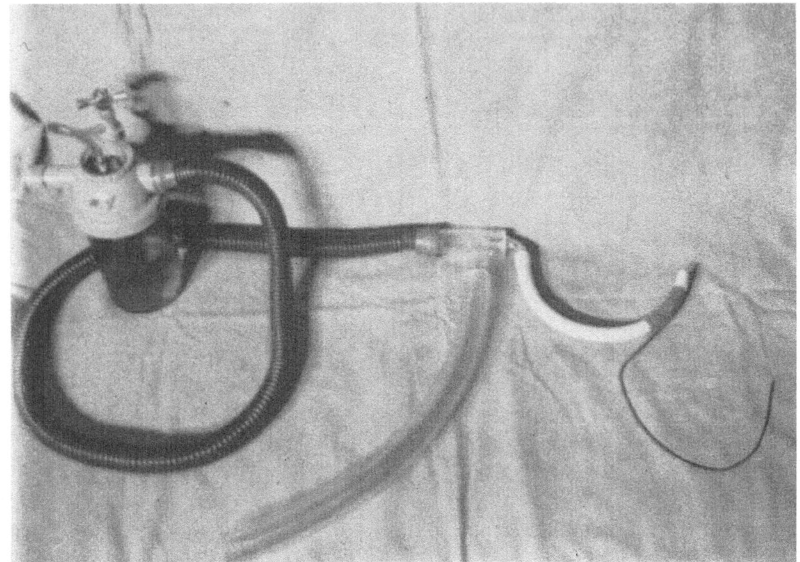

Fig. 8. T-tube

may rest. Then the nasotracheal tube is quickly removed, 100% oxygen with high humidity is given immediately by plastic mask, and careful observations are made. Sometimes, just prior to extubation, small doses of intravenous morphine (about 2 mg) are administered. Corticosteroids are also sometimes given, particularly in children, to reduce the hazard of laryngeal edema. Immediately after extubation physical therapists assist the patient to breathe deeply and to bring up his own secretions. High resistance of small nasotracheal tubes may dangerously increase the work of breathing. Children, therefore, are frequently extubated without a trial on the T-tube.

If prolonged ventilatory care is needed, and if shunting is not too great, the arterial oxygen tension is reduced to the 200 mm level or even lower to avoid the danger of oxygen toxicity. For this reason all acute care and recovery room areas should have medically clean piped air as well as piped oxygen in order to provide the proper inspiratory mixtures.

One final word of warning: ventricular fibrillation can occur in some patients when they are suctioned or when they are extubated. It is important, therefore, to have direct arterial pressure recorded on an oscilloscope during these critical maneuvers, and the patient should be well oxygenated before and after each of these maneuvers.

A good understanding, therefore, of the general physiological principles of postoperative ventilation, together with meticulous care, will pay gratifying dividends in lowering morbidity and mortality in our cardiac patients.

## Summary

General directions are given for the care of patients after open heart surgery. The authors lay weight on the necessity of keeping the arterial partial pressure of oxygen at a minimum of 200 mmHg in the first few hours after an operation, which may be obtained only by means of controlled ventilation with 40–60% oxygen in the inspiratored air.

Special interest must be given to the electrolyte balance because Kalium loses is quite common in the post-operative phase and will invariably lead to heart-rhythm disturbances. Furthermore the respiratored air should be humidified carefully.

The patient may be taken from the respirator only if one is convinced that he can produce the necessary power to breathe sufficiently. A wide clinical experience is necessary to be able to judge this.

## References

1. Comroe, J. H., Jr., Forster, R. E., II., Dubois, A. B., Briscoe, W. A., Carlsen, E.: The Lung, 2[nd] ed. p. 194. Year Book Medical Publishers, Inc., 1962.
2. Kety, S. S., Schmidt, C. F.: The Effects of Active and Passive Hyperventilation on Cerebral Blood Flow Cerebral Oxygen Consumption, Cardiac Output, and Blood Pressure of Normal Young Men. J. clin. Invest. **XXV**, 111 (1946).
3. Pierce, E. C.: Cerebral Blood Flow and Uptake of Anesth. Anes. **25**, 1, Jan.-Febr. (1964).
4. Hall, K. D., Reeser, F. H., Jr.: Serum Potassium Levels in Hyperventilated Dogs. Proc. Soc. exp. biol. (N. Y.) **3**, 252 (1962).
5. Flemma, R. J., Young, W. G.: The Metabolic Effects of Mechanical Ventilation and Respiratory Alkalosis in Postoperative Patients. Surgery **56**, 37 (1964).
6. Hall, K. D., Vartanian, V.: Control of Serum Potassium Levels in the Hyperventilated Postoperative Cardiac Patient. Said med. J. **61**, 4, 417, April (1968).
7. Kylstra, J A., Rausch, D. C., Hall, K. D., Spock, A.: Volume Controlled Lung Lavage in the Treatment of Asthma Bronchiectasis and Mucoviscidosis. Amer. Rev. resp. Dis., May 1971 (in press).

# Fortlaufende Messungen des arteriellen Sauerstoffdruckes. Anwendungsmöglichkeiten und Beispiele aus der Anaesthesie

Von **G. Hempelmann, W. Hartmann** und **H. Fabel**

Zu den wesentlichsten Aufgaben des Anaesthesisten gehört die Aufrechterhaltung einer ausreichenden Oxygenierung des Blutes der ihm anvertrauten Patienten. Täglich wird er mit dem Problem der Hypoxie konfrontiert. In vielen Fällen wird eine erhebliche Erniedrigung des Sauerstoffpartialdruckes erst durch ihre Folgen wie zum Beispiel hämodynamische Störungen, EKG-Veränderungen oder Störungen von seiten des Zentralnervensystems klinisch deutlich.

Es ist daher naheliegend, besonders in kritischen Situationen mit eventuellen Änderungen der Oxygenierung, den Sauerstoffpartialdruck ständig zu kontrollieren. Arterielle oder venöse Einzelanalysen der Blutgase sind für diese Fragestellung zwar auch aufschlußreich und liegen zum Teil vor, können aber nicht annähernd die Dynamik und das Ausmaß der $PO_2$-Änderungen wiederspiegeln.

Mit einer membranbedeckten und stabilisierten Platinelektrode (Clark'sches Prinzip [1]), wie sie von GLEICHMANN u. LÜBBERS [3] angegeben und von FABEL [2] für die fortlaufende Messung modifiziert wurde, haben wir kontinuierlich den arteriellen und/oder venösen Sauerstoffpartialdruck bei inzwischen über 100 Patienten unter verschiedensten Gesichtspunkten gemessen. Ein Vorteil der fortlaufenden Messung besteht darin, daß die $PO_2$-Änderung unmittelbar beobachtet und evtl. sofort korrigiert werden kann, während bei Einzelanalysen wegen der Analysendauer keine aktuelle Information möglich ist.

Bei diesem Meßverfahren handelt es sich um eine Mikromethode, bei der die Elektrode außerhalb des Gefäßsystems liegt (Abb. 1). Somit treten keine Sterilisationsprobleme mit Funktionsstörungen der Elektrode wie zum Beispiel bei den Katheterelektroden auf. Je nach Fragestellung werden nur 0,5–2 ml Blut pro min mit einer Absaugpumpe (Perfusorpumpe mit Rückwärtsgang, Fa. Braun) durch die „Durchflußelektrode" gesaugt. Der Blutverlust bewegt sich selbst bei Untersuchungszeiten bis zu einer Std in tolerablen Grenzen (30 ml bis maximal 120 ml/Std), so daß auf eine Retransfusion des Blutes verzichtet werden kann. Eine Heparinisierung der Patienten ist bei Untersuchungszeiten bis zu 30–60 min nicht erforderlich, wenn man das Zuleitungsystem in Abständen von ca. 15 min mit einer mit physiologischer Kochsalzlösung 10:1 verdünnten Heparinlösung spült.

Die Meßeinheit mit Elektrode und Meßkreis, Thermostat, Absaugpumpe und Schreiber (Abb. 2) ist in einer fahrbaren Einheit zusammengefaßt und kann somit ortsunabhängig eingesetzt werden.

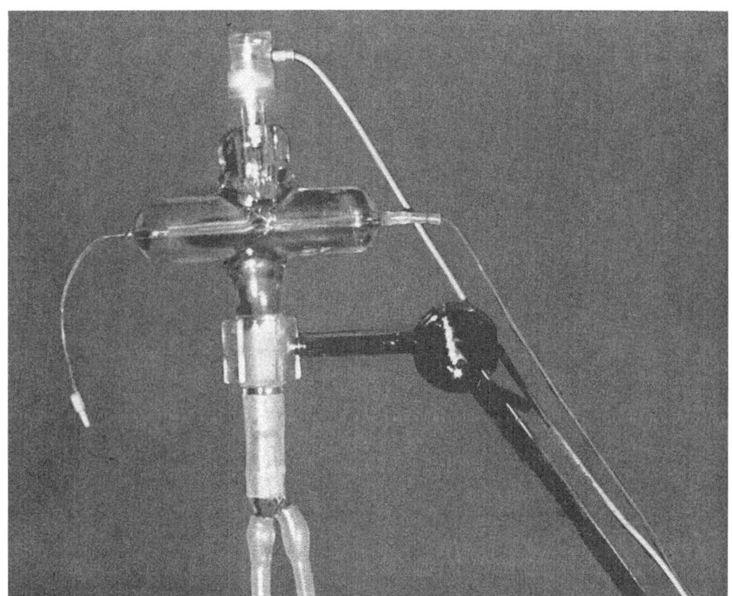

Abb. 1. Platinelektrode nach GLEICHMANN u. LÜBBERS, die von FABEL für die fortlaufende $PO_2$-Messung modifiziert wurde

Mit dieser polarographischen Methode wird ein durch elektrochemische Reduktion von Sauerstoff an der Platinelektrode entstehender Strom gemessen. Bei einer negativen Spannung von ca. 600 mV an der Platinelektrode werden alle an ihre Oberfläche kommenden $O_2$-Moleküle reduziert, so daß alle weiteren Änderungen des Reduktionsstromes proportional der Veränderung der Sauerstoffdiffusion vom Blut zur Platinoberfläche sind. Die Eichkurve einer solchen Elektrode für Gas und Blut verläuft bei der angegebenen Polarisationsspannung im $O_2$-Druckbereich von 0–700 Torr linear und nahezu durch den Nullpunkt [2]. Vor Beginn eines Versuches kann man eine orientierende 2-Punkt-Eichung mit Helium (Nullpunkt) und Luft (ca. 150 Torr) vornehmen, um geeignete Verstärkungsverhältnisse für die kontinuierliche Registrierung z. B. mit einem Rikadenki Multi-Pen Recorder zu bekommen. Genaue Eichwerte werden durch Einzelanalysen (z. B. Combi-Analysator, Fa. Eschweiler) zu Beginn und am Ende der Untersuchung gewonnen.

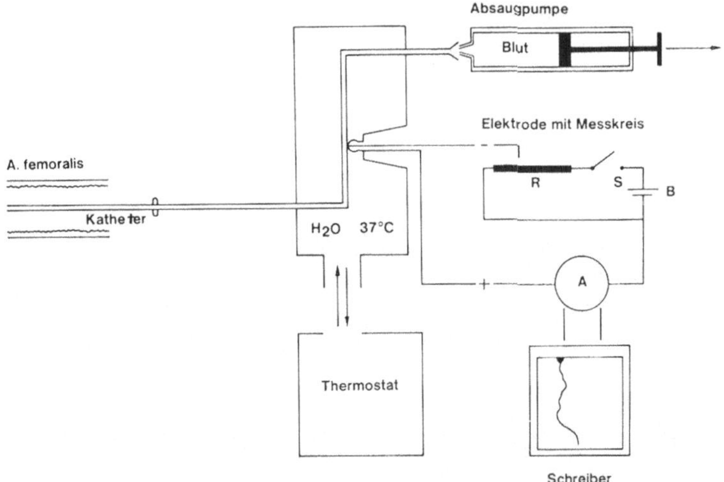


Abb. 2. Meßanordnung zur fortlaufenden $PO_2$-Registrierung

Die Ansprechzeit der von uns benutzten Meßanordnung ist abhängig von der Absauggeschwindigkeit und der jeweiligen Länge der Zuleitungssysteme (bis zu 20 sec).

Anhand der nun folgenden Abbildungen möchten wir Ihnen demonstrieren, bei welchen Situationen wir fortlaufend den arteriellen und teilweise auch den venösen $PO_2$ gemessen haben.

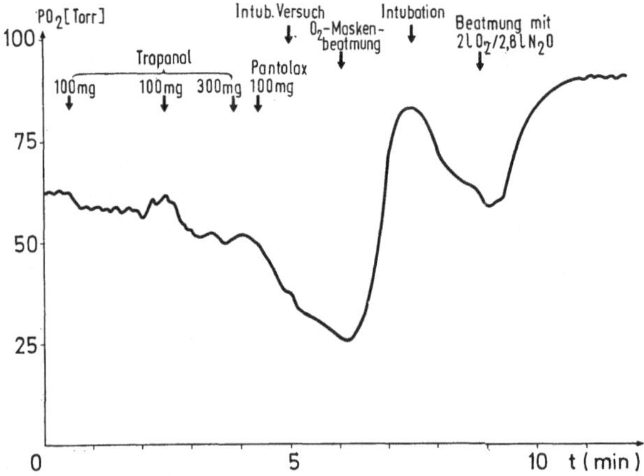


Abb. 3. Stärkerer $PO_2$-Abfall im arteriellen Blut während einer Narkoseeinleitung mit schwieriger orotrachealer Intubation

Abbildung 3 zeigt die während einer Narkoseeinleitung mit einem Thiobarbiturat und Succinylcholin fortlaufend registrierte arterielle $PO_2$-Kurve. Besondere anatomische Verhältnisse machten bei diesem Patienten einen zweiten Intubationsversuch erforderlich. Das $PO_2$-Minimum lag mit 25 Torr weit unter dem kritischen Wert von 60 Torr. Sauerstoffinhalation über eine Maske oder Nasensonde vor Beginn einer intravenösen Narkose verbessert die $PO_2$-Ausgangssituation erheblich (Abb. 4) und verhindert selbst bei protrahiert verlaufenden Intubationen ein Abfallen der $PO_2$-Werte in kritische Bereiche.

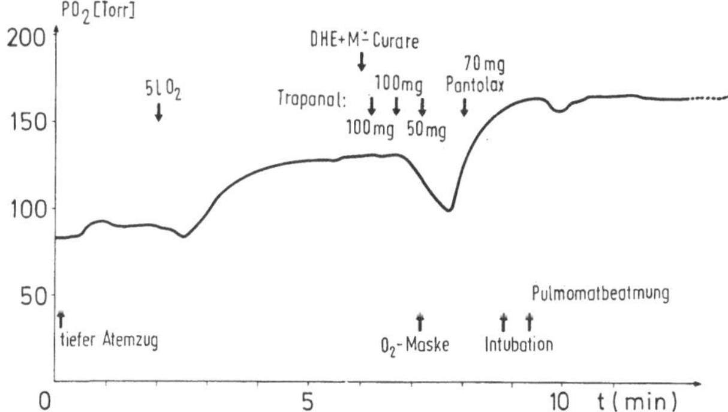


Abb. 4. $PO_2$-Verhalten im arteriellen Blut während einer Narkoseeinleitung mit Thiobarbiturat. Vorherige Sauerstoffinhalation verhindert ein Abfallen der $PO_2$-Werte in kritische Bereiche

Eine Untersuchungsreihe an 20 Patienten zeigt deutlich (Abb. 5), daß bei $O_2$-Atmung vor Narkosebeginn die Ausgangs-$PO_2$-Werte im Gegensatz zur Einleitung ohne Sauerstoff in keiner Phase unterschritten werden [5].

Gleiches gilt für die Neuroleptanalgesie, bei der es selbstverständlich ist, daß mit Verabreichung von Dehydrobenzperidol und Fentanyl gleichzeitig über eine Maske Sauerstoff und Lachgas geatmet werden (Abb. 6a). Während der NLA-Ausleitung dagegen kann es zu signifikant niedrigeren $PO_2$-Werten kommen, besonders auch während des tracheobronchialen Absaugens und der Extubation (Abb. 6b); letzteres ist jedoch nicht narkosespezifisch.

Bei einer Untersuchungsreihe über das $PO_2$-Verhalten unter der Neuroleptanalgesie (n = 15) fand sich 15 min nach Ende der NLA ein im Vergleich zum Ausgangswert um 14% erniedrigter arterieller $PO_2$-Wert (6). Diese Befunde veranlaßten uns, postoperativ mindestens 1 Std lang 2–4 l Sauerstoff über eine Nasensonde atmen zu lassen.

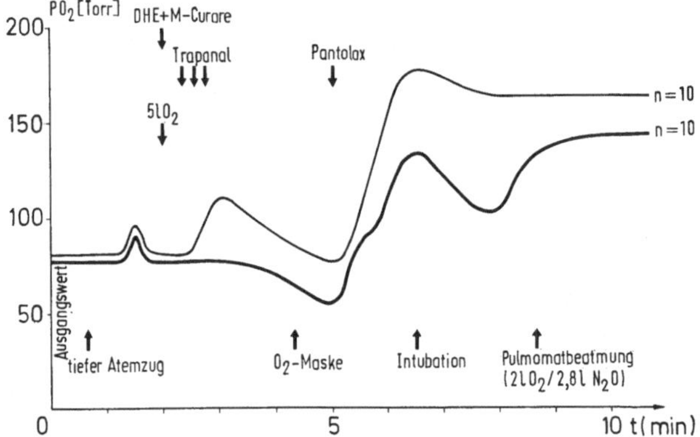


Abb. 5. Veränderungen des Sauerstoffpartialdruckes im arteriellen Blut während der Narkoseeinleitung mit Thiobarbiturat bei 20 Patienten (Mittelwertskurven): a) mit vorheriger Sauerstoffinhalation (obere, dünne Kurve); b) ohne vorherige Sauerstoffinhalation (untere, dicke Kurve)

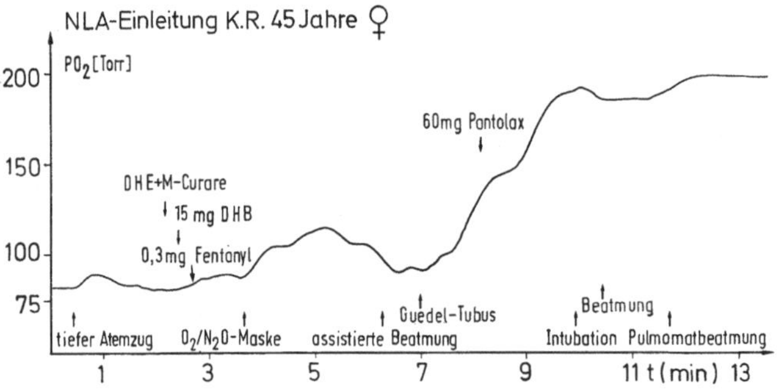


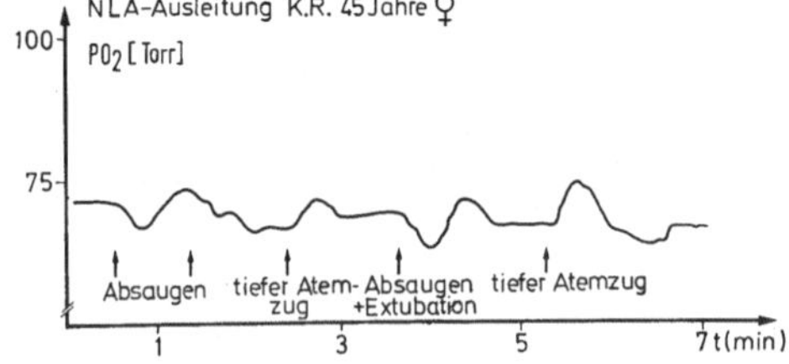


Abb. 6. Fortlaufende $PO_2$-Registrierung bei einer 45jährigen Patientin: a) während der NLA-Einleitung; b) während der NLA-Ausleitung mit Absaugmanövern und Extubation

Kurznarkosen mit Propanidid sollten besonders bei kardiovasculären und pulmonalen Risikopatienten nicht ohne Sauerstoff-Applikation, auf keinen Fall ohne Beatmungsmöglichkeit erfolgen. In der Literatur wird zwar angegeben, daß durch Propanidid in der Regel keine stärkeren $PO_2$-Abfälle erfolgen [8] und daß vor allem die initiale Phase der Hyperventilation einen zur Überbrückung der Hypoventilationsphase ausreichend hohen $PO_2$-Anstieg hervorrufe. Bei 5 von 12 Patienten fiel der fortlaufend

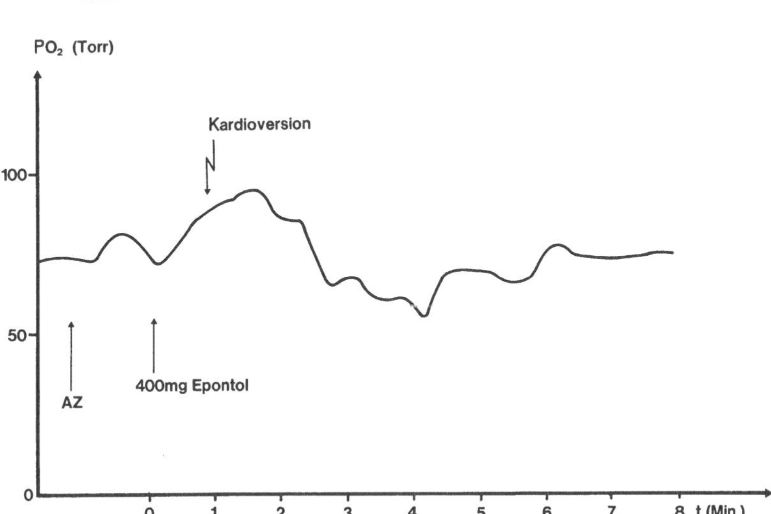


Abb. 7. Arterielle $PO_2$-Messung während eines Kardioversionsversuches in Propanididnarkose

gemessene arterielle $PO_2$ während einer Propanididnarkose in der hypoventilatorischen bzw. apnoischen Phase auf unter 55 Torr ab. Dieser deutliche $PO_2$-Abfall ist besonders bei Kardioversionen unerwünscht (Abb. 7), denn Partialdrucke um 50 Torr könnten eine Normalisierung des Herzrhythmus in Frage stellen. Vielleicht lassen sich einige der unter Propanididnarkose aufgetretenen Komplikationen doch durch Sauerstoffmangel erklären.

Bei intubierten bzw. tracheotomierten Beatmungspatienten kann es während tracheobronchialer Absaugmanöver zu erheblichen $PO_2$-Abfällen kommen [7]. Beatmung mit 100% Sauerstoff für 1 min vor dem Absaugen oder sog. Leckbeatmung [4] während des Absaugens und Begrenzung der Absaugzeit auf höchstens 30 sec verhindern $PO_2$-Abfälle größeren Ausmaßes (Abb. 8).

Ebenso kann es während einer Tracheotomie kurzfristig zur Hypoxie kommen, wenn das Plazieren der Trachealkanüle sich als schwierig erweist. Da es sich bei diesen Patienten meist um Schwerkranke mit pulmonaler oder kardialer Vorschädigung handelt, ist besonders bei ihnen zusätzlich Sauerstoff zur Überbrückung auch nur kurzer apnoischer Phasen indiziert.

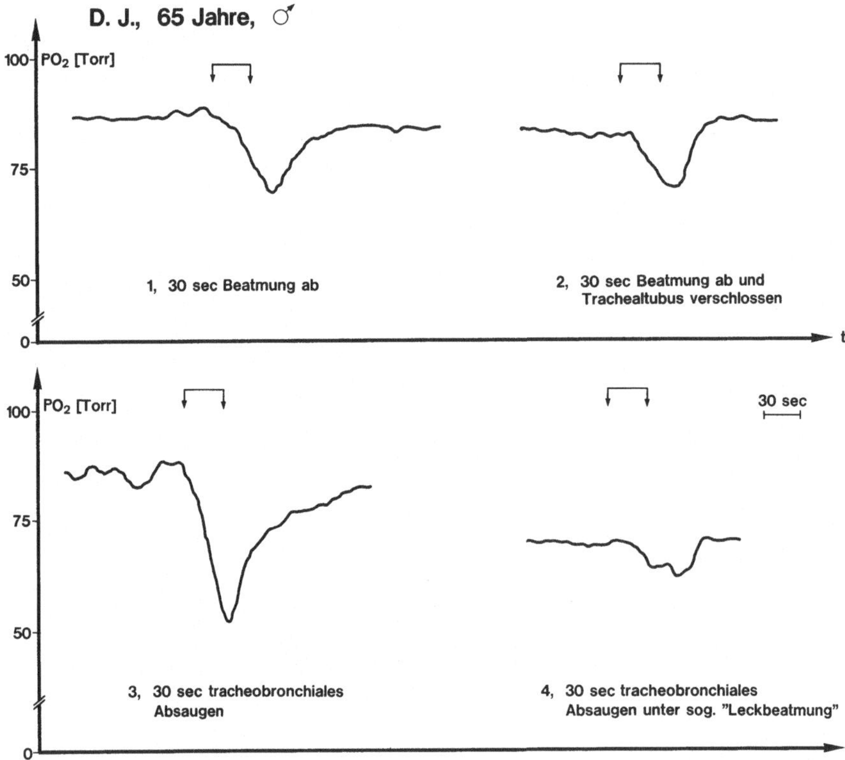


Abb. 8. $PO_2$-Verhalten im arteriellen Blut bei einem intubierten, beatmeten Patienten: 1. während einer Unterbrechung der Beatmung für 30 sec; 2. während einer Unterbrechung der Beatmung für 30 sec bei gleichzeitig verschlossenem Trachealtubus; 3. während eines 30 sec dauernden Absaugmanövers mit Unterbrechung der Beatmung; 4. während eines 30 sec dauernden Absaugmanövers unter fortgeführter Beatmung (sog. Leckbeatmung)

Während einer Bronchoskopie in apnoischer Diffusionsatmung können gleichfalls Störungen der arteriellen Blutgase auftreten. Hier handelt es sich jedoch in der Regel um $PCO_2$-Erhöhungen in Abhängigkeit von der Bronchoskopiedauer, denn wie Abbildung 9 zeigt, liegt der $PO_2$ selbst nach Plazieren der Bronchoskopspitze in Lappenbronchien noch über dem Ausgangswert. Der $PCO_2$-Wert dagegen kann wie in diesem Beispiel auf ca. 80 Torr ansteigen.

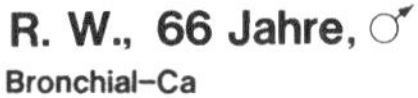


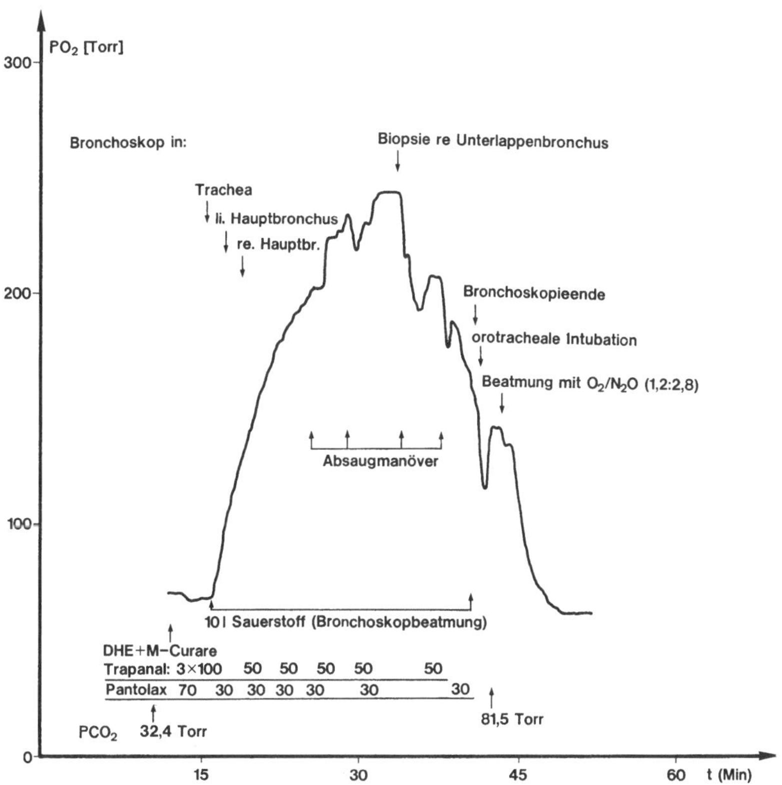


Abb. 9. Fortlaufende arterielle $PO_2$-Messung während einer Bronchoskopie bei einem 66jährigen Patienten mit einem Bronchialcarcinom

Bei über 20 herzchirurgischen Eingriffen in extracorporaler Zirkulation haben wir den arteriellen und teilweise auch venösen $PO_2$ kontinuierlich registriert. Auffällig ist, daß es in der Regel mit Bypass-Beginn zu einem initialen $PO_2$-Abfall kommt und erst kurz darauf zu einem steilen $PO_2$-Anstieg. Mit Zunahme der Bypass-Zeit fällt der meist über 200 Torr liegende Partialdruck im arterialisierten Blut ab. Beim Übergang auf partiellen Bypass und Beatmung erfolgt wieder ein $PO_2$-Anstieg. Nach Beendigung des Bypass sinkt der $PO_2$ teilweise auf Werte um 60 Torr ab, so daß wir in der Postperfusionsphase besonders bei Patienten mit präoperativ diagnosti-

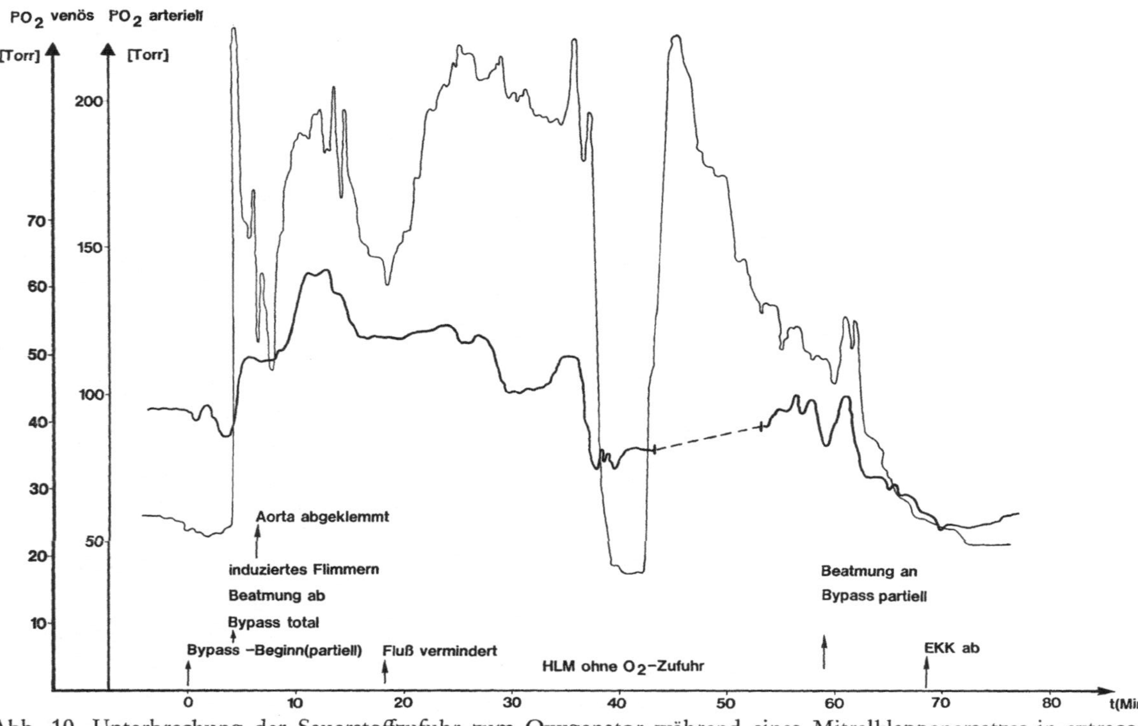


Abb. 10. Unterbrechung der Sauerstoffzufuhr zum Oxygenator während eines Mitralklappenersatzes in extracorporaler Zirkulation und seine Auswirkung auf den kontinuierlich gemessenen arteriellen und venösen (dick ausgezogene Kurve) Sauerstoffpartialdruck

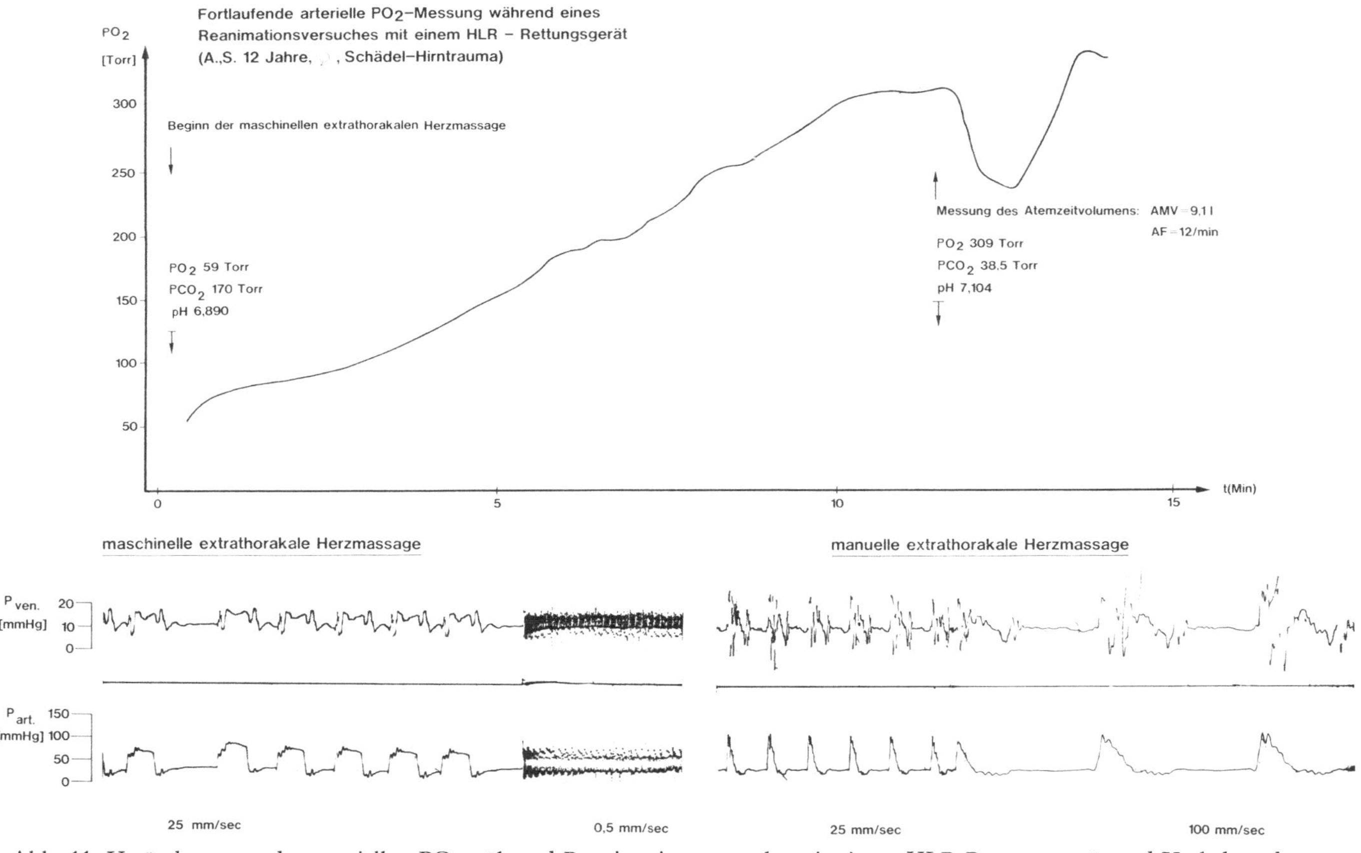


Abb. 11. Veränderungen des arteriellen $PO_2$ während Reanimationsversuche mit einem HLR-Rettungsgerät und Verhalten des arteriellen sowie venösen Druckes während maschineller und manueller extrathorakaler Herzmassage

zierten Ventilationsstörungen eine Beatmung mit mindestens 50% Sauerstoff und endexspiratorischen Drucken zwischen 0 und +10 cm $H_2O$ vornehmen.

In diesem Zusammenhang sei ein Zwischenfall während einer Herzoperation gezeigt (Abb. 10): Fortlaufende $PO_2$-Messung während eines Eingriffes mit extracorporalem Kreislauf, plötzlicher Ausfall der Sauerstoffzufuhr zum Oxygenator (Druckschlauch geplatzt), starker $PO_2$-Abfall im arteriellen Blut, verzögerter venöser $PO_2$-Abfall; mit Einsetzen der erneuten Sauerstoffzufuhr Normalisierung der Werte. Der Patient hat den Eingriff (Mitralklappenersatz) gut überstanden.

Fortlaufende $PO_2$-Messungen unter Reanimationsbedingungen können sehr aufschlußreiche Ergebnisse hinsichtlich der Effektivität von Wiederbelebungsmaßnahmen und -geräten liefern (Abb. 11).

20 sec nach Beginn einer Reanimation mit einem HLR-Rettungsgerät stieg der $PO_2$ bei einem 13jährigen Mädchen mit schwerem Schädel-Hirntrauma und Atem- und Herzstillstand steil an (Ausgangswert 59 Torr, nach 12 min 309 Torr); der $PCO_2$ fiel von ca. 170 Torr auf 38,5 Torr ab (Atemminutenvolumen 9,1 l; Atemfrequenz 12/min). Diese sowohl blutgasanalytisch als auch hämodynamisch guten Werte erreicht man in der Regel nur bei jungen, kardial und pulmonal gesunden Patienten. Andererseits kennen wir auch Beispiele, bei denen trotz intensiver Beatmung mit 100% Sauerstoff und lege artis ausgeführter Herzmassage keine wesentliche Besserung der Blutgastwerte und auch keine ausreichende Blutzirkulation erreicht wurden.

Fortlaufende $PO_2$-Messungen mit dieser polarographischen Mikromethode sind für die tägliche Routine sehr aufwendig. Unter bestimmten Fragestellungen kann man mit ihnen jedoch interessante und z. T. überraschende Ergebnisse erzielen, die zur Überprüfung mancher Routinemaßnahme in der anaesthesiologischen Praxis Anlaß geben.

## Zusammenfassung

Mit einer membranbedeckten und stabilisierten Platinelektrode, welche für die fortlaufende Messung eingerichtet ist, wurde der Sauerstoffpartialdruck bei mehr als 100 Patienten kontinuierlich bestimmt. Es zeigte sich, daß namentlich während der Narkoseeinleitung der $PO_2$-Wert erheblich abfallen kann und daß deshalb eine sorgfältige Präoxygenierung von größter Wichtigkeit ist. Weiterhin wird über verschiedene Anwendungsmöglichkeiten und Ergebnisse mit der fortlaufenden $pO_2$-Messung berichtet.

## Literatur

1. CLARK, L. C.: Amer. Soc. Art. Int. Organe **2**, 41 (1956).
2. FABEL, H.: Die fortlaufende Messung des arteriellen Sauerstoffdruckes beim Menschen. Arch. Kreisl.-Forsch. **57**, 145 (1968).
3. GLEICHMANN, U., LÜBBERS, D. W.: Die Messung des Sauerstoffdruckes in Gasen und Flüssigkeiten mit der Pt-Elektrode unter besonderer Berücksichtigung der Messung im Blut. Pflügers Arch. ges. Physiol. **271**, 431 (1960).
4. HARTMANN, W., HEMPELMANN, G., FABEL, H.: Leckbeatmung zur Verhütung von hypoxischen Komplikationen während tracheobronchialer Absaugmanöver. Pneumonologie **147**, 215 (1972).
5. HEMPELMANN, G., HARTMANN, W., FABEL, H.: Kontinuierliche Messung des arteriellen Sauerstoffdruckes mit einem polarographischen Mikroverfahren während der Narkoseeinleitung. III. Congressus Anaesthesiologicus Europaeus, Prag, 31. 8. – 4. 9. 1970.
6. — — — Fortlaufende Sauerstoffpartialdruckmessungen mit einer polarographischen Mikromethode während der NLA-Einleitung und -Ausleitung. In: W. T. HENSCHEL: Neuroleptanalgesie, Bd. II, S. 171, Schattauer, Stuttgart 1972.
7. — — — LEITZ, K. H., NOLTE, W. J.: Tracheobronchiales Absaugen als Problem der Intensivbehandlung. Fortlaufende $PO_2$-Messungen mit einer polarographischen Mikromethode während verschiedener tracheobronchialer Absaugmanöver. Z. prakt. Anästh. **6**, 447 (1971).
8. REICHEL, G., PODLESCH, I., ULMER, W. T., ZINDLER, M.: Untersuchungen über die Wirkung des Kurznarkotikums Propanidid auf die Ventilation und den Gasstoffwechsel. Anaesthesist **14**, 184 (1965).

# Tierexperimentelle Studien zum Verhalten der Atmung beim hämorrhagischen Schock

Von **R. Klose** und **K. Peter**

Der Verlauf des Schocks wird im wesentlichen von der Sauerstoffversorgung der Zellen bestimmt. Für ein adäquates Sauerstoffangebot sind aber nicht nur stabilisierte hämodynamische Verhältnisse erforderlich, sondern ebenso die ausreichende Atemfunktion. Viele Schockpatienten entwickeln bereits frühzeitig respiratorische Störungen, die schließlich den weiteren Krankheitsverlauf bestimmen. In einer tierexperimentellen Studie haben wir versucht, Art und Ausmaß der Atemveränderungen im hämorrhagischen Schock zu ermitteln, um Richtlinien für entsprechende Therapiemaßnahmen zu erhalten.

Die Untersuchungen wurden an insgesamt 15 Bastardhunden beiderlei Geschlechts mit einem mittleren Körpergewicht von 24 ± 6,3 kg durchgeführt. Die Tiere waren prämediziert, mit Thiobarbitursäure narkotisiert und erhielten über einen endotrachealen Tubus während des Versuchsablaufes ein Lachgas-Sauerstoffgemisch im Verhältnis 3:1 unter Zusatz von 0,5 bis 1,0 Vol.-% Halothan. Die Versuchstiere atmeten spontan im halboffenen System. Abbildung 1 zeigt die Versuchsanordnung. Die Aa. und Vv. femorales beider unteren Extremitäten waren freigelegt und mit PVC-Kathetern kanüliert. Die Gefäße der einen Seite dienten zur kontinuierlichen Blutdruckmessung, die der anderen Seite zur Blutentnahme und Infusion (Abb. 1).

Der hämorrhagische Schock wurde durch arterielle Blutentnahme in einer Menge von im Mittel 50 ml/kg KG innerhalb von 15 min erzeugt. Dabei fiel der systolische Druck auf 50 mmHg ab. Durch gedrosselte Nachentblutung wurde der systolische Blutdruck während 60 min auf dieser Höhe gehalten. Somit betrug der Gesamtblutverlust 5,8% des mittleren Körpergewichts. Danach wurde der Versuchsablauf variiert:

a) in einem Kollektiv erfolgten keine therapeutischen Maßnahmen, die Hunde wurden bis zum Tode beobachtet;

b) im zweiten Kollektiv erhielten die Versuchstiere in der Reinfusionsphase das entzogene Blutvolumen retransfundiert.

Die Veränderungen der Atmung wurden mit der Pneumotachographie erfaßt. Dabei war zwischen Endotrachealtubus und Rubenventil ein Strömungsmesser nach Fleisch geschaltet, der über eine Differenzdruckkammer und ein Elektromanometer mit einem Integrator verbunden war.

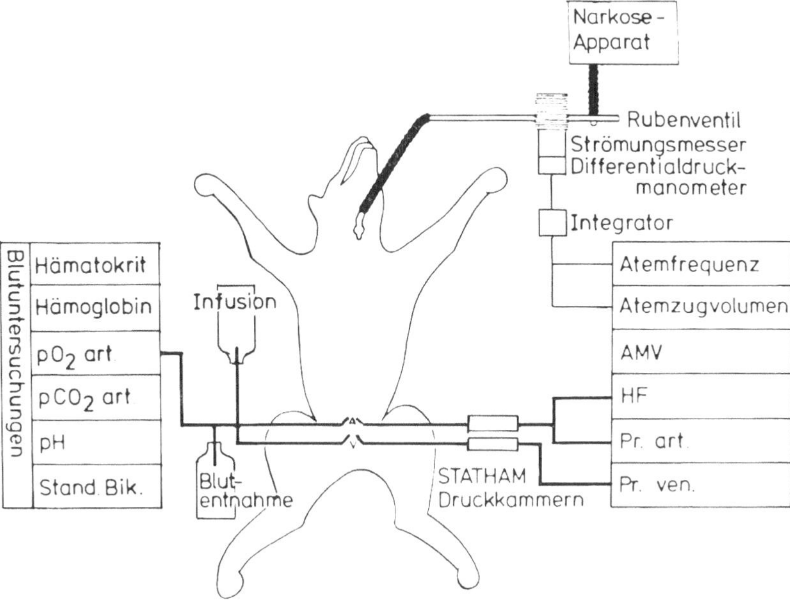


Abb. 1. Versuchsanordnung

Außerdem wurden durch Blutgasanalysen nach der Astrup-Methode der arterielle Sauerstoffdruck, Kohlensäuredruck, die Wasserstoffionenkonzentration und das Standard-Bikarbonat bestimmt.

## Untersuchungsergebnisse

Alle Tiere steigern während der oligämischen Schockphase (Abschnitt OS) ihre Atemfrequenz im Mittel um 90% (Abb. 2). Dieser Frequenzanstieg ist bereits in der schnellen Entblutungsphase (Abschnitt B) signifikant. Ohne Therapie steigt die Atemfrequenz in der folgenden Zeit – bis etwa 30 min vor dem Tode – weiterhin an. Erst präfinal erfolgt ein rascher und stetiger Abfall der Atemfrequenz.

Das Atemzugvolumen steigt in der Kontrollgruppe zunächst gering, im Mittel um etwa 10% an, fällt aber dann kontinuierlich ab und beträgt 240 min nach Entblutungsbeginn nur noch ca. 42% des Ausgangswertes.

Dementsprechend ändert sich auch das Atemminutenvolumen. Über die Frequenzsteigerung erfolgt eine Erhöhung des AMV bis zu 80% über den Ausgangswert. Präfinal nimmt das Atemminutenvolumen jedoch rasch ab.

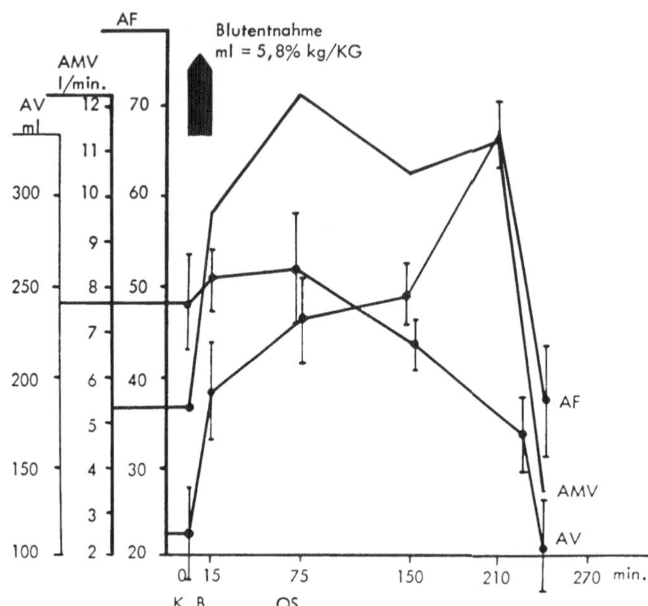


Abb. 2. Veränderung von Atemfrequenzen (AF), Atemzugvolumen (AV) und Atemminutenvolumen (AMV) im hämorrhagischen Schock. K = Kontrollphase, B = Blutentzug, OS = Oligämische Schockphase

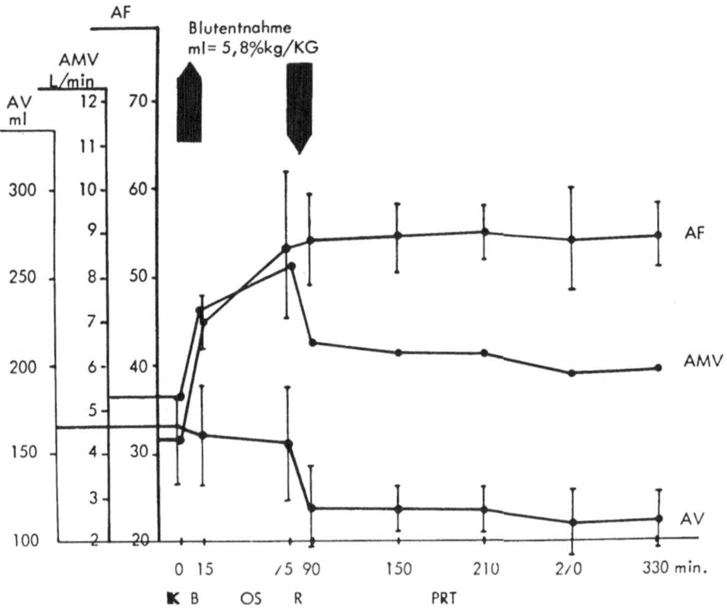


Abb. 3. Veränderung von Atemfrequenz (AF), Atemzugvolumen (AV) und Atemminutenvolumen (AMV) im hämorrhagischen Schock nach Wiederauffüllung des Gefäßsystems mit dem entzogenen Blutvolumen

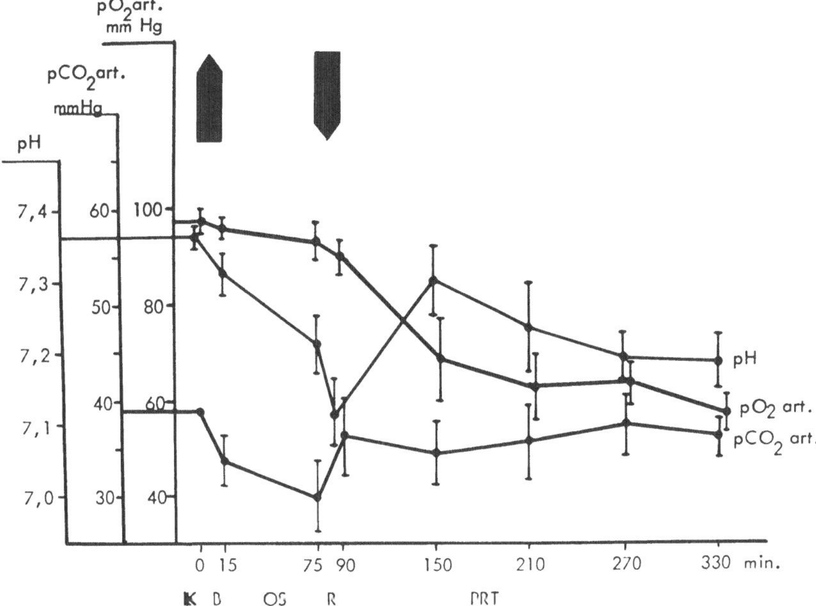


Abb. 4. Gang des arteriellen $PO_2$, $PCO_2$ und pH im hämorrhagischen Schock nach Wiederauffüllung des Gefäßsystems mit dem Blutvolumen

Nach Wiederauffüllung des Gefäßsystems mit dem entzogenen Blutvolumen kommt es nicht zur Normalisierung der Atmung (Abb. 3). Während die Atemfrequenz weiterhin erhöht bleibt, fällt das Atemzugvolumen sogar um 30% ab. Daraus resultiert eine deutliche Abnahme des Atemminutenvolumens nach der Retransfusion.

Die durchgeführten Blutgasanalysen (Abb. 4) bestätigen die beschriebenen Veränderungen der Atmung. Durch die Mehratmung während der Entblutungs- und Schockphase sinkt der arterielle $PCO_2$ bis auf 30 mmHg ab. Nach Blutrückgabe steigt der Kohlensäuredruck entsprechend dem Abfall des AMV wieder an.

Der arterielle Sauerstoffdruck bleibt während des unmittelbaren Blutentzugs und in der ersten Hälfte der Schockphase im Normbereich. Er fällt im weiteren Schockverlauf kontinuierlich und langsam, bei Rückgabe des entzogenen Blutvolumens jedoch sehr ausgeprägt bis auf 58 mmHg ab.

## Diskussion

Die unmittelbar mit dem Blutentzug einsetzende Zunahme des Atemminutenvolumens als Folge der Atemfrequenzsteigerung ist von mehreren Untersuchern nachgewiesen worden [2, 10, 17, 20, 23, 25]. Die Auffassungen über die verbindenden pathophysiologischen Mechanismen sind jedoch noch nicht einheitlich. Die enge zeitliche Korrelation von arteriellem Druckabfall und Ventilationsanstieg legt den Schluß nahe, daß es sich hier primär um ein reflektorisches Geschehen handelt. Für die initiale Hyperventilation während der Entblutungsphase muß eine Mitinnervation des Atemzentrums über die aktivierten Pressoreceptoren im Aortenbogen und im Sinus caroticus angenommen werden. Auch die Chemoreceptoren im Glomus caroticum lassen sich durch eine arterielle Hypotension aktivieren [11]. Darüber hinaus scheint die mit dem Blutentzug einsetzende Katecholaminausschüttung für die Ventilationssteigerung mitverantwortlich zu sein [24]. Eine Steigerung der Ventilation in der frühen Schockphase durch Veränderungen im Säure-Basen-Haushalt erscheint hingegen unwahrscheinlich. Unsere Untersuchungen zeigen, daß deutliche Veränderungen im Säure-Basen-Haushalt erst in ausgeprägter Hypotonie nachweisbar sind und der Abfall des $PCO_2$ in jedem Fall der initialen Hyperventilation folgt. Zu diskutieren wäre jedoch eine lokale Anhäufung von Kohlensäure, Wasserstoff-Ionen und anderen Metaboliten in den atemregulierenden Zentren und/oder Chemoreceptoren, bedingt durch die mangelhafte Gewebsperfusion [10]. Diesem Mechanismus kommt in der späten Schockphase sicher eine Bedeutung zu.

Die arterielle Sauerstoffspannung bleibt in der Initialphase des Schocks weitgehend normal [23, 25]. Der Abfall des $PO_2$ im weiteren Verlauf des Schocks und vor allem nach Wiederauffüllung des Gefäßsystems mit dem entzogenen Blutvolumen zeigt deutlich, daß die Kompensationsmechanismen der Atmung erschöpft sind. Auch die verstärkte Acidose vermag zu diesem Zeitpunkt die Ventilation nicht mehr zu steigern. Im Gegenteil, es kommt während der Retransfusion zu einer signifikanten Abnahme des Atemminutenvolumens bei gleichbleibender Atemfrequenz. Dies läßt den Schluß zu, daß sich der metabolischen Acidose nun eine respiratorische Acidose aufpfropft. Der gleichzeitige Anstieg des $PCO_2$ unterstützt diese Annahme.

Für die anhaltenden respiratorischen Störungen und vor allem für die ausbleibende Normalisierung der Atemfunktion nach Wiederherstellung stabiler hämodynamischer Verhältnisse sind andere als reflektorische Ursachen anzunehmen.

Schwerwiegende Veränderungen im Ventilations-Perfusionsverhältnis sowie Diffusionsstörungen stehen nun im Vordergrund und lassen sich durch entsprechende pathologisch-anatomische Befunde erklären. Von besonderer Bedeutung für die sich rasch entwickelnde arterielle Hypoxämie sind Rechts-Links-Kurzschlüsse durch Atelektasen [1, 8, 13, 14, 21],die sich bei fehlendem Tiefatemreflex innerhalb kurzer Zeit ausbilden. Möglicherweise erfolgt auch eine Eröffnung arteriovenöser Anastomosen bei erhöhtem Pulmonalgefäßwiderstand [5]. Darüber hinaus tragen Gefäßwandödem, perivasculäre und interstitielle Ödeme sowie Kongestion und intraalveolare Hämorrhagien [1, 3, 8, 15, 21, 22] zu den Gasaustauschstörungen für Sauerstoff bei.

Schließlich führen Mikrothrombosierungen im Bereich der terminalen Lungenstrombahn zu einer erheblichen Vergrößerung des funktionellen Totraumes: ventilierte Alveolen werden nicht mehr adäquat perfundiert [1, 3, 6, 7, 18, 19, 21].

Dadurch wird nicht nur die Hypoxämie verschärft, sondern es kommt auch zu ausgeprägten Austauschstörungen für Kohlensäure [3].

Der von vielen Untersuchern nachgewiesene erhöhte Pulmonalgefäßwiderstand im Schock [6, 7, 8, 14, 21, 22] mag ebenfalls Hinweis auf eine Verlegung der Endstrombahn sein, zumal in der Posttransfusionsphase kein Abfall [4, 9] sondern sogar ein weiterer deutlicher Anstieg des Widerstandes gefunden wurde [7, 21].

Klinische Beobachtungen und Druckmessungen im linken Vorhof lassen ein Herzversagen ausschließen [6, 8, 13, 21].

Auch die von uns beobachtete augenblickliche Verschlechterung der Sauerstoffaufnahme nach Retransfusion möchten wir als Folge einer zunehmenden Verlegung der Lungenstrombahn deuten. Ob es sich dabei noch um das reversible Stadium einer intravasalen Erythrocyten- und Thrombocytenaggregation oder bereits um eine morphologisch faßbare Mikrothrombosierung etwa als Folge einer Verbrauchskoagulopathie [7, 12] handelt, können wir nicht sagen. Jedenfalls lassen sich in vielen Fällen bereits frühzeitig derartige Mikrothromben nachweisen [18, 21].

Alle genannten Veränderungen, die einen Teil der sog. Schocklunge darstellen, bewirken eine verminderte Compliance (6, 13). Hierin mag eine der Ursachen für die anhaltende Tachypnoe bei gleichzeitig reduziertem Atemzugvolumen liegen. Die alveolare Ventilation wird durch diese Atemform bei dem ohnehin schon vergrößerten funktionellen Totraum weiterhin eingeschränkt.

## Zusammenfassung

Die in der Frühphase des Schocks zu beobachtenden Atemveränderungen in Form einer extremen Atemfrequenzsteigerung und Erhöhung des Atemminutenvolumens bei nahezu unverändertem Atemzugvolumen sind auf die enge nervös-reflektorische Kopplung von Kreislauf- und Atemregulation zurückzuführen. Sie sind als sympatho-adrenerge Reaktion über Presso- und Chemoreceptoren bei plötzlich einsetzender Hypotonie zu verstehen.

Die auch nach Wiederauffüllung des Kreislaufs weiter bestehenden respiratorischen Störungen beruhen vorwiegend auf morphologischen Veränderungen der Lungen, insbesondere in Form von Atelektasen, Kongestion sowie Mikrothrombosierungen.

Die schockbedingte respiratorische Insuffizienz entscheidet nicht selten den Krankheitsverlauf. Für die Klinik ergibt sich einmal mehr die Forderung, daß im Schock neben der adäquaten Volumensubstitution eine Normalisierung der stets gestörten Atmung durch frühzeitige Intubation und künstliche Beatmung angestrebt werden sollte.

## Literatur

1. Bredenberg, C. E., James, P. M., Collins, J., Anderson, R. W., Martin, A. M., Hardaway, R. M.: Respiratory Failure in Shock. Ann. Surg. **169**, 392–403 (1969).
2. Brooks, D. K., Williams, W. G., Manley, R. W., Whiteman, P.: Respiratory changes in haemorrhagic shock. Anaesthesia **18**, 363–376 (1963).
3. Buchardi, H., Vogel, W., Mittermayer, C., Birzle, H., Wiemers, K.: Respiratorische Insuffizienz bei Polytraumatisierten durch Verbrauchskoagulopathie. Z. prakt. Anästh. Wiederbeleb. **5**, 419–427 (1970).
4. Desai, J. M., Kim, S. J., Shoemaker, W. C.: Sequence of hemodynamic events after gradual prolonged hemorrhage in conscious dogs. Physiologist **10**, 155 (1967).
5. Germon, P. A., Kazem, I., Brady, L. W.: Shunting following trauma. J. Trauma **8**, 724–734 (1968).
6. Gerst, P. H., Rattenborg, C., Holaday, D. H.: The effect of hemorrhage on pulmonary circulation and respiratory gas exchange. J. clin. Invest. **38**, 524–538 (1959).
7. Hardaway, R. M.: Syndromes of Disseminated Intravascular Coagulation with Special Reference to Shock and Hemorrhage. Springfield, Ill.: Ch. C. Thomas 1966.
8. Henry, J. N., Mac Ardle, A. H., Scott, H. J., Gurd, F. N.: A Study of the acute and chronic respiratory pathophysiology of hemorrhagic shock. J. thorac. cardiovasc. Surg. **54**, 666–681 (1967).
9. Kim, S. J., Desai, J. M., Shoemaker, W. C.: Sequence of respiratory alterations after gradual prolonged hemorrhage in conscious dogs. Physiologist **10**, 221 (1967).
10. Kirchheim, H., Baubkus, H.: Säure-Basen-Veränderungen im standardisierten hämorrhagischen Schock. Pflügers Arch. ges. Physiol. **295**, 293–314 (1967).
11. Landgren, S., Neil, E.: Chemoreceptor Impulse Activity Following Haemorrhage. Acta physiol. scand. **23**, 158–167 (1951).
12. Lasch, H. G., Huth, K., Heene, D. L., Müller-Berghaus, G., Hörder, M.-H., Janzarik, H., Mittermayer, C., Sandritter, W.: Die Klinik der Verbrauchskoagulopathie. Dtsch. med. Wschr. **96**, 715–727 (1971).
13. Lewin, J., Weil, M. H., Shubin, H., Sherwin, R.: Pulmonary Failure Associated with clinical Shock States. J. Trauma **11**, 22–35 (1971).
14. Long, D. M., Kim, S. J., Shoemaker, W. C.: Vascular Responses in the Lung Following Trauma and Shock. J. Trauma **8**, 715–723 (1968).
15. Martin, A. M., Soloway, H. B., Simmons, R. L.: Pathologic anatomy of the lungs following shock and trauma. J. Trauma **8**, 687–698 (1968).

16. Mittermayer, C., Vogel, W., Burchardi, H., Birzle, H., Wiemers, K., Sandritter, W.: Pulmonale Mikrothrombosierung als Ursache der respiratorischen Insuffizienz bei Verbrauchskoagulopathie (Schocklunge). Dtsch. med. Wschr. **95**, 1999 (1970).
17. Nunn, J. F., Freeman, J.: Problems of oxygenation and oxygen transport during haemorrhage. Anaesthesia **19**, 206–216 (1964).
18. Remmele, W., Harms, D.: Zur pathologischen Anatomie des Kreislaufschocks beim Menschen. I. Mikrothrombose der peripheren Blutgefäße. Klin. Wschr. **46**, 352–357 (1968).
19. Robb, H. J.: The role of mikroembolism in the production of irreversible shock. Ann. Surg. **158**, 685–689 (1963).
20. Proctor, H. J., Moss, G. S., Homer, L. D., Litt, B. D.: Changes in Lung Compliance in Experimental Hemorrhagic Shock and Resuscitation. Ann. Surg. **169**, 82–92 (1969).
21. Sealy, W. S., Ogino, S., Lesage, A. M., Young, W. G.: Functional and structural changes in the lung in hemorrhagic shock. Surg. Gynec. Obstet. **122**, 754–760 (1966).
22. Sugg, W. L., Craver, W. D., Webb, W. R., Ecker, R. R.: Pressure Changes in the Dog Lung Secondary to hemorrhagic Shock. Ann. Surg. **169**, 592–598 (1969).
23. Ulmer, T. W.: Atmung und Kreislauf im Schock. Therapeutische Maßnahmen. Therapiewoche **43**, 1918–1924 (1968).
24. Whelan, R. F., Young, I. M.: The Effect of Adrenaline and Noradrenaline Infusions on Respiration in Man. Brit. J. Pharmacol. **8**, 98–99 (1953).
25. Wiggers, C. J.: Physiology of Shock, Respiration and Oxidative Functions in Shock. Commonwealth Fund, New York, 316–34 3(1950).

# Tierexperimentelle Untersuchungen über die Wirksamkeit verschiedener Flüssigkeiten zur endobronchialen Spülung

Von **K. Peter, W. Rebel** und **R. Klose**

Unter den Narkoserisiken nimmt die Aspiration in den Tracheobronchialbaum einen entscheidenden Platz ein [1, 2, 4, 10, 12].

Aus großen Sammelstatistiken geht hervor, daß bis zu 14% aller anaesthesiologischen Zwischenfälle diesem Ereignis angelastet werden können [3]. Es kommt hierbei nicht nur akut zu einer Verlegung der Luftwege mit anschließender Atelektasenbildung, sondern insbesondere auch der postoperative Verlauf wird durch eine Aspiration wesentlich beeinflußt [1, 4, 10]. Angesichts dieser Tatsachen muß es das Ziel sein, alle Sicherungsmaßnahmen zur Verhinderung einer Aspiration auszuschöpfen. Aus den verschiedensten Ursachen jedoch kommt es immer wieder zu einem solchen Ereignis. Meist wird dabei Mageninhalt [12] mit seinem sehr niedrigen pH-Wert aspiriert [4, 10]. In umfangreichen, insbesondere experimentellen Untersuchungen an den verschiedensten Tieren, konnte gezeigt werden, daß der Menge der Aspirationsflüssigkeit und dem pH-Wert eine besondere Bedeutung zukommen [4, 10, 12]. Nach Einbringen steriler Lösungen mit einem pH über 2,5 ist mit großen manifesten Veränderungen der Lunge nicht zu rechnen [12]. Erst wenn der pH-Wert unter 2,5 absinkt, darf man die klassischen pathologisch-anatomisch zu sichernden Veränderungen des Lungenparenchyms im Sinne einer Pneumonie erwarten.

Bisher wurde eine Reihe Spüllösungen wie isotone NaCl-Lösung, 0,5–1,3% Natriumbicarbonatlösung, Wasserstoffperoxyd, Zuckerlösungen, Humanalbumin, Cortisonlösung, destilliertes Wasser und auch Leitungswasser empfohlen [3, 4, 5, 6, 8, 9, 11]. Neben dem Spüleffekt sollte mit einem Teil dieser Lösungen eine Neutralisation des pH-Wertes erreicht werden. Spülungen mit dem Ziel einer Neutralisation sind jedoch in ihren Erfolgsaussichten umstritten, da Untersuchungen gezeigt haben, daß es unmittelbar nach Kontakt der Aspirationsflüssigkeit mit niedrigem pH-Wert zu den Veränderungen am Lungenparenchym kommt und daß prinzipiell eine Neutralisierung diese primär gesetzten Läsionen nicht aufheben kann [4].

Entscheidende Bedeutung jedoch in der Therapie der Aspiration kommt der Verdünnung und der Möglichkeit, das aspirierte Volumen abzusaugen, zu. Auf diese Weise können akute obstruktive Komplikationen vermieden, sowie auch der postoperative Verlauf günstig beeinflußt werden.

In eigenen Untersuchungen sollten anhand histologischer Veränderungen die Effektivität verschiedener, in der Klinik noch immer gebräuchlichen Spüllösungen aufgezeigt werden. Als Versuchstiere dienten Hunde und Ratten. Versuchsmodell: Insgesamt 5 Hunde wurden nach intravenöser Narkose mit Pentobarbital (20 mg/kg KG) endotracheal intubiert und dann beatmet. Über den Tubus wurde den Tieren 1 ml/kg KG eigener Mageninhalt mit einem pH von 1,8 in die Lunge eingebracht. Der pH-Wert wurde durch Zugabe von $^1/_{10}$ normaler Salzsäure zum Mageninhalt eingestellt. Als Spüllösung wendeten wir in dieser Versuchsreihe isotonische Kochsalzlösung an, dabei wurde 3 min nach Aspiration zweimal mit je 20 ml Kochsalzlösung gespült.

3 Std nach Versuchsbeginn wurden die Tiere getötet, die Lunge entnommen und histologisch untersucht. Von den 5 Tieren diente 1 als Kontrolltier, bei dem keine Aspiration verursacht wurde und entsprechend auch keine Spülung. Bei 2 Tieren nahmen wir nur eine Aspiration vor und bei 2 Tieren Aspiration mit Spülung.

Als zweites Kollektiv dienten uns insgesamt 18 Ratten. Die Tiere schliefen nach Inhalation von Äther ein und wurden dann auf einen speziell für Ratten entwickelten Operations-Tisch aufgelegt. Nach Intubation brachten wir 1 ml menschlichen Magensaft mit einem pH von 1,6 in die Lunge ein. Diese Menge entspricht 4 ml/kg KG. 2 Tiere dienten uns als Kontrollen, bei 8 Tieren wurde nach Aspiration kurz abgesaugt und danach mit 1 ml Humanalbumin 5%ig zweimalige Spülungen durchgeführt. 8 Tiere verblieben nach Aspiration ohne Spülung. Von diesen Ratten wurden je 5 Tiere nach 48 Std getötet und je 2 Tiere nach einer Woche.

Bei einem weiteren Kollektiv von 7 Ratten führten wir Spülungen mit 1 ml Na-Bicarbonat 1,3% durch.

## Ergebnisse

### *1. Hunde*

Die Lunge des Kontrolltieres zeigte makroskopisch keine Auffälligkeiten und auch histologisch war das Lungenbild regelrecht formiert. In einzelnen kleineren Bezirken sah man eine eiweißarme Ödemflüssigkeit, kleinere Anteile waren unbelüftet, was auf präfinale Zustandsänderungen zurückzuführen ist.

Die Hunde, bei denen nach Aspiration keine Spülung durchgeführt wurde, zeigten untereinander vergleichbare Befunde.

Histologisch sah man bronchopneumonische Veränderungen, teils herdförmig, teils konfluierend ausgebildet (Abb. 1). Bei den Hunden mit Aspiration und Kochsalz-Spülung konnte man untereinander ebenfalls gleichwertige Befunde erheben; granulocytäre Zellelemente waren diffus

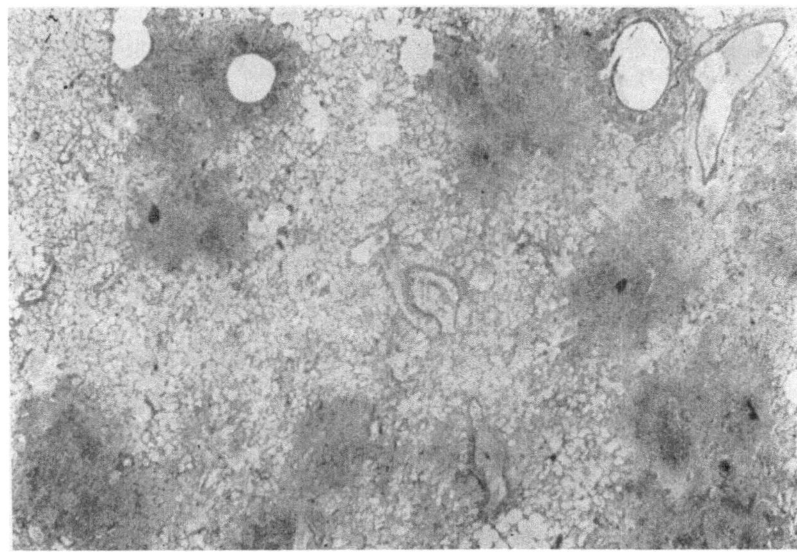

Abb. 1. Bronchopneumonische Veränderungen der Lunge eines Hundes nach Aspiration von Magensaft mit einem pH von 1,8. Ohne Spülung (Vergrößerung 10:2,5)

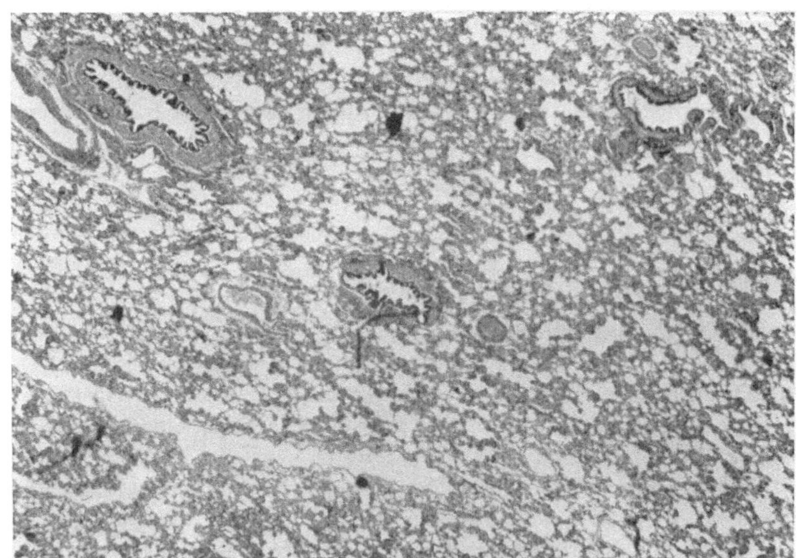

Abb. 2. Nahezu normales histologisches Bild einer Hundelunge nach Aspiration von Mageninhalt mit einem pH von 1,8 und anschließender Spülung mit isotonischer Kochsalzlösung (Vergrößerung 10:2,5)

ausgebreitet, echte herdförmige Entzündungsbildungen waren nicht zu sehen. Im Gegensatz zu den Befunden der oben beschriebenen Tiere ist die respiratorische Fläche größtenteils erhalten, in einzelnen Abschnitten sind Kollapszustände des Parenchyms zu erkennen, teilweise befindet sich eine eiweißhaltige Flüssigkeit in den Alveolen (Abb. 2).

Dieser patho-morphologische Befund ist unabhängig von der Lokalisation, er läßt sich sowohl in den oberen mittleren, als auch in den basalen Abschnitten der Lungenflügel beider Seiten nachweisen.

### 2. *Ratten*

Die Lungen sämtlicher Kontrolltiere zeigten sowohl makroskopisch als auch mikroskopisch ein normales Gewebsbild (Abb. 3).

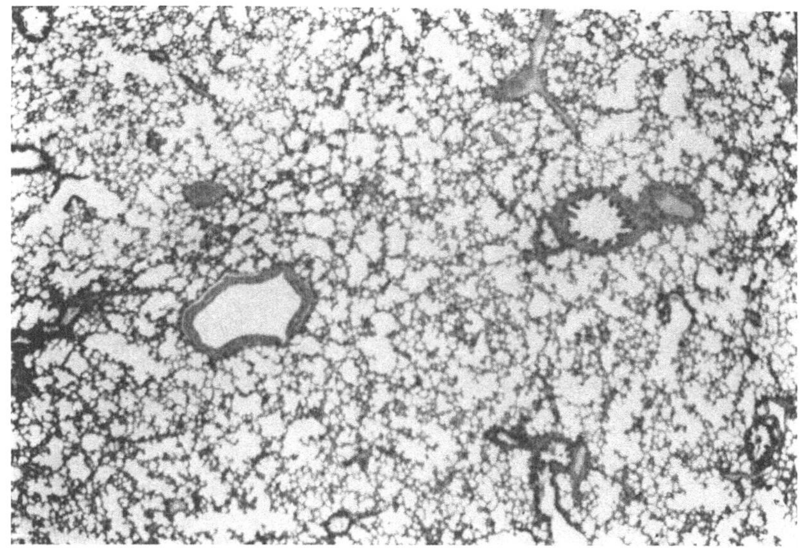

Abb. 3. Ratte: Kontrolltier normales Lungenbild (Vergrößerung 10:2,5)

In den beiden Kollektiven mit und ohne Spülung nach Aspiration starb innerhalb der ersten 12 Std je ein Tier. Bei der Sektion dieser Tiere sah man makroskopisch ausgedehnte Hämorrhagien des gesamten Lungenparenchyms, die Lungen waren sehr schwer. Histologisch zeigten sich bei dem Tier mit Aspiration und ohne Spülung deutlich ausgebildete bronchopneumonische Herde mit einem Lungenödem und nur teilweise erhaltener Belüftung des Lungenparenchyms (Abb. 4).

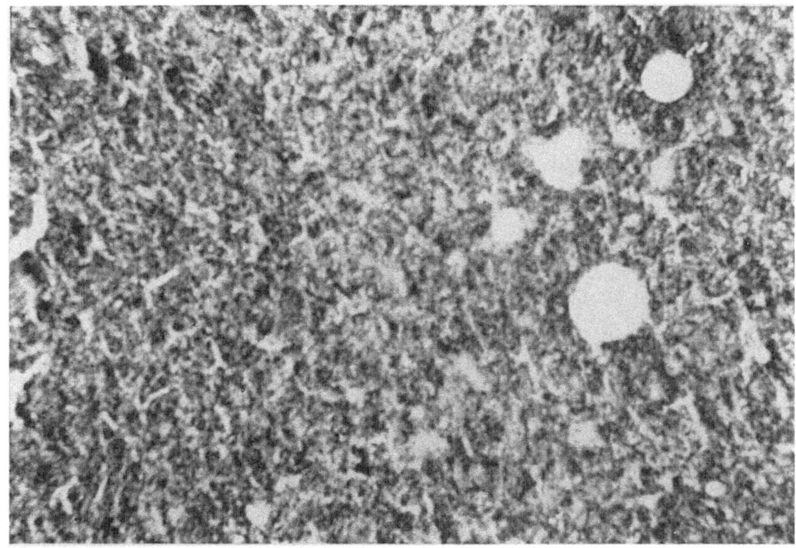

Abb. 4. Histologisches Bild der Lunge bei einer nach 12 Std verstorbenen Ratte nach Aspiration von 1 ml menschlichen Magensaftes mit einem pH von 1,6 ohne Spülung (Vergrößerung 10:2,5)

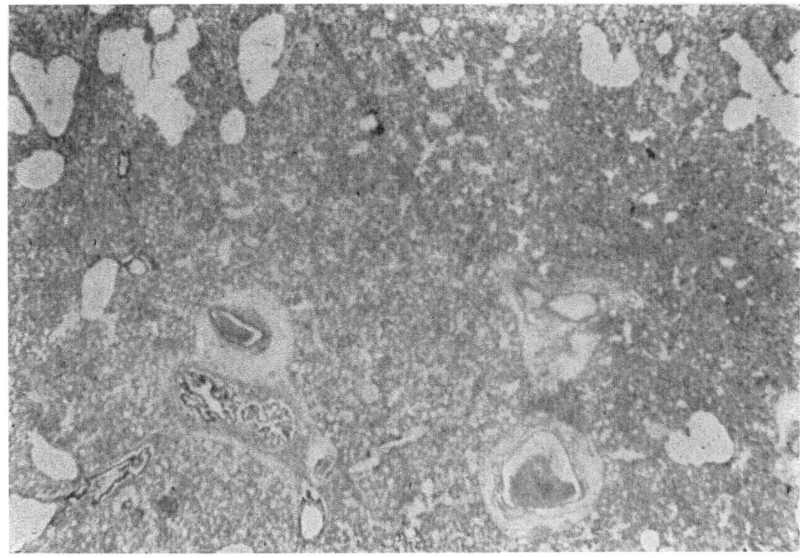

Abb. 5. Histologisches Bild einer nach 12 Std verstorbenen Ratte nach Aspiration von 1 ml menschlichen Magensaftes mit einem pH von 1,6 nach Spülung mit Humanalbumin 5 %ig (Vergrößerung 10:2,5)

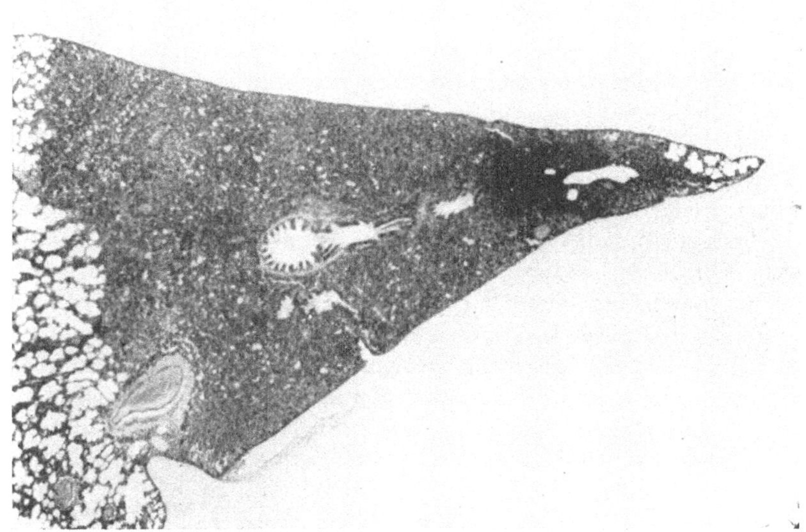

Abb. 6

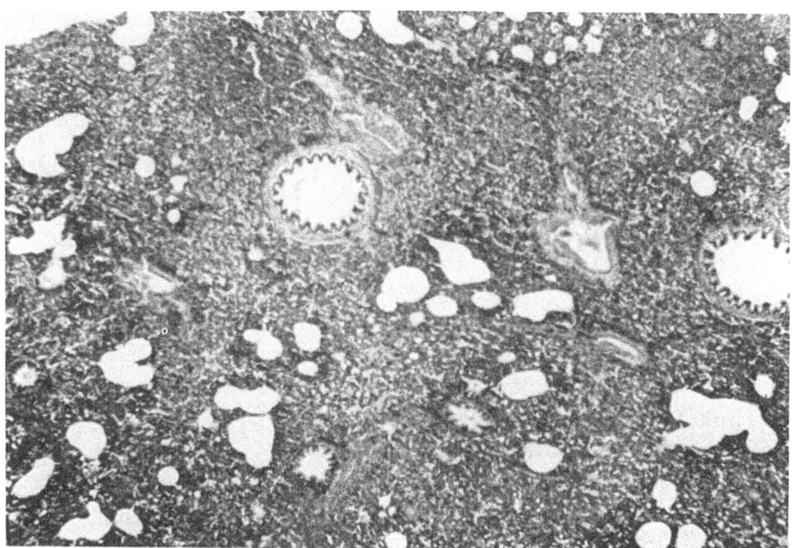

Abb. 7

Abb. 6 u. 7. Histologisches Bild einer nach 48 Std getöteten Ratte nach Aspiration menschlichen Magensaftes mit einem pH von 1,6 ohne Spülung (Vergrößerung 10:2,5)

Bei dem mit Humanalbumin gespülten anderen Tier sah man nur eine geringe, mehr diffus gestreute entzündliche Reaktion im Sinne einer Pneumonitis, dafür jedoch ein sehr ausgeprägtes Lungenödem, teilweise Austritt von Blut in die Alveolen. Auch hier sind die belüfteten Areale nicht sehr ausgeprägt vorhanden (Abb. 5).

Die nach 48 Std getöteten Tiere mit Aspiration ohne Spülung zeigten in allen Lungenabschnitten sowohl basal als auch im Spitzenbereich ausgedehnte konfluierende entzündliche Infiltrate. Die Respirationsfläche war außerordentlich starkt eingeschränkt, vereinzelt waren richtige Ödem-Seen sichtbar. In zahlreichen Bereichen konnte man Atelektasen sowie Parenchymnekrosen feststellen (Abb. 6, 7).

Im Gegensatz dazu konnte man bei den Tieren, die nach der Aspiration gespült wurden, eine wesentlich geringere Ausbreitung der entzündlichen Veränderungen feststellen, die Entzündungsherde waren diffuser angelegt, schon makroskopisch imponierte eine starke Belüftung der Lunge (histologisch konnte das gesichert werden). Histologisch fand man weiterhin eine diffuse Alveolar-Deckzelldesquamation (Abb. 8, 9).

Bei den nach 7 Tagen getöteten Ratten beider Kollektive konnten makroskopisch und auch histologisch keine weiteren Veränderungen mehr in den einzelnen Lungenabschnitten festgestellt werden.

7 Ratten wurden mit 1,3%iger Natriumbicarbonatlösung gespült. Die feingewebliche Untersuchung zeigte hierbei jedoch ein recht unterschiedliches Verhalten: Es gab einerseits Tiere, die trotz Spülung ausgedehnte bronchopneumonische Herde zeigten, andererseits sah man Lungenparenchym, das kaum Veränderungen im Sinne der vorbeschriebenen Befunde aufwies. Eine gesicherte Aussage läßt sich bei diesem Kollektiv jedoch nicht machen. Immerhin weisen die Befunde daraufhin, daß Spülungen mit Natriumbicarbonat kritisch zu bewerten sind.

Unsere tierexperimentellen Ergebnisse zeigen auf, daß es bei Hunden bereits nach 3 Std zur Ausbildung von bronchopneumonischen Herden kommt. Diese Grenze wird vom Rattenkollektiv nicht eingehalten, wie eigene Studien zeigten. Zu den typischen entzündlichen Veränderungen kommt es erst nach 10–12 Std. Spülungen mit isotonischer Kochsalzlösung und Humanalbumin sind in jedem Falle indiziert. Die entzündlichen Reaktionen sind danach deutlich geringer ausgeprägt.

Kritisch muß man die Spülung mit 1,3%iger Natriumbicarbonatlösung bewerten, da hierbei teilweise starke und ausgeprägte Entzündungsbezirke sichtbar wurden. Diese Befunde decken sich mit älteren Beobachtungen von LEWINSKI.

Das Einbringen einer Spülflüssigkeit bewirkt zumindest teilweise eine Füllung des Alveolarraumes im Sinne eines Lungenödems. Bei der histologischen Untersuchung des Lungengewebes hat man den Eindruck, daß bei gespülten Lungen die resorptive Leistung stärker ausgeprägt ist als bei un-

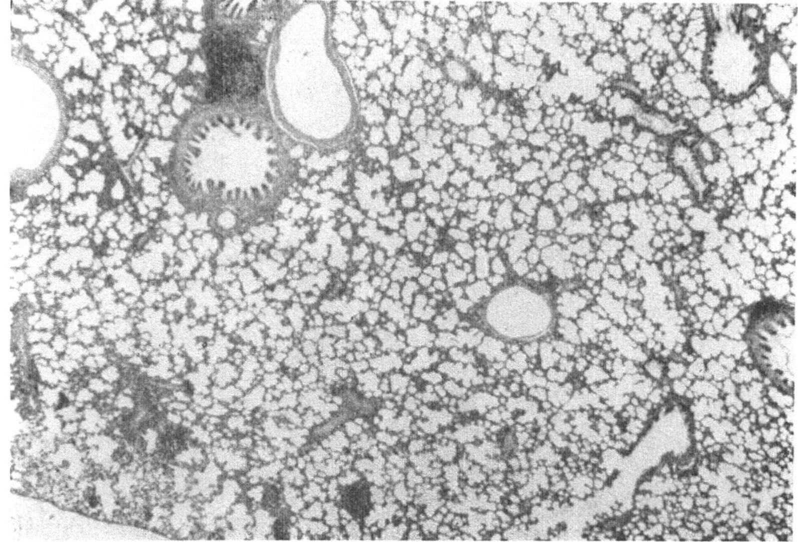

Abb. 8

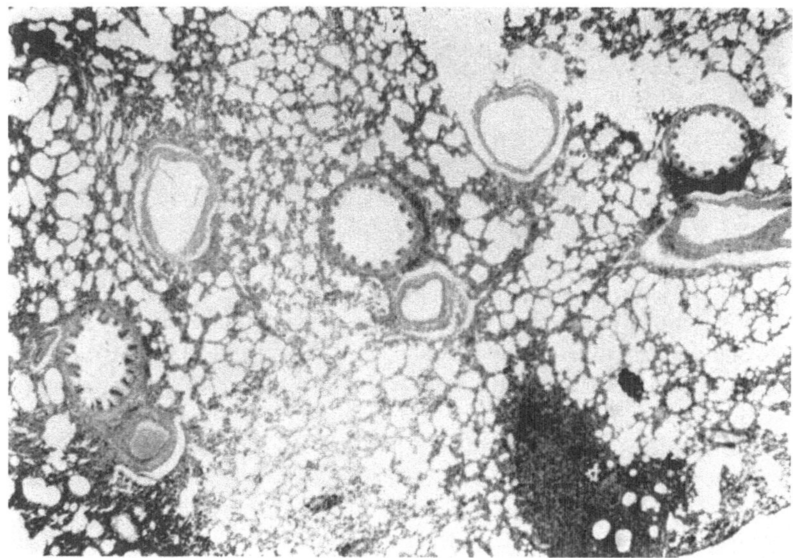

Abb. 9

Abb. 8 u. 9. Histologische Bilder zweier nach 48 Std getöteter Ratten nach Aspiration menschlichen Magensaftes mit einem pH von 1,6 und Spülung mit Humanalbumin 5 %ig (Vergrößerung 10:2,5) gespülten. Der Abtransport der Ödemflüssigkeit aus den Alveolen ist unter anderem Aufgabe des lymphatischen Gewebes des Lungenparenchyms. Kleine Lymphgefäße finden sich in der Lunge überall dort, wo lockeres interstitielles Bindegewebe gefunden wird, d. h. unter der Pleura, in den Septa interlobularia, im perivaskulären und peribronchialen Gewebe [7].

Durch die Annahme einer verstärkten Resorption bei den gespülten Lungen ist es erklärlich, daß

1. durch die Verflüssigung des aspirierten Materials ein möglichst rascher Abtransport sowohl der festen wie flüssigen Bestandteile vollzogen wird, und daß
2. dadurch die Möglichkeit der Ausbreitung von Entzündungsherden stark eingeschränkt ja sogar verhindert wird.

Aus unseren Untersuchungsergebnissen muß gefolgert werden, daß bei Aspiration

1. eine Spülung mit isotoner NaCl-Lösung oder Humanalbumin durchgeführt werden sollte, und daß
2. eine künstliche Beatmung notwendig ist, um die durch die Spülung eintretende Verminderung der respiratorischen Fläche auszugleichen.

## Zusammenfassung

Im Tierversuch wurde an Hunden und Ratten die Wirksamkeit der endobronchialen Spülung nach Aspiration von Mageninhalt abgeklärt. Es konnte gezeigt werden, daß die Spülung imstande ist, das Auftreten von Bronchopneumonien hintanzuhalten. Als Spülflüssigkeit bewährten sich das Humanalbumin und die isotonische Kochsalzlösung. Die 1,3%ige Natriumbicarbonatlösung wirkte dagegen weniger günstig, und es traten hier trotz Spülung vermehrt bronchopneumonische Herde auf. Während des Spülungsvorganges mußten die Tiere künstlich beatmet werden.

Die in der vorliegenden Publikation vorgestellten Untersuchungen wurden in der Zwischenzeit ergänzt. So haben wir die Anzahl der untersuchten Ratten auf insgesamt 85 erhöht. Als Spüllösung haben wir zusätzlich eine 6-Methylprednisolonlösung (Urbason solubile forte) in einer Dosierung von 33 mg/kg KG untersucht. Darüber hinaus konnten die Ergebnisse statistisch gesichert werden. Die oben angeführten Empfehlungen zur Auswahl der Spüllösungen müssen deshalb wie folgt ergänzt werden:

Eine endobronchiale Spülung mit einer Prednisolonlösung ist einer Spülung mit Kochsalz- oder Humanalbuminlösung vorzuziehen.

## Literatur

1. BANNISTER, W. K., et al.: Therapeutic Aspects of Aspiration Pneumonitis. Anesthesiology **22**, 440 (1961).
2. — SATTILARO, A. J.: Vomiting and Aspiration During Anesthesia. Anesthesiology **3**, 251 (1962).
3. BOSOMWORTH, P., HAMELBERG, W.: Etiologic and Therapeutic Aspects of Aspiration Pneumonitis Experimental Study. Surg. Forum **158**, 159 (1962).
4. EXARHOS, N. D., et al.: The Importance of pH and Volume in Tracheobronchial Aspiration. Diseases of the Chest, Vol. 47, No. 2, pp. 167–169. Febr. 1965.
5. HAMILTON, W. K.: Atelectasis, pneumothorax and aspiration as postoperative complications. Anesthesiology **22**, 705 (1961).
6. HAUSMANN, W., LUNT, R. L.: The problem of the treatment of peptic aspiration pneumonia following obstetric anesthesia. J. Obstet. Gynec. Brit. Emp. **62**, 509 (1955).
7. HAYEK, H. V.: Die menschliche Lunge. 2. Aufl., S. 310–326. Berlin-Heidelberg-New York: Springer 1970.
8. JOHNSON, H.: Pulmonary aspiration of gastric acid: Mendelson's syndrome, Succesful treatment with lyophilized urea and ten per cent. invert. sugar. J. Amer. med. Ass. **179**, 900 (1962).
9. LEWINSKI, A.: Evaluation of Methods Employed in the Treatment of the Chemical Pneumonitis of Aspiration. Anesthesiology, Vol. 26, No. 1, pp. 37 to 44. Jan.–Febr. 1965.
10. MENDELSON, C. L.: The Aspiration of Stomach Contents into the Lungs during obstetric Anesthesia. Amer. J. Obstet. Gynec. **52**, 191–204 (1946).
11. SIMENSTAD, J. O., et al.: Tracheobronchial Lavage for Treatment of Aspiration and Atelectasis. Surg. Forum **13**, 155–157 (1962).
12. TEABEAUT, J. R.: Aspiration of Gastric Contents an Experimental Study. Amer. J. Path. **28**, 51–67 (1952).

# II. ANAESTHESIE UND KREISLAUF

# A. Rundgespräch über Anaesthesie und Kreislauf

Leitung: **G. Hossli**

## 1. Einleitung

Der zweite Teil unseres Kongresses, der wiederum mit einem Rundgespräch eingeleitet wird, ist dem Thema „Anaesthesie und Kreislauf" gewidmet.

Die vom Anaesthesisten verwendeten Pharmaka und Anaesthesieverfahren haben verschiedene Auswirkungen auf das Herz-Kreislaufsystem, – andererseits sind unsere Patienten oft neben der Grundkrankheit, wegen der sie sich einem chirurgischen Eingriff unterziehen müssen, mit einem kardiovasculären Leiden behaftet, – oder es treten *während*, bzw. unmittelbar *nach* einer Operation akute Störungen anderer vitaler Systeme auf, – z. B. Ateminsuffizienz mit Hypoxie und Hyperkapnie, – welche die Funktion von Herz und Kreislaufperipherie beeinflussen, – kurz, der Anaesthesist muß mit der Physiologie und Pathophysiologie des kardiovasculären Systems vertraut sein: die ständige Kontrolle und die evtl. nötig werdende medikamentöse Beeinflussung der Herz-Kreislauffunktion sind Voraussetzungen jeder sicheren Anaesthesie.

Zwischen Kardiologie und Anaesthesie hat sich dann auch eine gewisse „natürliche Affinität" entwickelt. Kardiovasculäre Physiologie und Pharmakologie sind die Grundlagen beider Spezialitäten, jede hat, besonders in den letzten Jahren, von der anderen gelernt, und so ist auch unser nachfolgendes Rundgesprächs-Team entsprechend zusammengesetzt: Kardiologen wie Prof. Gurtner und Dr. Salzmann aus den Berner Universitätskliniken, und Anaesthesisten, aus der Düsseldorfer Abteilung Prof. Dudziak, aus dem Tübinger Institut Prof. Schorer und aus dem Zürcher Institut Frl. PD Gattiker, PD Schaer und ich selber.

Das Thema „Anaesthesie und Kreislauf" umfaßt eine vielseitige Problematik: Wir haben uns entschlossen, eine Auswahl von Fragen zu besprechen und sie so zu ordnen, wie sie dem Anaesthesisten bei seiner täglichen Arbeit begegnen – von der präoperativen Visiste bis zur postoperativen anaesthesistischen Betreuung – und voraus eine kurze pathophysiologische Einführung zu geben.

## 2. Rundgesprächsbeiträge

# Einführung in die allgemeine Physiologie und Pathophysiologie des Kreislaufes

Von **H. P. Gurtner**

Von dem weiten und stellenweise beschwerlichen Feld der Kreislaufphysiologie und -pathophysiologie kann hier nur ein kleiner Ausschnitt behandelt werden. Es soll im folgenden von der Regulation der Herztätigkeit und vom Begriff der Contractilität des Herzmuskels die Rede sein, einem Gebiet, auf welchem in den vergangenen zehn Jahren wichtige Erkenntnisse gewonnen worden sind.

### 1. Das Frank-Starlingsche Herzgesetz

STARLING bestätigte 1914 am Herzlungenpräparat des Hundes, was OTTO FRANK schon 1895 am isolierten Froschherzen beobachtet hatte. Je mehr der Frosch- bzw. der Hundeventrikel mit Ringerlösung bzw. mit Blut gefüllt wurde, je größer also das Kammervolumen unmittelbar vor Einsetzen der Systole war, desto höher lag der während der Systole entwickelte Kammerdruck und desto größer war das vom Ventrikel ausgeworfene Schlagvolumen. Man kann die von FRANK und von STARLING erhobenen Befunde auch so formulieren: Da das Produkt aus Schlagvolumen und systolischem Druck die physikalische Dimension einer Arbeit aufweist, gilt die Feststellung: Mit zunehmender diastolischer Kammerfüllung nimmt die Schlagarbeit des Herzens zu.

Um jene Zeit war längstens bekannt, daß die Spannung, die ein isolierter, an einem isometrischen Hebel eingespannter quergestreifter Muskel bei elektrischer Reizung entwickelt, umso größer ist, je stärker der Muskelstreifen passiv vorgedehnt wird. Ein Blick auf das Längen-Spannungs-Diagramm eines Katzenpapillarmuskels läßt erkennen, daß mit zunehmender passiver Vordehnung nicht nur die Ruhespannung, sondern auch die totale, d. h. als Antwort auf eine elektrische Reizung entwickelte Spannung zunehmen. Während aber die Ruhespannung zunächst nur geringfügig, dann aber, mit wachsender Ruhedehnung, steil ansteigt, nehmen die Maxima der totalen Spannung annähernd linear zur Ruhedehnung zu. Dies bedeutet, daß die Differenz von totaler und ruhender Spannung, die vom Muskel aktiv erzeugte Spannung, zunächst größer wird, dann ein Maximum erreicht, um schließlich, nach Überschreiten der optimalen Vordehnung, wieder kleiner zu werden und auf den Wert Null abzusinken. Man bezeichnet die Muskellänge, welcher das Maximum der aktiven Spannung entspricht, auch als $L_{max}$.

Es ist das Verdienst von FRANK und STARLING, die am Herzen gemachten Beobachtungen als besonderen Fall einer allgemein gültigen Gesetzmäßigkeit der Muskelphysiologie erkannt und gedeutet zu haben. STARLING formulierte nämlich: Die in der Systole freigesetzte mechanische Energie, d. h. die Schlagarbeit, hängt ab von der Länge der Muskelfasern am Ende der Diastole.

Es währte rund 50 Jahre, bis es H. E. HUXLEY und anderen gelang, das Grundgesetz der Muskelphysiologie in der Sprache der Molekularbiologie zu beschreiben, ein Gesetz übrigens, welches immer aufs Neue fasziniert, ist es doch das Gegenteil dessen, was in der Technologie die Regel darstellt: Die von einer Maschine abgegebene Leistung ist umso geringer, je stärker sie belastet wird. Den Schlüssel zum Verständnis gaben elektronenmikroskopische Untersuchungen der quergestreiften Muskulatur. Die histologische Einheit der kontraktilen Faser, die Sarkomere der Muskelfibrille, ist an ihren beiden Enden durch je eine Z-Membran begrenzt. Sie setzt sich aus 2 Arten von Filamenten zusammen, aus den dickeren Myosinfäden – sie bilden ein regelmäßig gemustertes Faserpaket in der Sarkomerenmitte – sowie aus den dünneren Aktinfäden – sie sind mit den beiden Z-Membranen verbunden und dringen von beiden Enden der Sarkomere her fingerförmig zwischen die Myosinfäden. Zwischen den Myosin- und Aktinfäden sollen „Reaktionsstellen“ sein, welche unter dem Einfluß von ATP und Ca-Ionen aktiviert werden. Die Aktivierung hat zur Folge, daß Aktin- und Myosinfaden ein Stück weit aneinander vorgeigezogen werden, m. a. W., daß sich die Sarkomere verkürzt. Entscheidend für unsere Betrachtung ist nun, daß die Anzahl der „Reaktionsstellen“ zwischen Myosin- und Aktinfäden vom Ausmaß der gegenseitigen Überlappung abhängt.

Man weiß heute, daß Sarkomerenlänge und Länge der gesamten Muskelfaser einander proportional sind. Bei einer Sarkomerenlänge von 1,9–2,2 $\mu$, entsprechend der Muskellänge $L_{max}$, entwickelt die Muskelfaser ein Maximum an aktiver isometrischer Spannung; in diesem Zustand stehen für Kopplungsvorgänge zwischen Myosin- und Aktinfäden ein Maximum von Reaktionsstellen zur Verfügung. Wird die Muskelfaser über $L_{max}$ hinaus weiter gedehnt, nimmt die Zahl der Kontaktstellen zwischen den beiden Filamenttypen ab. Dies hat zur Folge, daß die aktive Spannung kleiner wird. Der gleiche Effekt tritt, auf andere Weise, ein, wenn die Muskelfaser überhaupt nicht vorgedehnt ist: Im ungedehnten Ruhezustand überlappen sich in der Sarkomerenmitte (im Bereich des M-Streifens) die Enden der beiden Aktinsortimente. Es ist möglich, daß dadurch die Zahl der Kontaktstellen zwischen Myosin- und Aktinfäden wiederum verringert wird (Zunahme des Sarkomerendurchmessers? einfache Unterbrechung von Kontaktmöglichkeiten als Folge des Durcheinandergleitens der beiden Aktinanteile ?). Das Ergebnis drückt sich jedenfalls in einer Abnahme der aktiven Spannung aus.

Wesentlich für unsere Betrachtung ist die in jüngster Zeit gewonnene Erkenntnis, daß die für eine isolierte Muskelfaser oder für einen Papillarmuskel geschilderten Gesetzmäßigkeiten ebenfalls das Verhalten des Gesamtherzens bestimmen. SPOTNITZ u. Mitarb. konnten am Hunde- und Katzenherzen zeigen, daß mit zunehmendem Füllungsdruck (= enddiastolischer Kammerdruck) die Sarkomerenlänge wächst, zunächst schnell, dann zunehmend langsamer, und daß das Maximum der vom Papillarmuskel aktiv erzeugten Spannung bei einem Füllungsdruck um 10 mmHg entsprechend einer Sarkomerenlänge von 2,2 $\mu$ erreicht wird. Wir merken uns, daß beim intakten Herzen die Länge der Muskelfasern bzw. der Sarkomeren durch den enddiastolischen Druck bestimmt wird.

Von BRAUNWALD u. Mitarb. (1962) ist gezeigt worden, daß das Frank-Starling'sche Gesetz auch für das menschliche Herz gilt. Anläßlich von Herzoperationen wurde eine Walton-Brodie Strain-gage auf dem linken Ventrikel aufgenäht. Auf diese Weise gelang die Registrierung von Längen- und Spannungsänderungen sowie deren Korrelation zu Änderungen des linksventrikulären Druckes und Schlagvolumens. Werden derartige Untersuchungen bei Patienten mit Vorhofflimmern oder totalem Herzblock durchgeführt, so lassen sich aus den von Schlag zu Schlag erfolgenden Veränderungen sämtliche Daten gewinnen, welche zum Nachweis der Gültigkeit des Frank-Starling'schen Gesetzes erforderlich sind.

## 2. Grenzen des Frank-Starling'schen Herzgesetzes, Rolle des vegetativen Nervensystems

Während es auf der einen Seite gelungen ist, die Wurzeln des Frank-Starling'schen Gesetzes freizulegen, mehrten sich auf der anderen Seite Stimmen, welche sagten, daß die von den Physiologen aufgezogene Pflanze keine klinischen Früchte trage. Als erste traten die Radiologen in die Arena. Sie hatten beobachtet, daß das menschliche Herz während einer körperlichen Anstrengung nicht größer, sondern kleiner wird. Während einer körperlichen Belastung nehmen Herzzeitvolumen und arterieller Druck beträchtlich zu. Würde die Herzregulation ausschließlich dem Frank-Starlingschen Gesetze folgen, so ließe sich die während einer Anstrengung nachweisbare Leistungssteigerung nur mit einer Zunahme der diastolischen Kammerfüllung erklären. Diese wiederum müßte sich radiologisch als Herzvergrößerung zu erkennen geben. Indes, das Gegenteil ist der Fall.

Die gleiche Frage hat auch die klinischen Physiologen beschäftigt. Seit rund 30 Jahren ist es möglich, beim Menschen das Herzzeitvolumen und damit das Schlagvolumen mit hinreichender Genauigkeit zu bestimmen, sei es mit Hilfe einer Indikatorverdünnungsmethode, sei es durch Anwendung des Fick'schen Prinzips. In zahlreichen Untersuchungen ist gezeigt worden, daß sowohl beim Hund wie beim Menschen das Schlagvolumen über weite Bereiche körperlicher Leistung ($O_2$-Aufnahme zwischen 200 und 3000 ml STPD/min) konstant bleibt. Die Steigerung des Herzzeitvolumens erfolgt praktisch ausschließlich über eine Zunahme der Herzfrequenz. Die Belastungstachykardie wiederum ist ein Steuerungsvorgang, welcher mit der Selbstregulation des Herzens nichts gemein hat, sondern Ausdruck des die vermehrte körperliche Leistung ganz allgemein charakterisierenden gesteigerten Sympathicotonus ist, Ausdruck also einer extrakardialen neurovegetativen Regulation.

Die ebenso geistreichen wie technisch aufwendigen Tierversuche von Rushmer und seinen Mitarbeitern haben schließlich dargelegt, daß das diastolische Kammervolumen im Liegen und unter Ruhebedingungen am größten ist und daß es bei jeder Form von körperlicher Betätigung, ja schon beim bloßen Aufstehen, bei Angst- und Schreckreaktionen, bei Reizung diencephaler Zentren und nach Verabreichung von Katecholaminen, kleiner wird. Mittels Bestimmung der intracavitären Kammerdimensionen durch chronisch implantierte Ultraschallsender und -empfänger konnte Rushmer außerdem zeigen, daß nicht nur das diastolische, sondern auch das endsystolische Kammervolumen unter den erwähnten Maßnahmen kleiner wird. Dies bedeutet, daß die in der Systole erfolgende Ausschöpfung des Kammerinhaltes bei Belastung ergiebiger wird. Mit anderen Worten: Trotz Abnahme des diastolischen Kammervolumens und damit der Herzgröße bleibt das Schlagvolumen unverändert.

Braunwald und seinen Mitarbeitern gelang schließlich vor ein paar Jahren der Nachweis, daß dieselben Gesetzmäßigkeiten auch für das intakte menschliche Herz zutreffen. Bei einer Anzahl von Patienten wurden anläßlich einer Herzoperation Silber-Clips auf die beiden Ventrikel aufgenäht. Nach überstandener Rekonvaleszenz wurde die Distanz zwischen den einzelnen Clips und deren Veränderung während eines ganzen Herzzyklus mit Hilfe der Röntgenkinematographie ermittelt. In Übereinstimmung mit den Beobachtungen von Rushmer nehmen auch beim Menschen während einer körperlichen Belastung sämtliche Ventrikeldimensionen ab und, gleich wie bei unserem Freund, dem Vierbeiner, wird das an sich verkleinerte diastolische Kammervolumen vermehrt ausgeschöpft.

Schon die Auswahl der soeben zitierten Beobachtungen unterstreicht die überragende Bedeutung, welche dem adrenergen sympathischen Nervensystem für die Regulation der Herztätigkeit zukommt. Der Beweis für die Richtigkeit dieser Feststellung läßt sich auch in umgekehrter Richtung führen. Nach pharmakologischer Blockade des vegetativen Nervensystems durch Guanethidin (50–85 mg täglich während mindestens 3 Wochen) und Atropin (2 mg i.v. unmittelbar vor dem Test) nimmt bei gesunden Versuchspersonen bei gleicher Belastung am Tretergometer (gleiche $O_2$-Aufnahme) das Herzzeitvolumen im Vergleich zum Ruhewert statt um 96% nur um 30%, die linksventriculäre Arbeit statt um 129% gar bloß mehr um 5% zu (Braunwald u. Mitarb., 1962).

Beim Kreislaufgesunden hat eine derartige drastische Einschränkung der Kreislauf- und Herzreserven durch pharmakologische Blockierung des sympathisch-adrenergen Systems den Stellenwert einer wichtigen und interessanten Beobachtung. Beim Patienten mit latenter oder gar manifester Herzinsuffizienz dagegen kann die gleiche Maßnahme zu einer bedrohlichen Verschlimmerung des Krankheitsbildes führen. Die Möglichkeit einer derartigen Entwicklung muß auch der Anaesthesist im Auge behalten, wenn immer er Ganglienblocker, oder, was heute in zunehmendem Maße der Fall ist, beta-Receptorenblocker verabreicht.

In diesem Zusammenhang verdienen zwei Beobachtungen Erwähnung, welche sich auf die Rolle der Katecholamine beim Patienten mit Herzinsuffizienz beziehen. Chidsey u. Mitarb. zeigten vor bald 10 Jahren, daß die Plasmakonzentration von Noradrenalin bei Herzinsuffizienten schon in Ruhe höher liegt als bei Gesunden und daß sie außerdem bei körperlicher Belastung wesentlich steiler ansteigt. Umgekehrt ist der Noradrenalingehalt in der Herzmuskulatur selber bei Patienten mit manifester Herzinsuffizienz signifikant niedriger als bei gesunden Kontrollen. Einerseits somit kompensatorische Steigerung der sympathisch-adrenergen Regulationsaktivität, andererseits eine auch heute nicht geklärte, tiefgreifende Störung im Katecholaminstoffwechsel des Herzmuskels selber (Verarmung durch abnormen Verbrauch?).

Sie werden zu Recht fragen: Was gilt jetzt? Muß man das Frank-Starling'sche Gesetz, das während eines halben Jahrhunderts regiert, triumphiert und auch Verwirrung gestiftet hat, vom Podest herunterholen und durch die neueren Erkenntnisse von der neuro-vegetativen Regulation des Herzens ersetzen?

## 3. Dynamik des Herzmuskels, Kraft-Geschwindigkeits-Analyse

Eine polarisierende um nicht zu sagen polemisierende Betrachtungsweise wird den Tatsachen nicht gerecht. Vielmehr verhält es sich so, daß beide Regulationsmechanismen nebeneinander und mitunter gleichzeitig am Werk sind, die dem Herzmuskel innewohnende Eigenschaft der Selbststeuerung – Leistungsänderung als Folge einer wechselnden Sarkomerenlänge – sowie die von außerhalb des Herzens stammende neurohumorale Fernsteuerung – Impulse des vegetativen Nervensystems und zirkulierende Katecholamine.

Die *Selbststeuerung* ist vergleichbar der Feinregulierung einer Verstärkeramplitude. Sie wird physiologischerweise eingesetzt bei momentanen, innerhalb eines oder weniger Herzzyklen auftretenden Veränderungen der diastolischen Kammerfüllung, z. B. bei den arrhythmiebedingten Schwankungen des Schlagvolumens (ich verweise auf die oben zitierten Beispiele), bei den durch die Atmung verursachten rhythmischen Veränderungen des venösen Rückstroms, bei der gegenseitigen Anpassung der Schlagvolumina von linker und rechter Herzkammer usw. Sie läßt sich iatrogen provozieren durch rasche Infusion größerer Flüssigkeitsmengen, bzw. in umgekehrter Richtung, durch einen Aderlaß. Die sofortige Herzverkleinerung und Schlagvolumenabnahme beim passiven Aufrichten ist ein weiteres illustratives Beispiel für die immerwährende Funktionsbereitschaft dieses empfindlichen Regulationssystems.

Die *neuro-vegetative Fernsteuerung* entspricht, um beim Vergleich zu bleiben, einer eminent wirksamen Grobregulierung. Sie gewährleistet die Anpassung des gesamten Kreislaufapparates, nicht des Herzens allein, an die aktuellen Bedürfnisse des Gesamtorganismus. Auf eindrückliche Art läßt sich die Wirkungsweise der Fernregulation am Beispiel der Anpassung des Kreislaufes an eine körperliche Belastung erkennen. Über verschiedene Reflexbögen, die auf Eingangssignale wie Veränderung des Blutdruckes, der Wandspannung von Gefäßen und der chemischen Zusammensetzung des Blutes ansprechen, kommt es zu einer Zunahme der efferenten sympathischen und zu einer Verringerung der entsprechenden vagalen Impulse an Herz, Arterien und Venen; das Nebennierenmark antwortet mit einer vermehrten Ausschüttung von Katecholaminen. Das Herz steigert über eine Frequenzzunahme das Minutenvolumen. Trotz vermehrtem venösem Rückstrom (Entleerung der splanchnischen Blutspeicher) wird das Herz kleiner; das Schlagvolumen wird durch eine vermehrte Ausschöpfung des diastolischen Kammervolumens aufrecht erhalten. Die Herzverkleinerung trotz vergrößertem diastolischem Angebot bedeutet aber, daß bei der Belastungsanpassung die Selbststeuerung durch die neuro-humorale Fernregulation überspielt wird.

An der Koexistenz zweier voneinander im wesentlichen unabhängiger Regulationsprinzipien wird nicht mehr gezweifelt. Es fehlt auch nicht an erfolgreichen Versuchen, die Auswirkungen der Selbst- und der Fernsteuerung auf die Herzmechanik quantitativ voneinander abzugrenzen.

Sarnoff u. Mitchell haben 1955 den Begriff der Ventrikelfunktionskurve geprägt. Gemeint ist mit diesem Ausdruck eine Schar von Starlingkurven (Ventrikelarbeit als Funktion des enddiastolischen Druckes) mit einer variablen Contractilität als Parameter. Unter der Einwirkung positiv inotroper Maßnahmen (Stimulation des Ganglion stellatum, Digitalis, Adrenalin, Isoproterenol) verschiebt sich die Funktionskurve nach oben und links; das heißt, bei gleichem enddiastolischem Druck, also bei gleicher passiver Faservordehnung, leistet die Kammer größere Arbeit. Eine vergleichbare Verschiebung findet während körperlicher Aktivität statt. Umgekehrt verlagern negativ inotrope Einflüsse (Vagusstimulation, praktisch alle Narkosemittel, vor allem die Barbitursäurederivate) die Ventrikelfunktionskurve nach rechts und unten, d. h. in einen Bereich, welcher das insuffizient gewordene Herz kennzeichnet. Bei gleicher Kammerfüllung ist die vom Ventrikel geleistete Arbeit wesentlich kleiner, oder, m. a. W., für die Aufrechterhaltung der gleichen Ventrikelarbeit ist eine bedeutend größere Kammerfüllung erforderlich.

Wenn Sie ein modernes Kardiologiebuch aufschlagen oder auch nur einen kardiologisch gefärbten Artikel in einer Fachzeitschrift lesen, werden Ihnen eine Reihe von Begriffen begegnen, die erst in den letzten Jahren geprägt worden sind und auf die wir noch kurz hinweisen möchten.

Wir haben eingangs erwähnt, daß das Frank-Starlingsche Prinzip den Gesetzen der klassischen Mechanik gewissermaßen zuwiderlaufe. Eine verfeinerte Analyse der Muskelcontraction, wie sie zuerst von A. V. Hill für den Skelettmuskel und viele Jahre später von Abbots und Mommaerts, vor allem aber von Sonnenblick für den Herzmuskel entwickelt worden ist, rückt die Dinge wiederum in die richtigen Proportionen. Die im Frank-Starling Prinzip ausgedrückte Beziehung läßt nämlich eine wesentliche Dimension außer acht, die Zeit („Herzarbeit" als Funktion der Faserlänge, nicht „Herzleistung"). Wird nicht das Ausmaß, sondern die Geschwindigkeit der Faserverkürzung zur entwickelten Spannung oder Kraft in Beziehung gesetzt (Geschwindigkeits-Spannungs- statt Längen-Spannungs-Diagramm), so ergeben sich folgende Gesetzmäßigkeiten, deren Gültigkeit sowohl für isolierte Papillarmuskeln als auch für das intakte Herz von Katze und Hund und neuerdings des Menschen erwiesen ist.

1. Je größer die Kraft ist, welche der sich verkürzende Papillarmuskel entwickeln muß, um eine vorgegebene Last (Gewicht in g) anzuheben, bzw. je größer die Wandspannung ist, welche das intakte Herz während der Systole erzeugen muß, um einen bestimmten Aortendruck zu überwinden, desto langsamer und geringfügiger verkürzen sich die Muskelfasern (oder, genauer genommen, deren contractile Elemente). Ein wenig belasteter Muskel kontrahiert sich schnell, ein stark belasteter dagegen langsam. Der Muskel verhält sich somit doch wie eine Maschine.

Wird die Kraft oder Last, die man auch als Nach-Last (Afterload) bezeichnet, als Abszisse, die Faserverkürzungsgeschwindigkeit als Ordinate aufgetragen, so erhält man den graphischen Ausdruck der *inversen* Beziehung zwischen Kraft und Faserverkürzungsgeschwindigkeit, die „Kraft-Geschwindigkeitskurve" (KGK, Force Velocity-Curve).

2. Wird der Papillarmuskel vorgedehnt bzw. das intakte Herz diastolisch stärker gefüllt, so verschiebt sich der Schnittpunkt der KGK mit der Abszisse nach rechts (die maximal erzeugbare Kraft $P_0$ oder Spannung wird größer), jener mit der Ordinate dagegen bleibt unverändert (Konstanz der maximalen Faserverkürzungsgeschwindigkeit $V_{max}$).

3. Unter dem Einfluß von positiv inotropen Maßnahmen (Katecholamine, Digitalisglykoside, Calcium usw.) verlagert sich die KGK parallel nach rechts, d. h. sowohl maximale Kraft (Spannung) als auch maximale Faserverkürzungsgeschwindigkeit werden größer. Umgekehrt führen Einwirkungen wie $O_2$-Mangel, Lokalanaesthetica, Barbiturate usw. zu einer Verlagerung der KGK nach links, also zu einer Verkleinerung von $P_0$ *und* $V_{max}$.

Die Kraft-Geschwindigkeits-Analyse erlaubt es damit erstmals, in eindeutiger Weise den Begriff des contractilen Zustandes (der Contractilität, der Inotropie) zu definieren, d. h. losgelöst von den Einflüssen der Last (bzw. des diastolischen Aortendruckes) und der initialen Faservordehnung (bzw. der diastolischen Kammerfüllung) zu beschreiben. Der contractile Zustand wird in eindeutiger Weise durch die maximale Faserverkürzungsgeschwindigkeit definiert.

Unsere Betrachtung wäre in einem wesentlichen Punkt unvollständig, würden wir uns nicht die Frage vorlegen, wie die klinisch allein wichtige Größe, das Schlagvolumen, von den drei Grunddeterminanten Kammerfüllung (Preload), diastolischer Aortendruck (Afterload) und Contractilität abhängt. Ihre Beantwortung ist leicht, wenn man die Spannungs-Geschwindigkeitskurve durch das Längen-(Volumen-)-Spannungsdiagramm ergänzt. Man erhält ein dreidimensionales Spannungs-Geschwindigkeits-Längen-(Volumen)-Diagramm, dessen Anblick zunächst schockieren mag, das aber, vergleichbar dem Rechenschieber oder dem $O_2$-$CO_2$-Diagramm von Fenn u. Rahn, ein ungemein handliches Werkzeug darstellt. Man kann ihm folgende Informationen entnehmen:

Eine Zunahme des Schlagvolumens ist zu erwarten bei einer Zunahme der diastolischen Kammerfüllung (Zunahme des Preload, Inhalt des Frank-Starling-Prinzipes), bei einer Zunahme der Contractilität und bei einer Abnahme des diastolischen Aortendruckes (Abnahme des Afterload). Umgekehrt bewirken eine Abnahme der Kammerfüllung, eine Schwächung der Contractilität und eine Erhöhung des diastolischen Aortendruckes eine Schlagvolumenabnahme.

## Zusammenfassung

Es ging mir darum, Ihnen zu zeigen, in wie mannigfaltiger Weise gerade der Anaesthesist in die zahlreichen Regulationsmechanismen des Kreislaufes und besonders des Herzens einwirken kann und muß. Denn praktisch alle Anaesthetica beeinträchtigen mehr oder weniger ausgeprägt den contractilen Zustands des Myokards. Die künstliche Beatmung mindert über eine Drosselung des venösen Rückstromes die diastolische Kammerfüllung. Eine hypoventilatorische Hyperkapnie kann den Aortendruck und damit die Nachlast in unerwünschter Weise anheben. Zahlreich sind die Möglichkeiten, durch Anaesthesiemittel und -methoden, aber auch kompensatorische, im Verlaufe einer Anaesthesie häufig erforderliche Maßnahmen wie Flüssigkeitsersatz, Pressoren usw. entweder unmittelbar oder durch die Vermittlung des vegetativen Nervensystems auf Herz und Kreislauf einzuwirken.

## Literatur

1. BRAUNWALD, E.: The control of ventricular function in man. Brit. Heart J. **27**, 1 (1965).
2. — ROSS, J., SONNENBLICK, E.: Mechanisms of contraction of the normal and failing heart. Boston: Little, Brown & Co 1967.
3. KRAYENBÜHL, H. P.: Die Dynamik und Kontraktilität des linken Ventrikels. Bibliotheca cardiol. **23** (1969).
4. MASON, D. T., SPANN, J. F., ZELIS, R.: Quantification of the contractile state of the intact human heart. Amer. J. Cardiol. **26**, 248 (1970).
5. MARSHALL, R. J., SHEPHERD, J. T.: Cardiac function in health and disease. Philadelphia: W. B. Saunders 1968.
6. RUSHMER, R. F.: Cardiovascular dynamics, 3rd ed. Philadelphia: W. B. Saunders 1970.

# Präoperative Visite

## Allgemeine Evaluierung des Kreislaufzustandes des Patienten

Von **Ch. Salzmann**

Mit der zunehmenden Überalterung der Bevölkerung und dank verbesserter Behandlungsmöglichkeiten der Kreislaufleiden werden chirurgische Eingriffe an Herzkreislaufkranken immer häufiger und mit Erfolg durchgeführt. Trotz großer Fortschritte der Anaesthesieverfahren, der chirurgischen Technik und der postoperativen Pflege bleiben Eingriffe an Herzkranken mit einem erhöhten Risiko verbunden. Es sind im wesentlichen 4 potentiell letale Komplikationen, die das Operationsrisiko bei Herzpatienten besonders belasten: Herzinsuffizienz, Herzrhythmusstörungen, Myokardinfarkt und Lungenembolie.

Die präoperative Überprüfung des Kreislaufzustandes von Herzkranken durch den Anaesthesisten hat die Aufgabe, durch frühzeitiges Erkennen der möglichen Gefahren und entsprechender Anpassung des Anaesthesieverfahrens das Operationsrisiko zu senken. Die präoperative Visite soll im wesentlichen Antwort auf die folgenden 10 Fragen geben.

### 1. Besteht eine Herzkreislauferkrankung? Art und Schweregrad?

Anamnese, klinische Untersuchung, EKG und Thoraxröntgen erlauben es in den meisten Fällen, zuverlässige Hinweise über das Vorliegen, die Art und den ungefähren Schweregrad des Herzleidens zu erhalten, und nur ausnahmsweise müssen Spezialuntersuchungen (z. B. Echokardiographie, Messung der Kreislaufzeiten und des Herzminutenvolumens, Herzkatheterismus) zuhilfe gezogen werden.

### 2. Besteht ein coronares Herzleiden?

Die Eingriffe an Patienten mit einer Coronarsklerose stellen den größten Anteil aller Operationen an Herzkranken dar und sind zugleich mit dem größten Risiko belastet. Das Hauptrisiko ist der mit einer hohen Letalität verbundene postoperative Myokardinfarkt. Die Operationsmortalität bei einem Patienten mit einer leichten Angina pectoris oder einem mehr als 1 Jahr zurückliegenden kleineren Infarkt wird auf unter 10% geschätzt, während es bei einem Patienten mit einer schweren Angina oder mit einem frischen Infarkt 40–60% erreichen kann. Patienten mit einem frischen Myokardinfarkt sollten nicht vor Ablauf von 3 Monaten einem Wahleingriff unterzogen werden.

*Leitsymptome* sind anamnestische Angaben über Angina pectoris oder einen durchgemachten Infarkt sowie das Ruhe- und Belastungs-EKG mit spezifischen Repolarisationsstörungen oder Infarktzeichen. Klinischer Befund und Röntgenbild sind häufig normal und deshalb wenig hilfreich.

### 3. Besteht ein Herzklappenfehler oder ein Shuntvitium?

Patienten mit kompensierten Klappenfehlern und Shuntvitien ertragen operative Eingriffe in der Regel gut. Ein erhöhtes Risiko besteht bei schweren Aortenfehlern (Kammerflimmern), hochgradiger Mitralstenose (tachykardes Vorhofflimmern, Lungenödem, Großkreislaufembolie) und bei cyanotischen Herzvitien (hypoxämische Krisen, thromboembolische Komplikationen, Blutungen, Hirnabszeß).

*Diagnostisch* wegweisend sind Herzbeschwerden (übermäßige Ermüdbarkeit, Anstrengungsdyspnoe, Ödeme, abnormes Herzklopfen, synkopale Erscheinungen), Cyanose, auffälliger Herzspitzenstoß und abnorme Herzpulsationen, Puls- und Blutdruckanomalien, systolisches und/oder diastolisches Herzgeräusch, abnorme Herztöne, Herzvergrößerung und abnorme Lungengefäßzeichnung im Röntgenbild (venöse Stauung, arterielle Hyperzirkulation) sowie Kammer- und Vorhofhypertrophie im EKG.

### 4. Besteht eine Systemhypertonie?

Abgesehen von hypertensiven Krisen bei einem Phäochromocytom und den Gefahren gewisser antihypertensiver Behandlungen (Labilität des Blutdrucks, Elektrolytstörungen, Volumenverlust und Verarmung an Katecholaminen mit vermindertem Ansprechen auf Volumenersatz und Vasopressoren) erhöht in der Regel nicht die Hypertonie an sich, sondern die begleitende Arteriosklerose, namentlich die Coronar- und Cerebralsklerose, das Operationsrisiko.

Zur *Diagnose* führen Angaben über Claudicatio intermittens, Angina pectoris und Symptome cerebraler Ischämie (flüchtige Paresen, Sprachstörungen, synkopale Erscheinungen), frühere und aktuelle Blutdruckwerte, Pulsasymmetrie und Arteriengeräusch an Extremitäten und Carotiden sowie Fundusbetrachtung und Linkshypertrophie im EKG und Röntgenbild.

### 5. Besteht ein Cor pulmonale?

Die Gefahren einer chronischen Lungenerkrankung für einen operativen Eingriff sind im vorangegangenen Rundgespräch über Anaesthesie und Atmung behandelt worden.

Die *Diagnose* wird gestellt durch anamnestische und klinische Hinweise für eine chronische Lungenerkrankung (chronische asthmoide Bronchitis, obstruktives Lungenemphysem, rezidivierende Lungenembolien) im Verein mit Cyanose, lautem 2. Herzton, Rechtslage und P pulmonale im EKG, Dilatation der Pulmonalarterie im Röntgenbild mit oder ohne Vergrößerung des rechten Herzens sowie klinischen Zeichen der Rechtsherzinsuffizienz in fortgeschrittenen Fällen.

### 6. Besteht eine Herzvergrößerung?

Der verlagerte Herzspitzenstoß und das Röntgenbild beantworten diese Frage rasch.

### 7. Besteht eine latente oder manifeste Herzinsuffizienz? Größe der Herzreserve?

Da eine Herzinsuffizienz ohne optimale Vorbehandlung das Risiko jeder Operation beträchtlich erhöht und es für einen Herzkranken von erstrangiger Bedeutung ist, sein Herzminutenvolumen den Belastungen des Eingriffs und der postoperativen Periode anpassen zu können, kommt der Abklärung dieser Frage zentrale Bedeutung zu. *Symptome* wie Atemnot bei kleinsten Anstrengungen, Ruhedyspnoe, nächtliche Anfälle von Atemnot, Tachykardie, Pulsus alternans, protodiastolischer Galopprhythmus und pulmonale Stauungs-RG's weisen in Verbindung mit Lungenstauung und Herzvergrößerung im Röntgenbild auf eine schwere *manifeste Linksinsuffizienz* ohne wesentliche myokardiale Reserven und damit auf ein stark erhöhtes Operationsrisiko hin. Sind neben den Zeichen der Linksinsuffizienz auch Symptome der *Rechtsinsuffizienz* wie Halsvenenstauung, Hepatomegalie, Ödeme und Pleuraergüsse vorhanden, wird das Risiko prohibitiv. Andererseits kann ein Herzkranker mit einer *latenten Linksinsuffizienz*, der nur bei größeren Anstrengungen Atemnot verspürt und beim Belastungsversuch keine übermäßige Tachykardiereaktion zeigt, bei dem die klinischen Zeichen der Linksinsuffizienz fehlen und dessen Röntgenbild weder eine eindeutige Lungenstauung noch eine wesentliche Herzvergrößerung aufweist, mit einem nur leicht erhöhten Risiko operiert werden, da er über eine ordentliche Herzreserve verfügt.

Zur raschen Beurteilung der Herzreserve hat sich die *Einteilung der Beschwerden nach den Kriterien der New York Heart Association* bewährt: Klasse I = keine Beschwerden bei normaler körperlicher Betätigung; Klasse II = normale Belastungen erzeugen Beschwerden wie Müdigkeit, Atemnot, Herzklopfen, Angina pectoris; Klasse III = weniger als normale Belastungen erzeugen die erwähnten Beschwerden; Klasse IV = Beschwerden bereits in Ruhe oder bei geringsten Anstrengungen. Das Operationsrisiko bei Patienten aus Klassen I und II ist leicht, bei Patienten aus Klassen III und IV beträchtlich erhöht.

## 8. Besteht eine Herzrhythmusstörung?

Fast alle Rhythmusstörungen, namentlich aber Vorhofflimmern und Vorhofflattern, gehäufte supraventrikuläre und ventrikuläre Extrasystolen, extreme Sinusbradykardie und a.v.-Blockierungen 2. und 3. Grades bedürfen in der Regel einer Vorbehandlung und sollten nicht übersehen werden.

Die *Diagnose* wird gestellt durch Angaben über unregelmäßiges Herzklopfen, Herzjagen und synkopale Anfälle, durch Pulskontrolle, Herzauskultation und EKG.

## 9. Besteht eine Phlebitis, Phlebothrombose, Varikose? Frühere Lungenembolien?

## 10. Herzbehandlung?

Die Orientierung über frühere und aktuelle Behandlungen mit Herzglykosiden, Diuretica, Antiarrhythmica, Antikoagulantien und Antihypertensiva ist unerläßlich für die per- und postoperative Betreuung des Patienten.

## Literatur

1. ARKINS, R., SMESSAERT, A. A., HICKS, R. G.: Mortality and morbidity in surgical patients with coronary artery disease. J. Amer. med. Ass. **190**, 485 (1964).
2. BEECHER, H. K., BENDIXEN, H. H., HOLLOWELL, P., PONTOPPIDAN, H., TODD, D. P.: The anesthetist as a physician. J. Amer. med. Ass. **188**, 169 (1964).
3. CLOWES, G. H., DEL GUERCIO, L. R., BARWINSKY, J.: Circulatory response to the trauma of surgery and its relationship to chemical homeostasis. Circulation **22**, 734 (1960).
4. DALEN, J. E., DEXTER, L.: Operation in the patient with heart disease. CONN, H. L., JR., HORWITZ, O. (Ed.): Cardiac and Vascular Diseases. Philadelphia: Lea and Febiger 1971.
5. LOGUE, R. B., ROBINSON, P. H., HATCHER, C. R.: Surgery in patients with heart disease. HURST, J. W., LOGUE, R. B. (Ed.): The Heart, 2nd edition. New York: McGraw-Hill Book Company 1970.
6. MOFFITT, E. A., TARHAN, S., LUNDBORG, R. O.: Anesthesia for cardiac surgery. Principles and practice. Anesthesiology **29**, 1181 (1968).
7. NACHLAS, M. M., ABRAMS, S. J., GOLDBERG, M. M.: The influence of arteriosclerotic heart disease on surgical risk. Amer. J. Surg. **101**, 447 (1961).
8. RODMAN, T.: The effect of anesthesia and surgery on pulmonary and cardiac function. Amer. J. Cardiol. **12**, 444 (1963).
9. SKINNER, J. F., PEARCE, M. L.: Surgical risk in the cardiac patient. J. chron. Dis. **17**, 57 (1964).

10. Topkins, M. J., Artusio, J. F.: Myocardial infarction and surgery. Anesth. Analg. Curr. Res. **43**, 716 (1964).
11. Wessler, S., Blumgart, H. L.: Management of the cardiac patient requiring major surgery. Circulation **23**, 121 (1961).
12. Williams, J. F., Morrow, A. G., Braunwald, E.: The incidence and management of "medical" complications following cardiac operations. Circulation **32**, 608 (1965).

# Evaluierung des Kreislaufzustandes des Patienten im Hinblick auf den geplanten Eingriff

Von **R. Gattiker**

Nach Beurteilung des *hämodynamischen Zustandes* und der anamnestisch erhobenen *Belastungsfähigkeit* können wir unsere Patienten in zwei große Klassen einteilen (s. Abb. 1): solche, die Belastungen des alltäglichen Lebens ohne oder nur mit geringen Anstrengungssysmptomen ertragen (Gruppe I und II der N.Y. Heart Association), und solche, die bereits bei alltäglichen Belastungen oder gar in Ruhe Anstrengungssymptome aufweisen (Gruppe III und IV der N. Y. Heart Association). Je nachdem stehen dem Herzen seine *Reservemöglichkeiten*, wie sie von Rushmer [1] angegeben worden sind (Abb. 1), entweder ganz oder teilweise noch zur Verfügung, oder sie sind voll ausgeschöpft. Dazu kommt nun die unbekannte Größe der *zusätzlichen Belastung durch Anaesthesie und Operation*, die ihrerseits einen gewissen Anspruch an die kardialen Reserven stellt.

Bei der modernen Technik einer gutgeführten, kontrollierten und steuerbaren Allgemeinanaesthesie spielen im allgemeinen *Art und Ausdehnung des chirurgischen Eingriffes* eine viel größere Rolle als die Anaesthesie an sich. So werden selbst langdauernde *Eingriffe ohne Eröffnung einer Körperhöhle* und *ohne große Blutverluste* sowie *ohne Auslösung inadäquater Reflexe*, wie z. B. otorhinolaryngologische, ophthalmologische, plastische und kieferchirurgische Operationen auch von alten und kardial geschädigten Patienten erstaunlich gut ertragen. Dagegen werden für *thorakale*, *thorako-abdominale* und *große abdominale Eingriffe* bei solchen Patienten Mortalitätsziffern von 20–30% angegeben [2]. Unter den abdominalen Eingriffen haben Darmresektionen und an zweiter Stelle totale und subtotale Magenresektionen die höchte postoperative Mortalitäts- und Komplikationsrate. Von einigen Autoren wurden gewisse Beziehungen zwischen Gallenleiden und Coronarerkrankungen gefunden [3]. Das Risiko einer Cholecystektomie ist beim coronargeschädigten Patienten dreimal so hoch wie beim Herzgesunden. Vagale Reflexe, die zu Bradyarrhythmien führen, werden bei Cholecystektomie besonders häufig beobachtet. Im Tierversuch haben Dehnung und Zug der Gallenblase eine Abnahme des Blutdrucks, der Pulsfrequenz und der Coronardurchblutung zur Folge.

*Coronarerkrankungen*, die wir bei Patienten über 50 Jahre gehäuft antreffen, haben ganz allgemein ein erhöhtes Operationsrisiko. Topkins u. Artusio [4] fanden in einem Patientengut von 12700 Männern über 50 Jahre in

| Einteilung nach Belastungsfähigkeit (N. Y. Heart-Ass.) | | Reservemöglichkeiten des Herzens (Rushmer) |
|---|---|---|
| I. Keine Beschwerden bei normaler Belastung | Anaesthesie | 1. Venöse $O_2$-Reserve |
| | | 2. Schlagfrequenz |
| II. Leichte Beschwerden bei normaler Belastung | | 3. Schlagvolumen |
| | | 4. Herzarbeit |
| III. Beschwerden bei subnorm. Belastung | | 5. Coronardurchblutung |
| | | 6. Herzvergrößerung |
| IV. Beschwerden in Ruhe | chir. Eingriff | |

Abb. 1. Einteilung herzkranker Patienten nach ihrer Belastungsfähigkeit (New York Heart Association) und die ihnen zur Verfügung stehenden Reservemöglichkeiten des Herzens, welche durch Anaesthesie und chirurgischen Eingriff weitere Einschränkungen erleiden (s. Text)

der Gruppe mit positiver *präoperativer Infarktanamnese* eine zehnmal höhere Häufigkeit eines postoperativen Infarktes als bei solchen mit stummer Infarktanamnese. Dabei ist die Häufigkeit des Re-Infarktes vom Zeitintervall zwischen präoperativem Infarkt und Operation abhängig (s. Abb. 2).

Operationen, die mit *plötzlichen großen Blutverlusten*, *Schock* und *Hypotonie* einhergehen können, wie z. B. Eingriffe an den großen Gefäßen, Resektion blutreicher Tumoren oder Reoperationen bei ausgedehnten Adhäsionen, sind für coronargeschädigte Patienten besonders gefährlich.

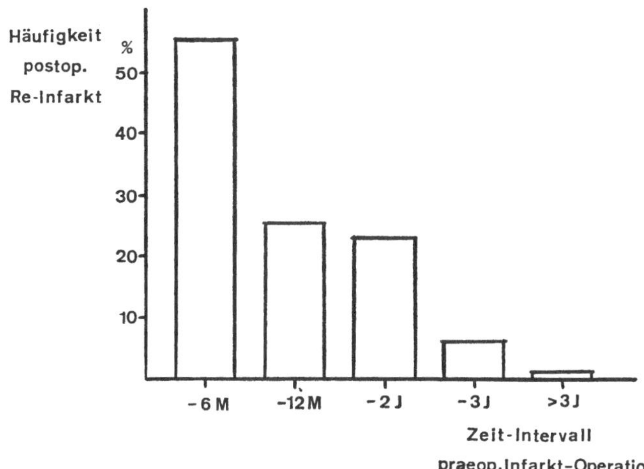


Abb. 2. Häufigkeit eines postoperativen Re-Infarktes bei Patienten mit Infarkt-Anamnese in Abhängigkeit vom Zeit-Intervall zwischen präoperativem Infarkt und Operation [nach Daten von Topkins u. Artusio, Anesth. Analg. Curr. Res. **43**, 716 (1964)]

Chamberlain u. Edmonds Seal [5] fanden eine positive Korrelation zwischen Dauer und Tiefe intraoperativer hypotoner Phasen und postoperativer Verschlechterung des EKG-Befundes. Patienten mit stummer Anamnese, aber *pathologischem EKG-Befund* sind in gleichem Maße gefährdet. Bei Vorliegen von *Cerebralsklerose* oder *peripheren Gefäßveränderungen*, evtl. kompliziert durch Hypertonie, Adipositas, Diabetes mellitus, ist ein atheromatöser Befall der Coronararterien auch bei stummer Anamnese und normalem EKG-Befund, im Sinne einer Systemerkrankung, zumindest in Betracht zu ziehen.

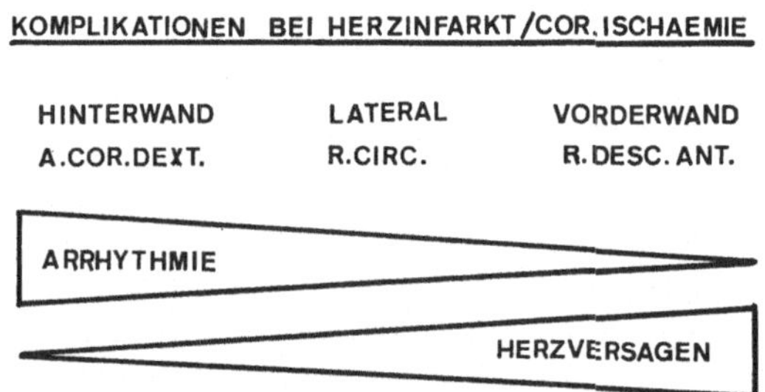


Abb. 3. Komplikationen bei Herzinfarkt und coronarer Ischaemie in Abhängigkeit von ihrer Lokalisation

Für den Anaesthesisten ist die *Lokalisation der Coronarischämie* bzw. des Infarktes von einiger Wichtigkeit: Der *Vorderwandinfarkt*, mit Verschluß des Ramus descendens anterior, neigt wegen seiner oft großen Ausdehnung eher zu *Herzversagen* als zu Arrhythmien. Der *Lateralinfarkt* (Verschluß des Ramus circumflexus) und ganz besonders der *Hinterwandinfarkt* (Verschluß der A. coronaria dextra) neigen dagegen häufiger zu schweren *Arrhythmien* oder *a.v.-Block*, da sie mit einer Beeinträchtigung der Blutversorgung von Sinus- und a.v.-Knoten einhergehen (vgl. die schematische Darstellung in Abb. 3). Arrhythmien können, besonders bei digitalisierten Patienten, gerade während einer Allgemeinanaesthesie durch mancherlei Faktoren ausgelöst oder aggraviert werden.

Einige Herzerkankungen sind besonders durch die *Narkoseeinleitung* gefährdet. So ist bei *Perikarditis constrictiva*, florider *Endokarditis* und *Pankarditis* mit *Perikarderguß* das Herzzeitvolumen durch Behinderung des venösen Rückflusses oft schon so stark vermindert, daß eine zusätzliche Herabsetzung durch intravenöse Thiopentalinjektion oder Erhöhung des intrathorakalen Druckes bei Intubation und manueller Beatmung zum Kammerflimmern führen kann. Bei *cyanotischen Shuntvitien* gelangt ein intravenös verabreichtes Mittel, ohne das Lungenfilter zu passieren, direkt als Bolus in das linke Herz und in den Systemkreislauf. Dadurch kann es in letzterem zu abruptem Blutdruckabfall kommen, der den Rechts-Links-Shunt weiter begünstigt, sodaß die Lungendurchblutung und damit die Oxygenation des Blutes unter das kritische Minimum fallen können.

Besondere Probleme bieten *notfallmäßige Eingriffe* bei coronargeschädigten Patienten. Die Evaluierung ihres Kreislaufzustandes wird, besonders bei *Unfallpatienten*, oft erschwert, sei es durch *Zeitmangel* oder durch Begleitumstände wie *Schockzustand* und *Bewußtseinstrübung*. Schwere *Anämie*, *Hypovolämie*, wie z. B. bei *Magenblutungen*, *Exsikkose* und *Störung des Elektrolytgleichgewichtes* bei *Ileus*, sind für Herz-Kreislaufkranke zusätzliche Faktoren,

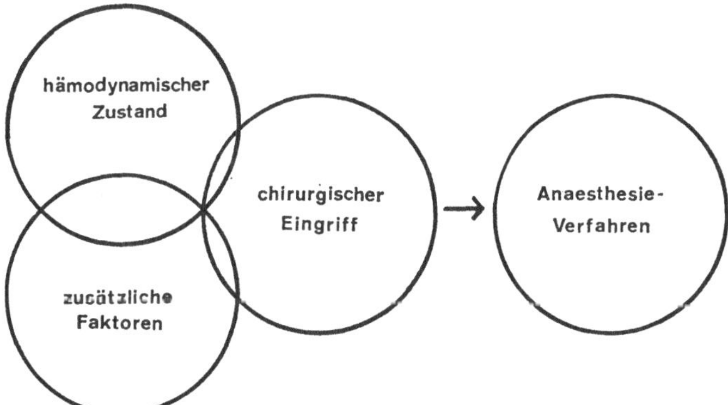


Abb. 4. Problemkreise, die das Anaesthesieverfahren bestimmen

die das Operationsrisiko vervielfachen, wenn sie präoperativ nicht wenigstens teilweise behoben werden können. Solche Patienten zeigen eine enorme Empfindlichkeit auf Narkotica, sowohl bei der Narkoseeinleitung wie auch bei deren Unterhaltung. Die Dosierung muß daher stark reduziert werden. In vielen Fällen reicht eine Lachgas-Sauerstoff-Narkose mit zusätzlichen Muskelrelaxantien zur Erreichung von Analgesie und Bewußtseinsverlust aus.

Die drei gegebenen *Problemkreise* (s. Abb. 4), nämlich der *hämodynamische Zustand* des Patienten, Art und Größe des *chirurgischen Eingriffs* und die *zusätzlichen Faktoren* (Konstitution, konkomittierende Krankheiten, Begleitumstände wie Notfallsituation etc.) bestimmen letztlich die Wahl des für jeden Patienten geeigneten Anaesthesieverfahrens.

## Literatur

1. Rushmer, R. F.: Cardiovascular Dynamics. Philadelphia u. London: W. B. Saunders Comp. 1961.
2. Skinner, J. F., Pearce, M. L.: Surgical Risk in the cardiac Patient. J. chron. Dis. **17**, 57–72 (1964).

3. Alexander, S., McAlpine, F. S.: Cholecystectomy in the cardiac Patient. Med. Clin. N. Amer. **50**, 495 (1966).
4. Topkins, M. J., Artusio, J. F.: Myocardial Infarction and Surgery. Anesth. Analg. Curr. Res. **43**, 716 (1964).
5. Chamberlain, D. A., Edmonds-Seal, J.: Effects of Surgery under general Anesthesia on the ECG in ischemic Heart Disease. Brit. med. J. **2**, 784 (1964).

## Kreislaufvorbereitung des Patienten

Von **R. Gattiker**

Es steht außer Zweifel, daß Patienten mit einer *manifesten Herzinsuffizienz* vor einem chirurgischen Eingriff in Allgemeinanaesthesie in einen kompensierten Zustand gebracht werden müssen. Wegen der durch Anaesthesie und Operation erhöhten Gefahr der Kumulation von Digitalispräparaten infolge möglicher Beeinträchtigung der Nierenfunktion, Herabsetzung des Stoffwechsels bei lange dauernden Eingriffen und anderen Faktoren werden *kurz- und raschwirkende Digitalispräparate*, wie z. B. Cedilanid i. v. oder Digoxin per os. bevorzugt. Müssen gleichzeitig *Diuretica* verabreicht werden, so muß eine *Kaliumsubstitution* und sorgfältige *Kontrolle des Serumkaliumspiegels* vorgenommen werden. Bei Patienten, die sich nicht peroral ernähren können, ist die Bestimmung der Serumkaliumkonzentration am Vorabend der Operation oder sogar am Morgen vor der Narkoseeinleitung zu empfehlen. Hypokaliämie kann, besonders beim digitalisierten Patienten, unter zusätzlichen vagalen Reflexen bei der Narkoseeinleitung und Intubation zu schweren Arrhythmien oder Kammerflimmern führen. Dasselbe gilt für Patienten, die bereits unter Digitalistherapie und Diuretica stehen. Liegen Bradyarrhythmien mit ventrikulären Extrasystolen oder a.v.-Überleitungsstörungen vor, muß eine *Digitalisintoxikation* in Erwägung gezogen werden. Durch Hochhalten des Serumkaliumspiegels kann in vielen Fällen das EKG normalisiert werden. Häufig muß jedoch die Digitalistherapie in der Dosierung reduziert oder ganz abgesetzt werden. In schweren Fällen ist die Behandlung mit Diphenylhydantoin (Epanutin, Antisacer) indiziert.

*Hypertoniker*, die unter *Antihypertensiva*, wie z. B. Guanethidin (Ismelin), Rauwolfiapräparaten (Serpasil) oder Methyldopa (Aldomet) stehen, neigen zu ausgesprochener *Kreislauflabilität*, die bei Narkoseeinleitung zu gefährlichen Blutdruckabfällen führen kann. Diese sind Folge einer Ausschöpfung der Katecholaminspeicher in den peripheren sympathischen Nerven durch die antihypertensiven Substanzen und können deshalb auch nur mit direkt wirkenden sympathischen Aminen, wie Adrenalin, Noradrenalin oder Methoxamin, erfolgreich behandelt werden. Da viele Antihypertensiva eine lange Wirkungsdauer haben, ist es im allgemeinen nutzlos, sie präoperativ abzusetzen. Außerdem ist die Sistierung einer Therapie, unter der ein Patient gut eingestellt ist, gerade zu einem Zeitpunkt, in dem er einer größeren Belastung ausgesetzt werden soll, wenig sinnvoll. Viel wichtiger ist es, zu wissen, daß der Patient unter Antihypertensiva steht und eine dementsprechend schonende Narkoseeinleitung zu planen. Vorsicht ist vor allem bei *Notfällen* am Platz, bei denen nichts über vorbestehende Medikationen bekannt ist und eine Hypertonie durch Schockzustand maskiert sein kann.

Während die Kreislaufvorbereitung des manifest kreislaufinsuffizienten Patienten unumstritten ist, bestehen immer noch Kontroversen in bezug auf die sog. *„prophylaktische Digitalisbehandlung“* älterer Patienten mit eingeschränkter kardialer Reserve, jedoch ohne manifeste Dekompensationserscheinungen, denen größere chirurgische Eingriffe bevorstehen.

Tabelle 1

Richtlinien zur präoperativen Digitalisierung

A. Absolute Indikation:
   1. Manifeste Herzinsuffizienz
   2. Tachykardes Vorhofflattern und -flimmern, Pulsdefizit

B. Relative Indikation:
   1. Anamnestische Herzinsuffizienz
   2. Eindeutige Herzvergrößerung
   3. Schwere Coronarerkrankung
   4. Mitralstenose
   5. Lungenchirurgie und große intraabdominale Eingriffe bei > 60jährigen Patienten

Aus einer skandinavischen Arbeit von BRØCKNER u. CHRISTIANSEN, 1965 [1] geht hervor, daß Patienten über 60 Jahre, ohne kardiale Dekompensation, aber pathologischem EKG-Befund, in 50% postoperative kardiale Komplikationen durchmachen. Bei älteren Patienten mit intrathorakalen Eingriffen, besonders Lungenresektionen, kann die Komplikations- und Mortalitätsrate durch präoperative Digitalisierung erheblich gesenkt werden. Am Zürcher Institut für Anaesthesiologie haben wir uns der Meinung von DEUTSCH u. DALEN [2] angeschlossen und benützen die in Tabelle 1 aufgeführten Richtlinien zur präoperativen und prophylaktischen Digitalisierung.

## Literatur

1. BRØCKNER, J., CHRISTIANSEN, J.: Evaluation of surgical Patients for preoperative Digitalization. Acta chir. scand. **129**, 1 (1965).
2. DEUTSCH, ST., DALEN, J. E.: Indications for prophylactic Digitalization. Anesthesiology **30**, 648–655 (1969).

# Kreislaufvorbereitung des Patienten: Zur Frage der prophylaktischen Digitalisierung

Von **Ch. Salzmann**

Um zur Frage der präoperativen prophylaktischen Digitalisierung Stellung nehmen zu können, muß man sich kurz die *Wirkungen von Digitalis* in Erinnerung rufen.

1. *Steigerung der myokardialen Contractilität* (positiv inotrop). Die hämodynamischen Folgen der durch Digitalis bewirkten Steigerung von Contractionsgeschwindigkeiten und Contractionskraft des insuffizienten Herzens sind: Abnahme der Systolendauer, des enddiastolischen Kammervolumens und des enddiastolischen Kammerdrucks einerseits sowie Zunahme der Ventrikeldruckanstiegsgeschwindigkeit, der Auswurffraktion, des Schlagvolumens und des Herzminutenvolumens andererseits. Klinisch äußert sich die positiv inotrope Wirkung in einer Zunahme der Diurese und in einem Rückgang aller Herzinsuffizienzzeichen, namentlich der venösen Stauung im großen und kleinen Kreislauf, der Ödeme, der Tachykardie, der Dyspnoe und der Herzgröße.

2. *Verlangsamung der Herzfrequenz* (negativ chronotrop) und *Verminderung der Reizleitungsfähigkeit* (negativ dromotrop). Sowohl Senkung der Herzfrequenz und Erschwerung der atrioventrikulären Überleitung (Verlängerung der Refraktärzeit des a.v.-Knotens) beruhen auf der Vaguswirkung des Herzglykosids und auf einer direkten Beeinflussung des Sinus- und des a.v.-Knotens. Als klinische Beispiele seien die digitalisbedingte Sinusbradykardie, die Senkung der Kammerfrequenz bei tachykardem Vorhofflimmern und die Entstehung eines a.v.-Blocks bei Digitalisüberdosierung genannt.

3. Die *Erhöhung der Reizbildungsfähigkeit* ist die Ursache der bei toxischer Digitalisdosis auftretenden Neigung zu ventrikulärer Extrasystolie und zu Kammerflimmern.

4. *Extrakardiale Wirkungen.* Neben der Steigerung der Vagusaktivität wirkt Digitalis, besonders in toxischen Dosen, auch auf die Gefäße (arterielle und venöse Vasokonstriktion), auf den Gastrointestinaltrakt (Appetitlosigkeit, Erbrechen, Durchfall), auf das Zentralnervensystem (zentralbedingte gastrointestinale Störungen, Sehstörungen, Schlaflosigkeit, Psychosen) und auf die Nieren (verminderte Natriumrückresorption).

Entscheidend für die Beurteilung der präoperativen Digitalisierung eines nicht manifest insuffizienten Herzens ist die durch zahlreiche Untersuchungen belegte Tatsache, daß Digitalis in gleicher Weise auf das insuffiziente, das hypertrophierte nicht insuffiziente und auf das gesunde Herz wirkt und daß bisher keine nachteiligen Wirkungen von Digitalis auf das gesunde Herz festgestellt wurden.

Die *prophylaktische Digitalisierung* eines Herzens, dessen myokardiale Reserven möglicherweise etwas eingeschränkt sind oder das zu Rhythmusstörungen neigen könnte, vermag zweifellos in gewissen Fällen das per- oder postoperative Auftreten einer Herzinsuffizienz oder eines Vorhofflimmerns zu vermeiden. Andererseits gibt es berechtigte *Einwände gegen* eine zu liberale *präoperative Anwendung von Digitalis.* 1. Der digitalisierte Patient ist unter der Narkose, der Operation und der postoperativen Periode einer Anzahl von Einflüssen ausgesetzt, welche die Möglichkeit einer Digitalisintoxikation vergrößern. Erwähnt seien die zusätzliche Vaguswirkung vieler Narkotica und die Verschiebungen im Flüssigkeits-Elektrolyt-Säurebasen-Haushalt (Hypokaliämie, Acidose, Alkalose, Hypoxie, Hyperkapnie). Zudem neigt gerade der ältere Mensch zu Digitalisüberempfindlichkeit, und gewisse Patienten mit einem Cor pulmonale oder einer coronaren Herzkrankheit ertragen Digitalis oft schlecht. 2. Die prophylaktische Digitalisierung kann per- oder postoperativ zu großen diagnostischen Schwierigkeiten führen, wenn als Ursache einer Extrasystolie, einer Vorhof- oder Knotentachykardie, einer a.v.-Dissoziation oder a.v.-Blockierung das Digitalis nicht von vornherein ausgeschlossen werden kann. 3. Nach unseren Erfahrungen kann eine im per- oder postoperativen Verlauf unerwartet aufgetretene Herzinsuffizienz durch rasche Digitalisierung fast immer beherrscht werden. Auch ein akut aufgetretenes Vorhofflimmern, ein Vorhofflattern oder eine Vorhoftachykardie vermögen durch Elektrokonversion meist rasch beseitigt zu werden. Zudem ist die Elektrokonversion, die heute als Therapie der Wahl bei supraventrikulären Tachyarrhythmien gilt, beim nicht voll digitalisierten Patienten mit einem kleineren Risiko verbunden.

Aus diesen Gründen haben wir in Bern in der Frage der prophylaktischen Digitalisierung einen Mittelweg eingeschlagen. Unsere Indikationen zur präoperativen Digitalisierung stimmen weitgehend mit den von GATTIKER angegebenen überein mit den Ausnahmen, daß aufgrund eines höheren Alters oder einer radiologisch gesicherten Herzvergrößerung allein auch vor thorakalen und großen abdominellen Eingriffen in der Regel keine Digitalisierung eingeleitet wird.

## Literatur

1. BRAUNWALD, E., BLOODWELL, R. D., GOLDBERG, L. I., MORROW, A. G.: Studies on digitalis: IV. Observations in man on the effect of digitalis preparations on the contractility of the non-failing heart and on total vascular resistance. J. clin. Invest. **40**, 52 (1961).

2. DEUTSCH, S., DALEN, J. E.: Indications for prophylactic digitalization. Anesthesiology **30**, 648 (1969).
3. EWY, G. A., KAPADIA, G. G., YAO, L., LULLIN, M., MARCUS, F. I.: Digoxin metabolism in the elderly. Circulation **39**, 449 (1969).
4. JULER, G. L., STEMMER, E. A., CONOLLY, J. E.: Complications of prophylactic digitalization in thoracic surgical patients. J. thorac. cardiovasc. Surg. **58**, 352 (1969).
5. MASON, D. T., BRAUNWALD, E.: Digitalis: New facts about an old drug. Amer. J. Cardiol. **22**, 151 (1968).
6. MEYER, J.: Zur Frage der Digitalisanwendung vor, während und nach Operationen. Anaesthesist **19**, 365 (1970).
7. SCHULTE-STEINBERG, O.: Zur Frage der Digitalisanwendung vor, während und nach Operationen. Stellungnahme zu dem Artikel von J. Meyer. Anaesthesist **20**, 112 (1971).
8. SELZER, A., COHN, K. E.: Some thoughts concerning the prophylactic use of digitalis. Amer. J. Cardiol. **26**, 214 (1970).
9. — KELLY, J. J.: Action of digitalis upon the non-failing heart: A critical review. Progr. cardiovasc. Dis. **7**, 273 (1964).
10. SHIELDS, T., NJIKI, G. T.: Digitalization for prevention of arrhythmias following pulmonary surgery. Surg. Gynec. Obstet. **126**, 743 (1968).
11. SONNENBLICK, E. H., WILLIAMS, J. F., GLICK, G., MASON, D. T., BRAUNWALD, E.: Studies on digitalis: XV. Effects of cardiac glycosides on myocardial forcevelocity relations in the nonfailing human heart. Circulation **34**, 532 (1966).
12. WHEAT, M. W., BURFORD, T. H.: Digitalis in surgery: Extension of classical indications. J. thorac. cardiovasc. Surg. **41**, 162 (1961).

# Kreislaufwirkung der Prämedikation

Von **R. Gattiker**

Die *klassischen Forderungen* der präoperativen Medikation sind:

1. psychische *Sedierung*
2. *Verminderung der Sekretion* des Respirationstraktes und *Schutz gegen inadäquate Reflexe*, besonders während der Narkoseeinleitung
3. ein *additiver Effekt zur Anästhesie*

Alle zur Prämedikation verwendeten Mittel beeinflussen auch mehr oder weniger stark das Herz-Kreislaufsystem. Gerade beim herzgeschädigten Patienten ist es jedoch besonders wichtig, obige drei Forderungen auf sinnvolle Art und Weise zu erfüllen. Eine adäquate Sedierung ist bei ihm unbedingt notwendig, da Aufregung verbunden mit Tachykardie und unzweckmäßiger Stoffwechselsteigerung die hämodynamische Situation entscheidend verschlechtern, ja sogar zur Dekompensation mit Lungenödem führen kann.

Herzpatienten leiden oft an Schlaflosigkeit, verursacht durch anginöse Beschwerden, Herzklopfen, Dyspnoe, Hustenreiz und Nykturie. Sind sie bereits an ein Schlafmittel gewöhnt, auf welches sie gut reagieren, so sollte man auch am Vorabend der Operation nicht davon abweichen. Evtl. ist eine stärkere Dosierung notwendig. *Barbiturate* können mit einem *Psychosedativum*, wie z. B. mit einem Benzodiazepinderivat (Valium, Librium) kombiniert werden. Bei alten Patienten mit mehr oder weniger ausgeprägter Cerebralsklerose können Barbiturate zu Erregungszuständen und Unruhe führen. Psychosedativa sind daher bei ihnen besonders zu empfehlen.

Zur eigentlichen präoperativen Medikation am Operationstag haben sich die *Morphinderivate*, wie z. B. Pethidin (Dolantin, Demerol) zusammen mit Atropin oder Scopolamin seit Jahrzehnten bestens eingeführt. Pethidin hat das *Morphin*, welches in Amerika noch häufiger gebraucht wird, wegen seiner weniger ausgeprägten atemdepressorischen und emetischen Wirkung weitgehend verdrängt. Die Grunddosierung von *Pethidin* beträgt etwa 1 mg/kg KG. Sie wird bei jungen gesunden Individuen entsprechend aufgerundet, bei älteren dem Zustand entsprechend abgerundet. Bei kardial geschädigten Patienten kann man $^1/_2$ oder $^3/_4$ der Normaldosis verordnen und die Sedierung mit einem Psychosedativum ergänzen. Dazu eignen sich Diazepam (Valium) oder Promethazin (Phenergan). Kindern geben wir, auch solchen mit angeborenen Herzfehlern jeglicher Art, fast immer *Pentothal-*

*suspension* rectal in der Dosis von 25–35 mg/kg KG. Sie können dann innerhalb 20–30 min schlafend in den Operationsaal gebracht und ohne zu erwachen narkotisiert werden.

*Atropin* ist das zur Reflexdämpfung am weitesten verbreitete Mittel. Bei Patienten mit *Mitralvitien* oder einer schweren *Aortenstenose* und solchen mit *erschwerter Coronardurchblutung*, d. h. bei allen, bei denen eine Tachykardie aus hämodynamischen Gründen zur kritischen Herabsetzung des Herzzeitvolumens oder der Coronardurchblutung führt, ist *Atropin* kontraindiziert oder zumindest mit Vorsicht zu gebrauchen. Dasselbe gilt auch für *Scopolamin*. Beide haben in *niedriger Dosierung* eine *zentrale vagusstimulierende* Wirkung, so daß man mit Herabsetzung der Dosis u. U. das Gegenteil von dem, was man eigentlich bezweckt, erreicht.

Eine etwas geringere, aber doch deutliche reflexdämpfende Wirkung haben die Phenothiazine, vor allem *Phenergan*, welches auch praktisch keine Nebenwirkungen auf den Kreislauf hat. Einige, besonders amerikanische Autoren, verzichten bei Herzpatienten überhaupt auf reflexdämpfende vagolytische Medikamente. Andererseits ist jedoch zu bedenken, daß gerade diese Kranken, meist unter Digitalismedikation stehend, welche selbst auch einen vagusstimulierenden Effekt hat, gegenüber inadäquaten Reflexen, erstens besonders empfindlich sind und zweitens bei relativ geringer Instabilisierung ihres Kreislaufs und ihres Herzzeitvolumens zu fatalen Zwischenfällen neigen.

Bei *notfallmäßigen Eingriffen*, wo es vielerorts üblich ist, die Prämedikation vor Narkosebeginn intravenös zu verabreichen, ist die verlängerte Kreislaufzeit kardial geschädigter Patienten und die dadurch mögliche Kumulation rasch hintereinander verabreichter Medikamente zu berücksichtigen.

# Kreislaufwirkung von intravenösen Narkotica

Von **R. Schorer**

Die zur Einleitung einer Narkose verwendeten Mittel können in Hinsicht auf ihre Wirkung am Kreislaufgesunden in kreislauf-depressorische und -stimulierende eingeteilt werden. Die zentrale Größe des Blutkreislaufes stellt dabei das Herzzeitvolumen und die Verteilung der Gesamtdurchblutung auf die einzelnen Organe dar.

| | f | Myokard-kontraktion | $V_s$ | HZV | $P_{art}$ | $R_{ges}$ | $flow_{peripher}$ |
|---|---|---|---|---|---|---|---|
| Barbiturate | ↑~ | ~(↓) | ↓ | ↓~ | ↓~ | ↑ | ↓ cerebral coronar<br>↓ Niere Milz Leber |
| Propanidid | ↑ | ↓ | ↑ ↓ | ↑ | ↓ | ↓ | ↑<br>↑ |
| Ketamin | ↑ | (↑) | ↑ | ↑ | ↑ | ↓ | ↑<br>↑ |
| NLA | ↑ | ↓ | ~↓ | ↑ | ~(↓) | ↓ | ~<br>~ |

Abb. 1. Übersicht der Kreislaufwirkung intravenöser Narkotica. f = Herzfrequenz, $V_s$ = Schlagvolumen, HZV = Herzzeitvolumen, $P_{art}$ = arterieller Mitteldruck, $R_{ges}$ = Gesamt-Kreislaufwiderstand

In einer Übersicht (Abb. 1) ist nach Literaturangaben [1] und eigenen Meßwerten die Wirkung der depressorisch wirkenden *Barbiturate*, die zunächst stimulierende und stabilisierende Wirkung der *Neuroleptanalgetica* sowie die stimulierende Wirkung von *Epontol* und *Ketamin* auf die wichtigsten Kreislaufgrößen dargestellt. Es ist ersichtlich, daß durch Barbiturate das Herzzeitvolumen häufig vermindert wird infolge Abnahme des Schlagvolumens trotz gesteigerter Frequenz. Epontol, Ketamin und Neuroleptanalgetica führen zu einer Steigerung des Herzzeitvolumens, vorwiegend frequenzbedingt.

Abbildung 2 zeigt den zeitlichen Verlauf einer *Halothan-Narkose*, die mit *Pentothal-Succinylcholin*, sofortiger Intubation und kontrollierter Beatmung eingeleitet wurde. Das Herzzeitvolumen wurde in allen folgenden

Untersuchungen mit der Thermo-Injektionsmethode mit Hilfe eines direktanzeigenden Rechengerätes [2] bestimmt. Herzzeitvolumen und Schlagvolumen werden trotz Frequenzsteigerung sofort vermindert [3]. Unter Einleitung mit *Neuroleptanalgetica* (Abb. 3) kommt es bei dem hier gezeigten typischen Beispiel zur anfänglichen Steigerung des Herzzeitvolumens, des

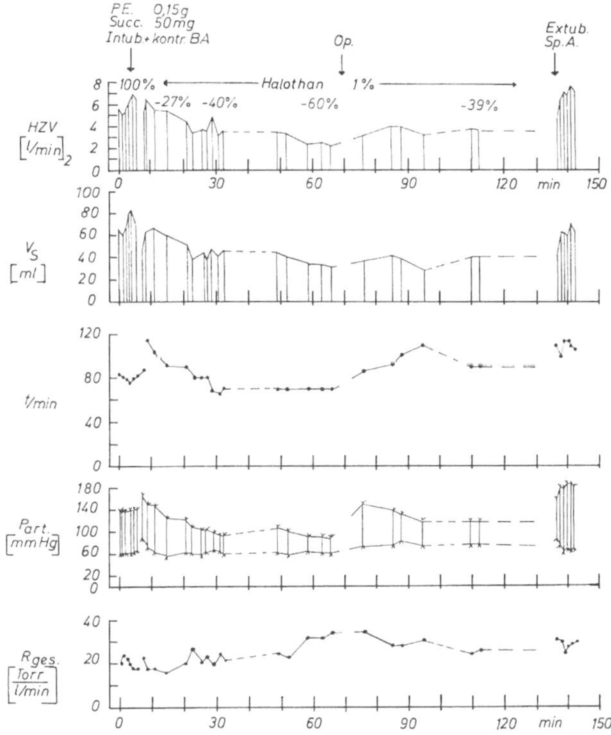


Abb. 2. Zeitlicher Verlauf der Messungen am Beispiel einer Halothan-Narkose (Einleitung mit Pentothal und Succinylcholin) und kontrollierter Beatmung. 39jähriger Patient, Operation wegen Wirbelsäulenprozeß. Senkrechte Striche oder Punkte bedeuten Einzelmessungen. Veränderungen des Herzzeitvolumens (HZV) in Prozent vom Ausgangswert vor Narkosebeginn. f = Herzfrequenz pro min., $P_{art}$ = mittlerer arterieller Druck, $R_{ges}$ = Gesamt-Kreislaufwiderstand

Schlagvolumens und der Herzfrequenz. Während die Neuroleptanalgesie an sich im weiteren Verlauf bis zum Operationsbeginn zu einer Verminderung des Herzzeitvolumens um 22% führt, bewirkt eine zusätzliche Halothangabe eine weitere Abnahme um 12%, zusätzliche Hyperventilation eine Abnahme um 20% (3).

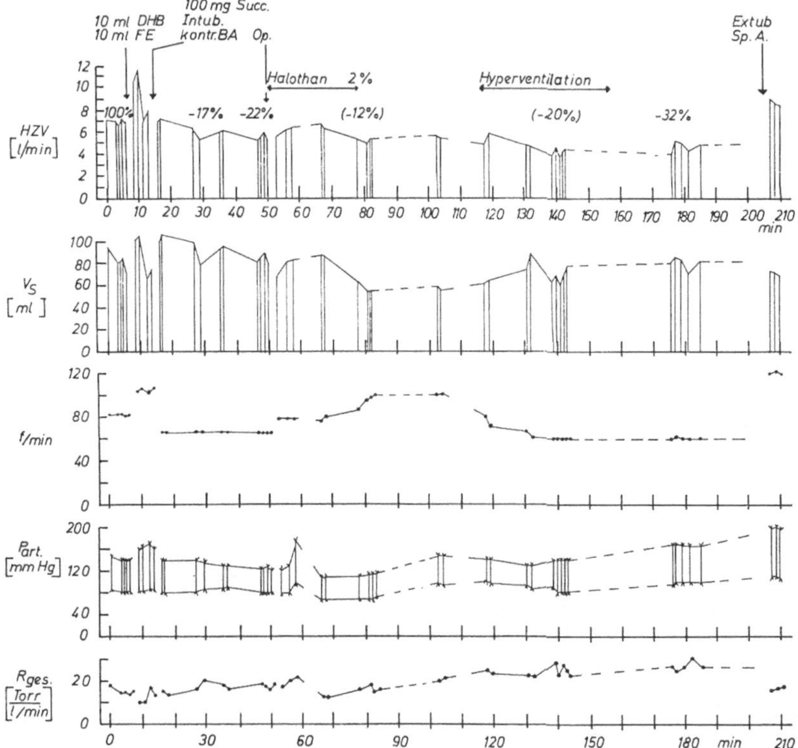


Abb. 3. Zeitlicher Verlauf der Absolutwerte am Beispiel einer Neuroleptanalgesie (20 mg Dehydrobenzperidol, 0,5 mg Fentanyl) und kontrollierter Beatmung. 46jähriger Patient, Operation wegen Schädeldachdefekt. Zusätzliche Halothan-Gabe (2%) für 20 min und Hyperventilationsphase von 30 min Dauer. Dadurch verursachte Veränderungen gegenüber den vorausgehenden und nachfolgenden Werten des Herzzeitvolumens (HZV). Abkürzungen s. Abbildung 2

Bei der *Propanidid*-Wirkung muß zwischen rascher und langsamer (über 30 sec) Injektion unterschieden werden. Das mittlere prozentuale Kreislaufverhalten nach rascher Propanidid-Injektion ist in der Abbildung 4 dargestellt [4]. Am leicht prämedizierten Patienten unter Spontanatmung wird das Herzzeitvolumen um ca. 40% gesteigert. Diese Steigerung beruht auf einer Zunahme der Herzfrequenz um 28% und lediglich auf einer geringfügigen Vergrößerung des Schlagvolumens um 12%. Während sich in der ersten Minute nach Injektion der arterielle Mitteldruck noch nicht verändert, wird der Gesamtkreislaufwiderstand nach der Berechnung Torr/l/min bereits vermindert. Ab der 2. Minute nach Propanidid-Injektion kehren die verminderten Kreislaufgrößen bis zur 4.–5. Minute zur Norm zurück. Diese rasche Stimulierung des Kreislaufes in diesem Ausmaß kann

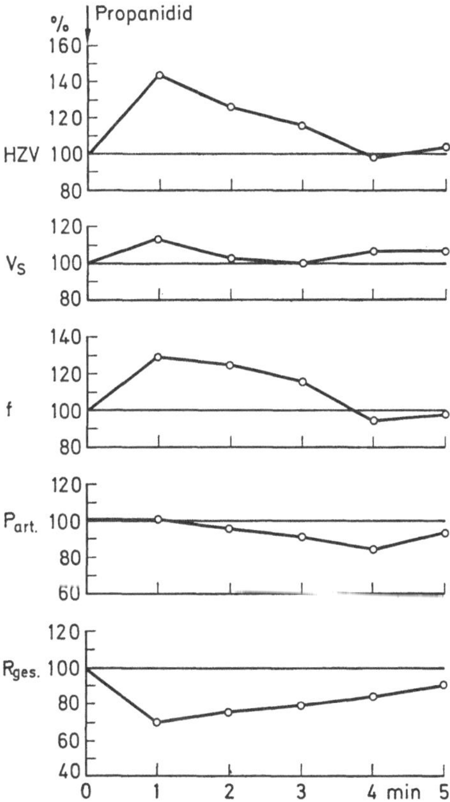


Abb. 4. Mittlere prozentuale Veränderungen der wichtigsten Kreislaufgrößen nach rascher Propanidid-Injektion im Verlauf von 5 min beim Menschen. Die Ausgangswerte im Wachzustand wurden = 100% gesetzt. Abkürzungen s. Abbildung 2

nicht als nützlicher Effekt angesehen werden. Unmittelbar nach langsamer Injektion von Propanidid (Abb. 5) wird das mittlere Verhalten des Herzzeitvolumens für die Dauer von über 2 min lediglich um etwa 10% gesteigert, im weiteren Verlauf um 10% vermindert. Das Verhalten des Herzzeitvolumens ergibt sich aus einer anfänglich starken Zunahme der Herzfrequenz um über 40% bei einer Verminderung des Schlagvolumens um nahezu 30%. In Zusammenhang stehen diese Veränderungen mit einem signifikanten Abfall des Gesamtwiderstandes und arteriellen Mitteldruckes bis zur 3. Minute. Die plötzliche Luxussteigerung durch Propanidid wird durch langsame Injektion erheblich abgemildert. Nach Zweitinjektionen im Abstand von über 10 min konnten wir allerdings wiederholt beobachten, daß das Herzzeitvolumen wesentlich stärker und anhaltender auch infolge Fre-

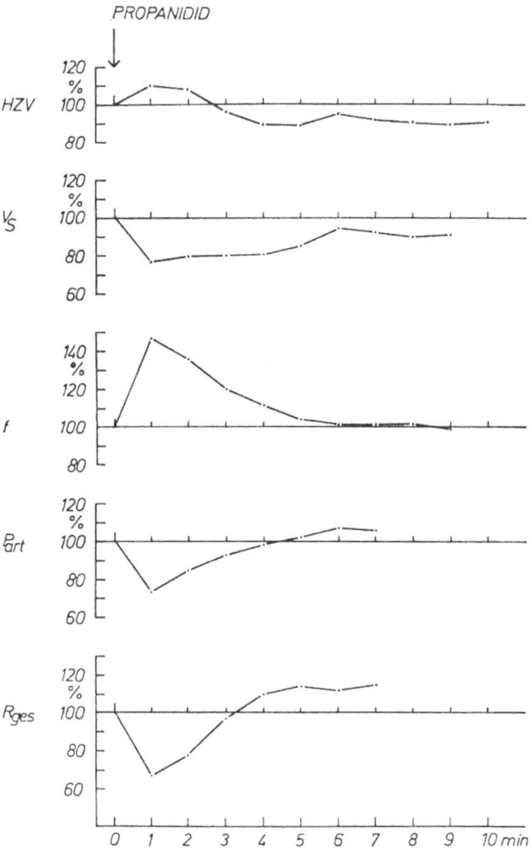


Abb. 5. Mittleres Verhalten der Kreislaufgrößen beim Menschen nach Propanidid-Injektion innerhalb 30 sec. Ausgangswerte vor Propanidid = 100 %. Abkürzungen s. Abbildung 2

quenzsteigerung gegenüber der Erstinjektion zunahm. Lediglich bei einem unserer bisher untersuchten Patienten haben wir kurz nach Propanidid-Injektion eine Verminderung des Herzzeitvolumens gemessen (Abb. 6). Die Zunahme der Herzfrequenz bewirkte bei stärkerer Abnahme des Schlagvolumens eine Verminderung des Herzzeitvolumens um 20% für die ersten beiden Minuten. Die Abnahme des Herzzeitvolumens in unserem Beispiel kann durch hohen Gesamtwiderstand in der Ausgangslage gedeutet werden.

Lediglich bei *Ketamin* unter Spontanatmung wird eine dem Propanidid vergleichbare Kreislaufwirkung gemessen (Abb. 7). Die Zunahme des Herzzeitvolumens um 30% ist vorwiegend frequenzbedingt. Eine Zweit-

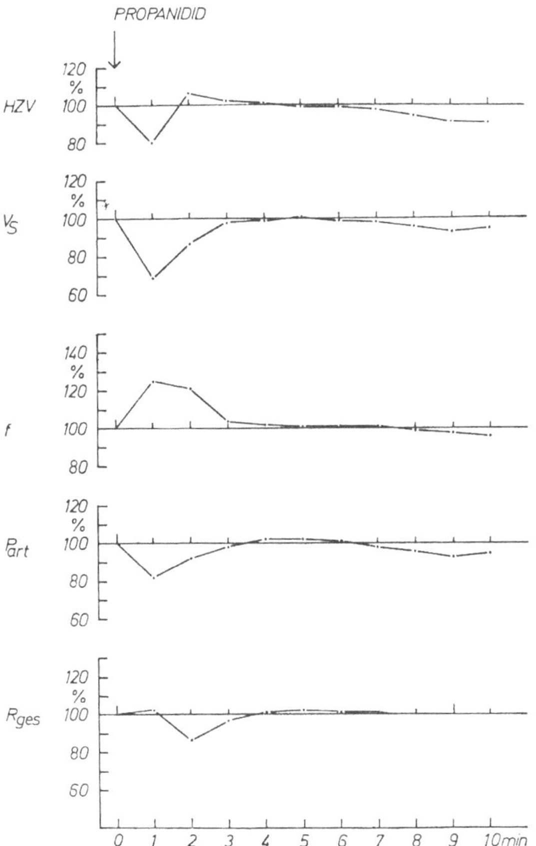


Abb. 6. Prozentuale Veränderungen der Kreislaufgrößen bei einem Patienten nach Propanidid-Injektion innerhalb 30 sec. Ausgangswerte vor Injektion = 100 %. Abkürzungen s. Abbildung 2

injektion nach 20 min führt zum nahezu gleichen Effekt. Ganz anders verhält sich der Kreislauf nach Ketamin mit sofort anschließender Intubation, kontrollierter Beatmung und Übergang auf *Halothan-Lachgas*-Anaesthesie (Abb. 8). Die Herzzeitvolumensteigerung in den ersten 4 min bleibt gering bei starker Abnahme des Schlagvolumens und Frequenzsteigerung, während mittlerer Blutdruck und Gesamtwiderstand zunehmen. Bereits ab der 4. Minute nach Ketamin-Injektion wird das Herzzeitvolumen vermindert bei weiterer Schlagvolumenabnahme und Frequenznormalisierung.

Untersuchungsergebnisse über den Effekt einer Narkoseeinleitung auf den Kreislauf, insbesondere auf das Herzzeitvolumen sind äußerst schwer zu beurteilen und es ist kaum möglich, die in der Literatur im einzelnen

Ketamin
2mg/kg KG
Ketamin
Intubation
+ kontr. BA
Halothan + N2O
HZV
Vs
f
Part.
Rges.
min

Abb. 7

Ketamin + Intubation + kontr. BA
2 mg/kg KG
Halothan + N2O
HZV
Vs
f
Part.
Rges.
min

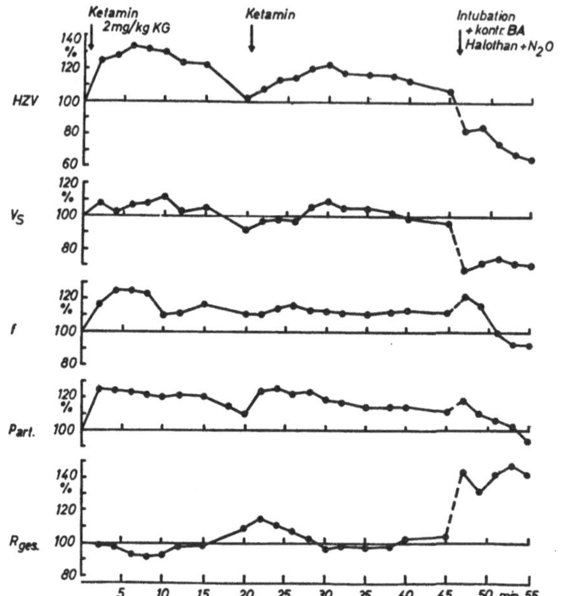

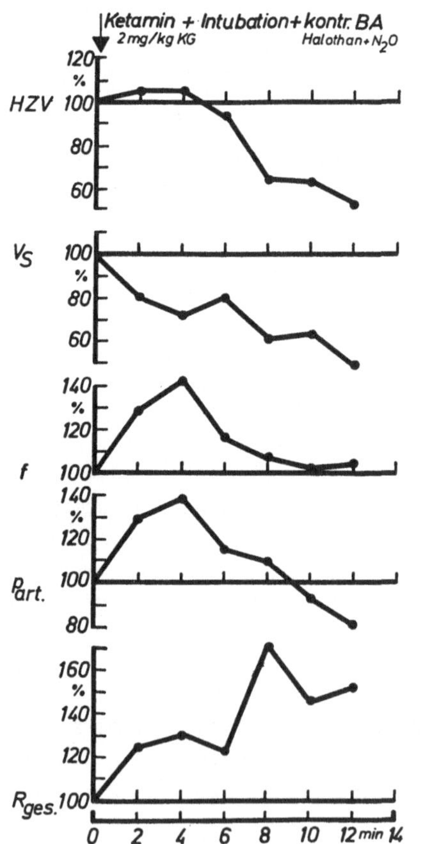

Abb. 8

berichteten Ergebnisse untereinander zu vergleichen. Das hat seinen Grund in der unterschiedlich zur Anwendung kommenden Einleitungstechnik einschließlich der Dosierung und Prämedikation, der Ausgangslage des Kreislaufs und nicht zuletzt in den ventilatorischen Bedingungen.

*Die Frage nach dem günstigsten Mittel beim Risikopatienten zur Einleitung per injektionem kann jedenfalls aus dem Verhalten des Kreislaufgesunden nicht beantwortet werden.* Hierbei wird vielerorts die Einleitung per inhalationem, z. B. in der Herzchirurgie, aus unterschiedlichen Gründen bevorzugt.

## Literatur

1. Greisheimer, E. M.: The circulatory effects of anesthetics. In: Handbook of Physiology. Sekt. 2: Circulation, Vol. III, Chapt. 70. Amer. physiol. Soc. 1965.
2. Schorer, R.: Die Technik der Thermo-Injektionsmethode mit Direktanzeige zur Bestimmung des Herzzeitvolumens. Z. prakt. Anästh. Wiederbeleb. **2**, 28 (1966).
3. — Göring, G.: Veränderung des Herzzeitvolumens durch Halothan-Narkose und durch Neuroleptanalgesie. Z. prakt. Anästh. Wiederbeleb. **5**, 335 (1967).
4. — v. Foerster, C.: Der Effekt einer Propanidid- und Methoxyfluran-Anästhesie auf das Herzzeitvolumen. Z. prakt. Anästh. Wiederbeleb. **6**, 431 (1968).

---

Abb. 7. Relative mittlere Veränderungen der Kreislaufgrößen (12 Patienten) nach 2 i.v. Ketamin-Injektionen im Abstand von 20 min und anschließendem Übergang auf Halothan-Lachgas-Narkose und kontrollierter Beatmung. Abkürzungen s. Abbildung 2

Abb. 8. Mittlere relative Veränderungen der wichtigsten Kreislaufgrößen nach Ketamin-Einleitung und sofort anschließender Halothan-Lachgas-Narkose und kontrollierte Beatmung. Abkürzungen s. Abbildung 2

# Succinylcholin

## Von F. Roth

Im Gegensatz zur Mehrzahl der nichtdepolarisierenden Muskelrelaxantien hat Succinylcholin praktisch keinen direkten herz- oder kreislaufdeprimierenden Effekt. Im Tierexperiment konnte HUGHES [1] eine leichte Reduktion des peripheren Widerstandes und eine diskrete Erhöhung von Schlag- und Herzminutenvolumen durch Succinylcholin feststellen.

*Die Succinylcholin-Bradykardie*, die sich ja besonders bei der ersten Nachinjektion des Medikamentes einstellt und bis zu länger dauernden Asystolen gehen kann, darf kaum als echte Gefahr angesehen werden, da sie sich durch eine adäquate Atropin-Prämedikation vollständig umgehen läßt.

Etwas weniger harmlos sind die ventrikulären Arrhythmien, die Succinylcholin bei *voll digitalisierten Patienten* auslösen kann. Die Genese dieser Arrhythmien liegt wahrscheinlich in einer Beeinflussung der Kaliumionen-Verschiebung an den Membranen der Herzmuskelzellen durch das Succinylcholin. Wie DOWDY u. FABIAN [2] bereits 1963 veröffentlicht haben, lassen sich diese Rhythmusstörungen durch Vorinjektion eines nichtdepolarisierenden Relaxans vermeiden. Die Häufigkeit und die klinische Bedeutung dieser Rhythmusstörungen dürften aber doch gering sein, soweit wir das aus unserer eigenen Erfahrung beurteilen können.

Wenn wir hier von den möglichen Zusammenhängen zwischen Succinylcholin und den gefürchteten Hyperthermie-Zuständen in Narkose absehen wollen, drohen ernste Gefahren für den Kreislauf eigentlich nur über die *abnormale Kalium-Ausschüttung* durch Succinylcholin. Die gefährdeten Patientengruppen sind in Tabelle 1 zusammengestellt, die auch Auskunft gibt über die Dauer der abnormalen Reaktion auf Succinylcholin bei den gefährdeten Patientenkategorien, soweit dies überhaupt bekannt ist.

Tabelle 1. Dauer der abnormalen Reaktion auf Succinylcholin bei den gefährdeten Patientenkategorien

| | Dauer der Gefahr | Literatur |
|---|---|---|
| Verbrennungen | Ende 1. Woche bis 10. Woche | [3, 4] |
| Polytraumen | Ende 1. Woche bis 10. Woche | [5, 20] |
| Tetanus | Beginn der Spastizität bis zur Mobilisation | [9, 10] |
| Neurologische Leiden | 2. Tag bis zur Mobilisation | [6, 7, 8] |
| Akutes Nierenversagen | ? | [9, 10, 11, 12] |

## Verbrennungen

Bei dieser Krankheit wurden die abnormen Serumkalium-Werte unmittelbar nach Succinylcholin von TOLMIE [3] erstmals entdeckt und 1967 veröffentlicht. Zur Illustration eine Zusammenstellung von SCHANER et al. [4] (Abb. 1), die unter anderem zeigt, daß mit einem massiven Ansteigen des Kaliums nur bis zur 10. Krankheitswoche gerechnet werden muß.

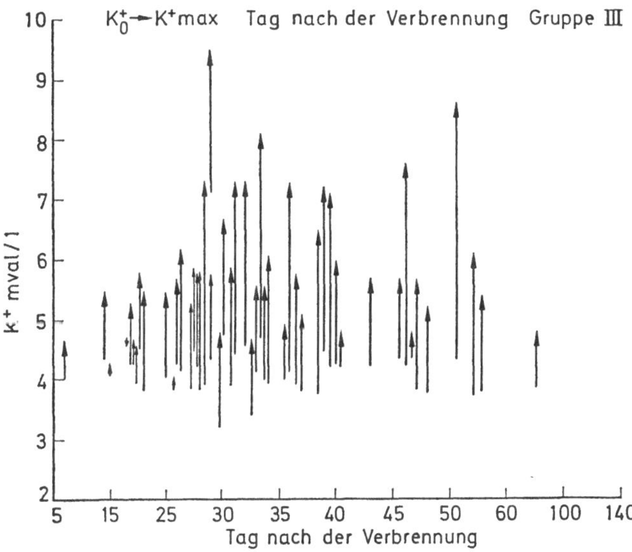


Abb. 1. Patienten mit Verbrennungen. Kaliumanstieg in Abhängigkeit von der Zeit nach der Verbrennung. Die einzelnen Pfeile zeigen die effektive Zunahme des Serumkaliums vom Ausgangswert zum maximalen Wert nach der Injektion des Succinylcholins (aus SCHANER et al. [4])

## Polytraumen

Eine Zusammenstellung von Serumkalium-Werten nach 100 mg Succinylcholin von MAZZE et al. [5] (Abb. 2) zeigt, daß auch hier die Gefahr nach 8–10 Wochen vorüber ist. Aus der Darstellung geht aber auch hervor, daß ein akutes Ansteigen des Kaliums auf 8 oder gar 9 mval/l nicht obligat einen Kreislaufstillstand mit sich bringen muß.

## Tetanus

Am Tetanus-Patienten konnten wir selber Untersuchungen machen. Die Abbildung 3 zeigt den Kaliumanstieg nach 100 mg Succinylcholin bei einem

Patienten, der bereits in Rekonvaleszenz war. Es veranschaulicht gleichzeitig, mit welcher Geschwindigkeit sich ohne Gegenmaßnahmen der Kaliumspiegel im Blut wieder senkt.

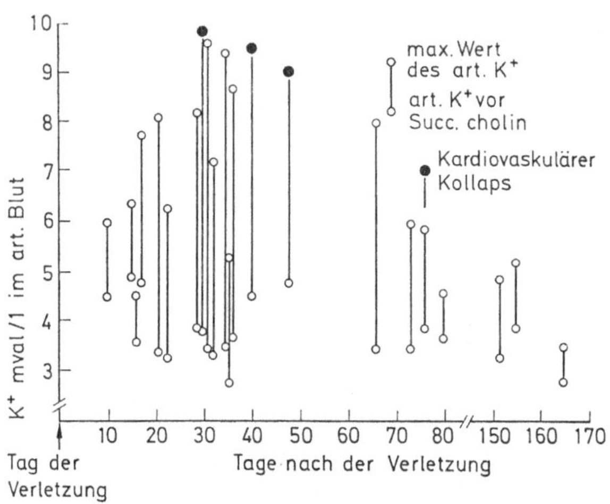


Abb. 2. Polytraumatiker. Kaliumanstieg nach Succinylcholin abhängig vom zeitlichen Abstand vom Trauma (aus Mazze et al. [5])

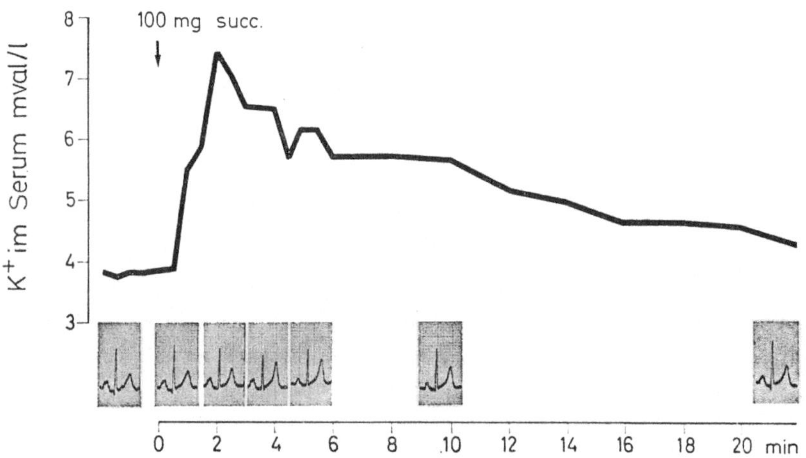


Abb. 3. Ansteigen des Serumkaliums nach Succinylcholin bei einem Tetanuspatienten. Hyperkaliämiezeichen im EKG mit einer gewissen Verzögerung (aus Roth u. Wüthrich [9])

## Neurologische Leiden

Wir haben vor 2 Jahren selber einen kaliumbedingten Herzstillstand erlebt bei einem Patienten mit akuter Poliomyelitis, der für eine Broncho-skopie 100 mg Succinylcholin erhielt. Vermutlich sind aber alle neurologischen Leiden gefährdet, die dem Patienten größere Muskelgruppen lahmlegen, also z. B. auch eine Poliradiculitis oder eine Myasthenia gravis. Bei Querläsionen wurden diesbezüglich eingehende Untersuchungen angestellt,

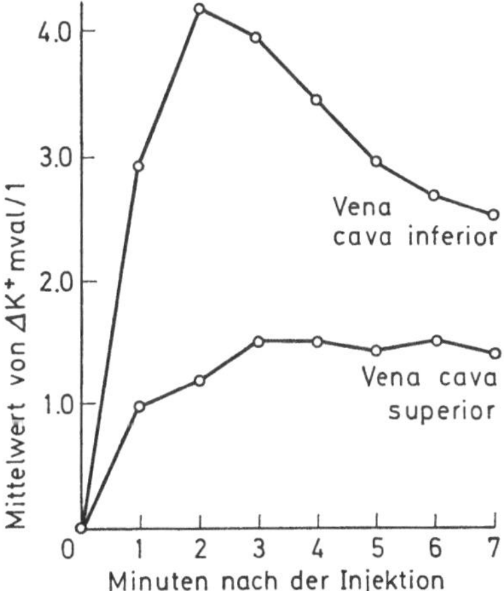


Abb. 4. Ansteigen des Serumkaliums in der Vena cava sup. und Vena cava inf. bei Hunden mit Querläsion (aus STONE et al. [8])

und zwar sowohl klinisch durch COOPERMAN [6] und durch TOBEY [7] wie auch tierexperimentell durch STONE et al. [8]. Die Abbildung 4 ist der Publikation von STONE entnommen und zeigt den Kaliumanstieg in der Vena cava inferior und Vena cava superior nach Succinylcholin bei Hunden mit einer Querläsion. Der bedeutend höhere Anstieg in der Vena cava inferior läßt darauf schließen, daß die abnorme Kalium-Ausschüttung auf die gelähmte Muskulatur beschränkt ist.

## Urämie

Aufgrund eigener Erfahrungen [9, 10] waren wir schon lange überzeugt, daß die akut entstandene Niereninsuffizienz mit Urämie, ganz besonders dann, wenn bereits erhöhte Serumkalium-Spiegel vorliegen, eine absolute Kontraindikation für Succinylcholin darstellt. Dies wurde seither durch POWELL [11] tierexperimentell bestätigt. Derselbe Autor [12] hat aber in einer andern Publikation darauf hingewiesen, daß auch chronisch niereninsuffiziente Patienten gefährdet sind.

Aus den Abbildungen 1 und 2 geht des weiteren hervor, daß es nach einer Applikation von Succinylcholin bei den gefährdeten Patienten während der kritischen Phase der Krankheit wohl stets zu einem abnormen Kaliumanstieg kommt, daß dieser aber nicht obligat zum Kreislaufstillstand führen muß. Da bisher keine Kriterien vorliegen, woraus sich diesbezüglich eine Voraussage machen ließe, müssen alle die erwähnten Patientengruppen als potentiell gefährdet betrachtet werden.

Auf die Genese der abnormen Kalium-Ausschüttung nach Succinylcholin soll hier nur ganz kurz eingegangen werden. Es ist praktisch unbestritten, daß das Kalium aus der Muskulatur stammt. Hingegen wird nach wie vor darüber diskutiert, ob der Kaliumanstieg durch einen abnorm starken Austritt von Kalium-Ionen im Bereich der Endplatte im Augenblick der Depolarisation zustande kommt oder ob es ein Zeichen von Muskelzellschädigung ist. Wir haben früher schon [9, 10] die zweite Hypothese vertreten mit folgender Argumentation: Während einer willkürlichen über den motorischen Nerv induzierten Muskelkontraction werden die rund 1000 Muskelfasern einer motorischen Einheit durch gleichzeitig ankommende Aktionspotentiale absolut synchron depolarisiert und kontrahieren sich auch absolut synchron. Etwas grundsätzlich anderes spielt sich hingegen nach einer Succinylcholin-Injektion ab, wo die Schwellenkonzentration für die Depolarisation jede Muskelfaser zu einem andern Zeitpunkt erreicht und man sich etwa folgenden Ablauf vorstellen kann: Einzelne Muskelfasern kontrahieren sich bereits, während die ihnen unmittelbar anliegenden noch schlaff sind, die sich ihrerseits kurze Zeit später kontrahieren, wo die zuerst aktivierten bereits wieder erschlafft sind. Aus diesen unsynchronen Contractionen resultiert eine direkte gegenseitige Zellwandschädigung und als Folge davon ein Freiwerden von intracellulärem Kalium. Aufgrund dieser Hypothese fänden andere längst bekannte und beschriebene Phänomene, über deren Genese immer wieder diskutiert wird, eine plausible Erklärung: Der Muskelschmerz nach Succinylcholin-Injektion, das Ansteigen der Serum-Kreatinkinase [13] sowie die nach Injektion von Succinylcholin beschriebene Myoglobinurie [14–16]. Es sei erwähnt, daß Paton [17] bereits 1959 und Lenggenhager [18] 1965 betreffend Muskelschmerz nach Succinylcholin eine solche Erklärung postuliert haben. Kürzlich wurde dieselbe Hypothese wiederum aufgegriffen durch Waters u. Mapleson [19], wobei es diesen Autoren gelungen ist, die oben dargelegte Theorie durch eine Reihe klinischer Beobachtungen recht einleuchtend zu untermauern.

## Prophylaxe

Wenn man mit der Forderung konfrontiert wird, einen gefährdeten Patienten für einen größeren Eingriff zu anaesthesieren, ergeben sich folgende Möglichkeiten

- Lokalanaesthesie
- Intubation und Narkose ohne Muskelrelaxantien
- Intubation und weitere Relaxation mit nichtdepolarisierenden Relaxantien (Tubarine, Alloferin, Pavulon etc.)
- Verabreichung einer kleinen Dosis eines nichtdepolarisierenden Relaxans (z. B. 3–5 mg Alloferin oder 6–10 mg Tubarine) 5 min vor der Succinylcholin-Injektion. Wir haben am Tetanus zeigen können, daß dadurch der Kaliumanstieg etwa auf die Hälfte reduziert wird [10] (Abb. 5). Birch et al. [20] konnten dasselbe beim Polytraumatiker nachweisen.

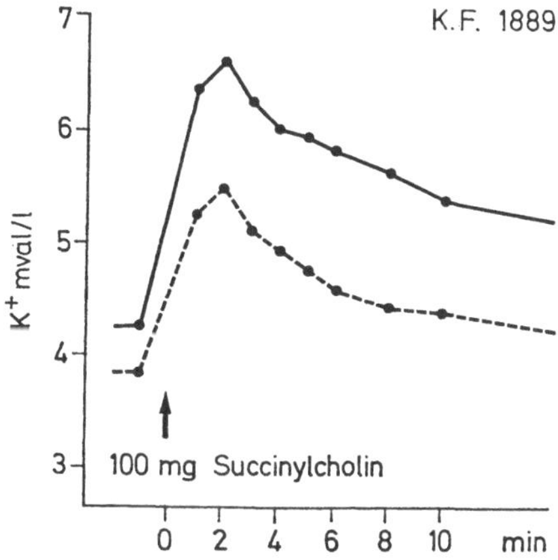


Abb. 5. Kaliumanstieg bei einem Tetanuspatienten. Die untere Kurve zeigt das Verhalten des Serumkaliums, wenn 5 min vor dem Succinylcholin 6 mg Tubarine injiziert wurden. Die obere Kurve stellt den Kaliumverlauf bei der 3 Tage später vorgenommenen Kontrolluntersuchung dar (aus Roth u. Saidi [10])

Dieses letzterwähnte Prozedere, das einen Kompromiß darstellt, muß für Fälle empfohlen werden, wo doch eine rasche und vollständige Relaxation erwünscht ist, z. B. bei einem Ileus oder bei einem Patienten, der Intubationsschwierigkeiten erwarten läßt.

## Zusammenfassung

Eine ernsthafte Gefährdung des Kreislaufes durch Succinylcholin kommt praktisch nur bei Patienten vor, die mit einer abnormen Kaliumausschüttung reagieren: Verbrennungen, Polytraumatiker, Tetanus, neurologische Leiden, Urämie. Eine Tabelle orientiert über die Dauer der Gefahr. Die Pathogenese der ungewöhnlichen Kaliumfreisetzung wird diskutiert. Die Prophylaxe besteht in der ausschließlichen Anwendung von nicht depolarisierenden Relaxantien bei gefährdeten Patienten. Falls sich doch eine erhebliche Indikation zur Anwendung von Succinylcholin ergibt, kann das Ansteigen des Serumkaliums durch vorherige Injektion einer kleinen Dosis eines nicht depolarisierenden Relaxans (z. B. Tubarine oder Alloferin) gedämpft werden.

## Summary

A serious danger to the circulation following the administration of suxamethonium is known to occur only in patients reacting with an abnormal release of potassium: burns, multiple trauma, tetanus, neurological disorders, uremia. A table shows how long this danger lasts approximately. The pathogenesis of the abnormal efflux of potassium is discussed. Prophylaxis consists of using only nondepolarizing relaxants in such cases. When there is a special indication for suxamethonium administration the potassium increase can be minimalized if the patient is given a small dose of nondepolarizing relaxant, e. g. Tubarine or Alloferin five minutes prior to suxamethonium injection.

## Literatur

1. Hughes, R.: Haemodynamic effects of tubocurarine, gallamine and suxamenthonium in dogs. Brit. J. Anaesth. **42**, 928 (1970).
2. Dowdy, E. G., Fabian, L. W.: Ventricular arrhythmias induced by succinylcholine in digitalized patients. Anesth. Analg. Curr. Res. **42**, 501 (1963).
3. Tolmie, J. D., Joyce, T. H., Mitchell, G. D.: Succinylcholine danger in the burned patient. Anesthesiology **28**, 467 (1967).
4. Schaner, P. J., Brown, R. L., Kirksey, T. D., Gunther, R. C., Ritchey, C. R., Gronert, G. A.: Succinylcholine-induced hyperkalemia in burned patients I. Anesth. Analg. Curr. Res. **48**, 764 (1969).
5. Mazze, R. I., Escue, H. M., Houston, J. B.: Hyperkalemia and cardiovascular collapse following administration of succinylcholine to the traumatized patient. Anesthesiology **31**, 540 (1969).
6. Cooperman, L. H.: Succinylcholine-induced hyperkalemia in neuromuscular disease. J. Amer. med. Ass. **213**, 1867 (1970).
7. Tobey, R. E.: Paraplegia, succinylcholine and cardiac arrest. Anesthesiology **32**, 359 (1970).
8. Stone, W. A., Beach, T. P., Hamelberg, W.: Succinylcholine-induced hyperkalemia in dogs with transected sciatic nerves or spinal cords. Anesthesiology **32**, 515 (1970).
9. Roth, F., Wüthrich, H.: The clinical importance of hyperkalaemia following suxamethonium administration. Brit. J. Anaesth. **41**, 311 (1969).
10. — Saidi, M.: Gefährlicher Anstieg des Serumkaliums nach Succinylcholin. Der Anaesthesist **20**, 35 (1971).
11. Powell, J. N., Golby, M.: The pattern of potassium liberation following a single dose of suxamethonium in normal and uraemic rats. Brit. J. Anaesth. **43**, 662 (1971).

12. Powell, J. N.: Suxamethonium-induced hyperkalaemia in an uraemic patient. Brit. J. Anaesth. **42**, 806 (1970).
13. Tammisto, T., Airaksinen, M.: Increase of creatine kinase activity in serum as sign of muscular injury caused by intermittently administered suxamethonium during halothane anaesthesia. Brit. J. Anaesth. **38**, 510 (1966).
14. Jensen, K., Bennike, K.-Aa., Hanel, H. K., Olesen, H.: Myoglobinuria following anaesthesia including suxamethonium. Brit. J. Anaesth. **40**, 329 (1968).
15. McLaren, C. A. B.: Myoglobinuria following the use of suxamethonium chloride. Brit. J. Anaesth. **40**, 901 (1968).
16. Ryan, J. F., Kagen, L. J., Hyman, A. J.: Myoglobinemia after a single dose of succinylcholine. New Engl. J. Med. **285**, 824 (1971).
17. Paton, W. D. M.: Mode of action of neuromuscular blocking agents. Brit. J. Anaesth. **28**, 470 (1956).
18. Lenggenhager, K.: Warum schmerzen Muskelkrämpfe? Schweiz. med. Wschr. **95**, 1130 (1965).
19. Waters, D. J., Mapleson, W. W.: Suxamethonium pains: hypothesis and observation. Anaesthesia **26**, 127 (1971).
20. Birch, A. A., Mitchell, G. D., Playford, G. A., Lang, C. A.: Changes in serum potassium to succinylcholine following trauma. J. Amer. med. Ass. **210**, 490 (1969).

# Weitere Faktoren: z. B. vagale Reize (bei Intubation,) Hypoxie, Hyperkapnie/Hypokapnie

Von **R. Dudziak**

Da die Energieversorgung des Herzens unter physiologischen und pathologischen Bedingungen von dem Verhältnis Sauerstoffangebot zu Sauerstoffbedarf bestimmt wird, kommt dem Grad der Oxygenierung des Blutes während der Einleitung einer Narkose besonders große Bedeutung zu. Der Sauerstoffvorrat des Herzens (etwa 0,8 Vol.-%) reicht bei einem Sauerstoffverbrauch von 8–10 ml/min und 100 g nur für etwa 10 Systolen aus, sodaß bei einem Sauerstoffmangel durch Asphyxie nach einem kurzen störungsfreien Intervall von etwa 8–10 sec es zu einer Dilatation des Herzens, begleitet von schweren Rhythmusstörungen, kommt. Es entsteht eine Herzinsuffizienz mit einem Anstieg des enddiastolischen Druckes und einem Abfall des Herzminutenvolumens. Diese Zeichen betreffen den Bereich der „letalen Schwelle", also eines $P_aO_2$ von 30 mmHg (Abb. 1).

Im Bereich der „Reaktionsschwelle" – einem $P_aO_2$ von 60–70 mmHg – kommt es zuerst zu einer Steigerung der Sympathicusaktivität. Das Herzminutenvolumen erhöht sich, Pulsfrequenz und Blutdruck steigen an, das Atemminutenvolumen nimmt zu. Diese Kompensationsmechanismen dienen der Verhinderung des Sauerstoffdruckabfalles unter kritische Schwellenwerte, vor allem im Bereich der Kapillaren. Jede negative Beeinflussung dieser Mechanismen bringt den Organismus wieder in die Nähe der letalen Schwelle, wodurch der circulus vitiosus geschlossen wird.

Der Bereich der letalen Schwelle kann in der Einleitungsphase der Narkose erreicht werden, indem, bei einer bestehenden leichten Hypoxie ($PO_2$ 70 mmHg) das angewandte Narkoticum durch seine atemdepressorische Wirkung die Umstellungsreaktionen der Atmung und des Kreislaufes außer Kraft setzt. Aus der dabei sich sehr schnell entwickelnden Hypoxie, verbunden mit Hyperkapnie, resultieren die meisten Zwischenfälle bei intravenösen Barbituratinjektionen. Eine Erhöhung der alveolaren Sauerstoffkonzentration durch Sauerstoffinhalation verhindert die Gefahr wesentlich. Die bereits besprochene negativ inotrope Wirkung von Narkotica kann ihrerseits infolge der Verminderung des Herzzeitvolumens eine erhebliche Hypoxie des Gewebes hervorrufen. Zwischen dem HZV und dem Sauerstoffpartialdruck im arteriellen Blut besteht eine direkte Abhängigkeit. Sinkt das HZV ab, so kommt es bei konstant gehaltener alveolarer Ventilation und

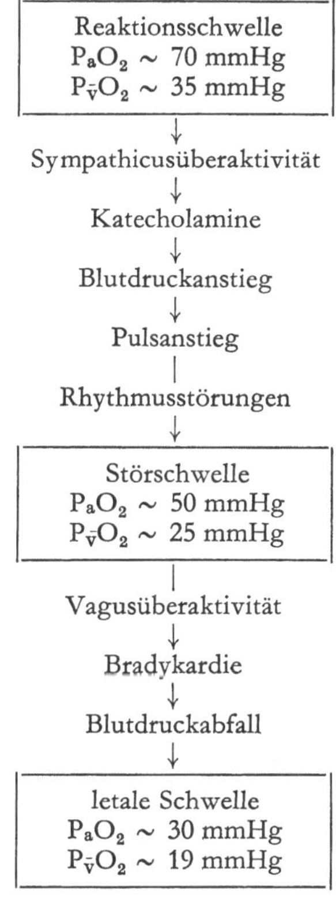


Abb. 1. Sauerstoffmangel

alveolarem Sauerstoffpartialdruck zu einem Abfall des arteriellen Sauerstoffpartialdruckes. Je höher die A-a $DO_2$ vor der Einleitung der Narkose ist, desto größer ist die Hypoxiegefahr während der Injektion des Narkoticums (Abb. 2).

Neben den Gefahren einer Hypoxie und des daraus resultierenden Herzstillstandes spielen als Ursache der Zwischenfälle während der Einleitungsphase der Narkose, das Auslösen von Reflexen aus dem autonomen Nervensystem eine große Rolle. Im wesentlichen handelt es sich hierbei um den Einfluß des Nervus vagus, seltener um Sympathicusreflexe. Beim Studium der zahlreichen kasuistischen Berichte in der anaesthesiologischen Literatur über reflexbedingte Herzstillstände, während der Einleitung der Narkose kommt man zu der Erkenntnis, daß die Zwischenfälle sehr selten unter normalen physiologischen Bedingungen auftreten. Man kann hier TSCHIRREN beipflichten, daß unter normalen Bedingungen so gut wie nie schwerwiegende Komplikationen durch vegetative Reflexe auftreten, wie stark diese auch sein mögen.

Entsprechend der auslösenden Ursache, können die Reflexe aus dem autonomen Nervensystem in folgende Gruppen eingeteilt werden.

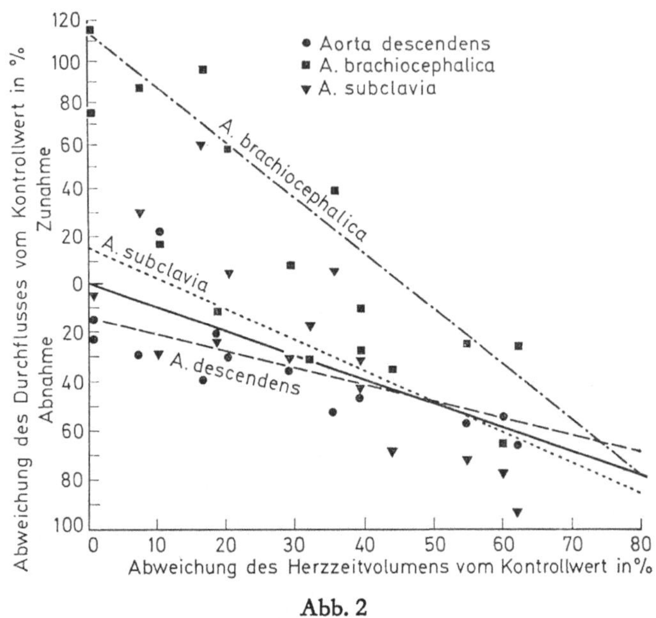


Abb. 2

## I. Mechanische Irritationen der Luftwege

a) durch Absaugen
b) durch Intubation
c) durch Entnahme von Probeexcisionen (Bronchoskopie, Mediastinoskopie)

## II. Chemische Irritationen der Luftwege

a) durch Inhalation hoher Konzentrationen von Inhalationsnarkotica
b) Dämpfe von Desinfektionsmitteln (speziell Formaldehyd) bei ungenügender Spülung des Narkosesystems.

## III. Reflexe aus dem Peritoneum und dem sakralen Innervationsbereich

Begünstigend für das Auslösen der Reflexe aus dem autonomen Nervensystem wirken folgende pathologische Zustände:

1. Hypoxie
a) leichte – Sympathicusüberaktivität
b) schwere – Vagusüberaktivität
2. Hyperkapnie
a) leichte – Sympathicusüberaktivität
b) schwere – Vagusüberaktivität
3. Hypokapnie – vorwiegend Herzrhythmusstörungen bilateralen Ursprungs
4. Metabolische Acidose – vorwiegend Vagusüberaktivität.

Ein intensiver Vagusreflex ist gefährlicher als eine Sympathicusüberaktivität, die selten gleich starken Intensitätsgrad erreicht. Dies ist der Grund, wehslalb dem Atropin in der Prämedikation eine so große Bedeutung zukommt. Es sei an dieser Stelle noch gesagt, daß die Vagusdämpfung mit Atropin oft die einzige Möglichkeit einer therapeutischen Einflußnahme auf ein sonst fatales Geschehen ist. Da die Stoffwechsellage des Patienten nicht immer klar diagnostiziert werden kann, ist eine Prämedikation mit Atropin eine der wichtigsten Handlungen des Anaesthesisten.

## Literatur


1. Bretschneider, H. J.: Aktuelle Probleme der Coronardurchblutung und des Myokardstoffwechsels. Regensb. ärztl. Fortbildung XV, **1**, 1–27.
2. Mohamed, A. H., Bakhoum, W., Zaki, O., Zaki, K., Yowakim, S.: Some factors affecting the vago-vagal reflex. Amer. J. Physiol. **200**, 936 (1971).
3. Nunn, J. F.: The effects of hypercapnia. Evans, F. T., Gray, T. C.: Modern trends in anaesthesia, Vol. 2, 56. London: Butterworths 1962.
4. Reid, L. C., Brace, D. E.: Irritation of respiratory tract and its reflex effect upon the heart. Surg. Gynec. Obstet. **70**, 157 (1940).
5. Reid, L. C., Stephenson, H. E., Hinton, J. W.: Cardiac arrest. Arch. Surg. **64**, 409 (1952).
6. Tschirren, B.: Der Narkosezwischenfall, S. 57. Bern und Stuttgart: H. Huber 1967.

# Kreislaufbeeinflussung durch Narkosemittel

Von R. Schorer

In einer Übersicht (Abb. 1) ist nach Literaturangaben [1] und eigenen Messungen die Wirkung von *Äther*, *Cyclopropan*, *Halothan* und *Methoxyfluran* auf die wichtigsten Kreislaufgrößen dargestellt. Dabei fällt auf, daß die Gesamtdurchblutung durch alle vier Anaesthetica in unterschiedlichem

| | f | Myokard-kontraktion | $V_s$ | HZV | $P_{art}$ | $R_{ges}$ | $flow_{peripher}$ |
|---|---|---|---|---|---|---|---|
| Aether | ↑ | . ↓ | (↓) | ↑↓ | ~↓ | ↓ | ↑ cerebral coronar<br>↓ Niere Milz Leber |
| Cyclopropan | ~↓ | ↓ | ↓ ↑ | ↓↑ | ↓ ↑ | ↑ | ↓<br>↓ |
| Halothan | ~↓ | ↓ | ↓ | ↓ | ↓ | ↑(↓) | ↓<br>↓ |
| Methoxyfluran | ~↓ | ↓ | ↓ | ↓ | ↓~ | ↑ | ↓<br>↓ |

Abb. 1. Übersicht der Kreislaufwirkung während Inhalationsnarkose. f = Herzfrequenz/min, $V_s$ = Schlagvolumen, HZV = Herzzeitvolumen, $P_{art}$ = arterieller Mitteldruck, $R_{ges}$ = Gesamt-Kreislaufwiderstand

Ausmaß durch eine Schlagvolumenabnahme vermindert wird. Ob die genannten Veränderungen lediglich eine nutritive Anpassung an einen gedämpften Stoffwechsel während der Narkose darstellen oder über diese infolge narkosebedingter Kreislaufdepression hinausgehen, kann nur im Einzelfall beurteilt werden. Parallel zur Verminderung der Sauerstoffaufnahme kann eine Abnahme des Herzzeitvolumens um 40% beim Kreislaufgesunden toleriert werden.

Die mittleren prozentualen Veränderungen der Kreislaufgrößen während *Halothan* und *Neuroleptanalgesie* sind in der nächsten Abbildung (Abb.2) dargestellt [2]. Das Herzzeitvolumen wurde mit der Thermo-Injektionsmethode und direktanzeigendem Rechengerät bestimmt [3]. Die Halothan-Narkosen wurden mit Pentothal eingeleitet. Im Verlauf beider Anaesthesie-Verfahren kommt es zu einer starken Abnahme des Herzzeitvolumens, die vor dem absichtlich verschobenen Operationsbeginn (30 min nach Narkoseeinleitung) mit —34% bei Halothan-Narkose und mit —19% bei Neuroleptanalgesie ihren tiefsten Punkt erreicht. Diese unterschiedlichen Verminderungen des Herzzeitvolumens zu diesem Zeitpunkt sind signifikant.

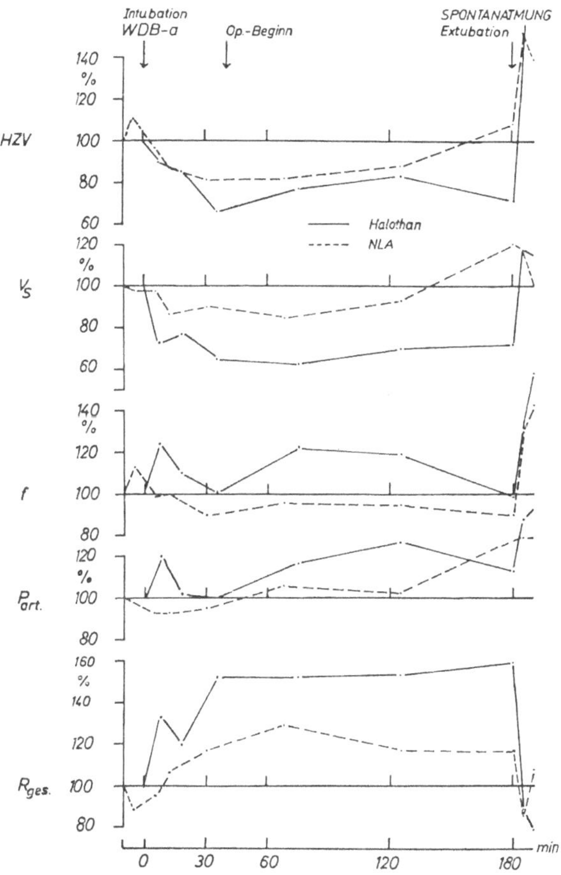


Abb. 2. Mittlere prozentuale Veränderungen (8 Patienten) der Kreislaufgrößen im Verlauf der Halothan-Narkose und der Neuroleptanalgesie. Die Ausgangswerte vor Narkosebeginn (nach leichter Praemedikation) wurden = 100% gesetzt. HZV = Herzzeitvolumen, $V_s$ = Schlagvolumen, f = Herzfrequenz/min, $P_{art}$ = mittlerer arterieller Druck

Bei einem etwa gleichgerichteten Verhalten der Herzfrequenz kam es bei Halothan-Narkose zu einer wesentlich stärkeren Schlagvolumenverminderung. Bei beiden Methoden verhielt sich der Gesamtkreislaufwiderstand dem Herzzeitvolumen umgekehrt proportional. Während des operativen

Eingriffes wurden größere Schwankungen der einzelnen Kreislaufgrößen beobachtet. Unter Spontanatmung nach Narkoseende und Extubation überschritten die Kreislaufgrößen die Ausgangswerte in starkem Ausmaß, wobei besonders deutlich die Herzfrequenzsteigerungen mit entsprechenden Zunahmen des Herzzeitvolumens waren. Der Kreislaufwiderstand fiel dabei auf oder unter die Ausgangswerte ab.

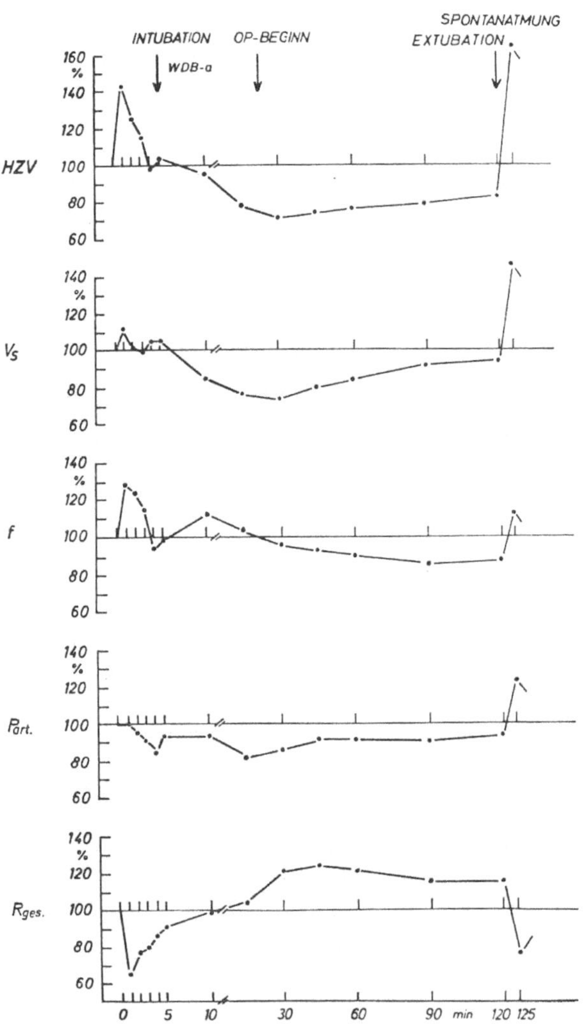


Abb. 3. Mittleres relatives Verhalten der Kreislaufgrößen von 8 Patienten nach Propanidid-Injektion während 5 min und im weiteren Verlauf unter Methoxyfluran-Narkose. Ausgangswerte vor Propanidid-Einleitung = 100 %. Abkürzungen s. Abbildung 2

Das mittlere Verhalten der Kreislaufgrößen beim Menschen nach *Propanidid*-Injektion während 5 min und im weiteren Verlauf unter *Methoxyfluran*-Narkose ist in der nächsten Abbildung (Abb. 3) dargestellt [4]. Der erste Abschnitt bis zur 5. Minute zeigt die schon bekannten Kreislaufveränderungen durch Propanidid. Bereits unmittelbar nach Intubation,

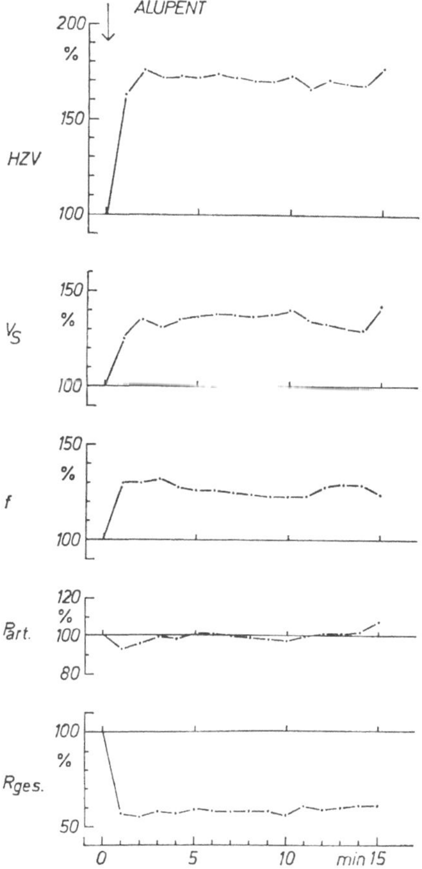


Abb. 4. Mittlere prozentuale Veränderungen der Kreislaufgrößen (4 Patienten) nach Alupent-Injektion während Halothan-Narkose im Verlauf von 15 min. Abkürzungen s. Abbildung 2

künstlicher Beatmung und Beginn der Methoxyfluran-Narkose nimmt das Herzzeitvolumen bis zur 30. Minute (Operationsbeginn) kontinuierlich ab. Diese Abnahme des Herzzeitvolumens ist hauptsächlich durch eine Verminderung des Schlagvolumens bedingt. Der arterielle Blutdruck bleibt geringfügig vermindert, woraus sich eine langsame Zunahme des Kreislaufwiderstandes berechnen läßt. Während der gesamten Operationsdauer bleiben die genannten Kreislaufgrößen vermindert bzw. der Kreislaufwiderstand erhöht. Nach Extubation und Spontanatmung folgt eine sofortige starke Zunahme der Kreislaufwerte bzw. Verminderung des Kreislaufwiderstandes.

Auffallend ist in den meisten mitgeteilten Befunden wie auch in unseren Ergebnissen die konstante direkte Beziehung zwischen Herzzeitvolumen und Gesamtkreislaufwiderstand; d. h., wenn das Herzzeitvolumen fällt, folgt ein korrespondierender und proportionaler Anstieg des peripheren Widerstandes. Umgekehrt wird die Vasodilatation durch einen äquivalenten Anstieg des Herzzeitvolumens beantwortet. Dabei ist aus unseren Ergebnissen nicht sicher anzugeben, ob das Herzzeitvolumen den Veränderungen des Widerstandes folgt oder umgekehrt.

Einen interessanten Ausblick für die Therapie eines deprimierten Kreislaufes – hier unter *Halothan*-Narkose – bietet die Anwendung von *Alupent* (Abb. 4). Hier sind die mittleren Veränderungen der Kreislaufgrößen von 4 Patienten mit einem durchschnittlichen Ausgangswert des Herzzeitvolumens von 3,04 l/min im Verlauf von 15 min dargestellt. Alupent bewirkt eine rasche Steigerung des Herzzeitvolumens im Mittel um über 70%, zu

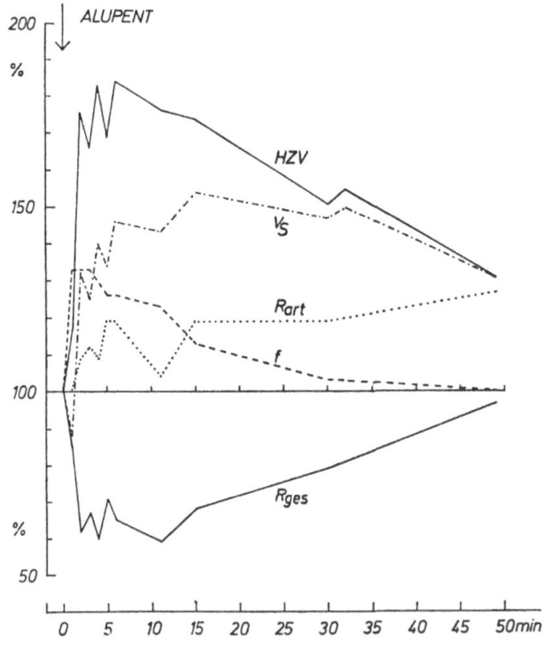


Abb. 5. Relative Veränderungen der Kreislaufgrößen nach Alupent während Halothan-Narkose bei einem Patienten mit narkosebedingter Kreislaufdepression im Verlauf von 50 min. Abkürzungen s. Abbildung 2

gleichen Teilen auf Schlagvolumen- und Frequenzzunahme beruhend. Bei gleichbleibendem arteriellen Mitteldruck wird eine starke Abnahme des Gesamtkreislaufwiderstandes errechnet. In der nächsten Abbildung (Abb. 5) ist der Verlauf der Alupentwirkung über 50 min bei einem Patienten mit einem Ausgangswert des Herzzeitvolumens von 2,97 l/min und einem mittleren arteriellen Blutdruck von 67 mmHg aufgezeigt. Auch hier wird das Herzzeitvolumen um über 70–80% aufgrund von Schlagvolumen- und Frequenzzunahme bei starker Widerstandsverminderung gesteigert. Der Effekt hält abgeschwächt über 50 min an. Das Verhalten des Kreislaufes unter Alupent ist ökonomisch, dies geht aus den sinnvollen Veränderungen in der Beziehung zwischen Schlagvolumen, Widerstand und Frequenzsteigerung hervor.

Die Verminderungen des Herzzeitvolumens und Schlagvolumens während der aufgeführten Anaesthesien können in unseren Untersuchungen sicher nicht allein auf das Narkosemittel selbst zurückgeführt werden. Andere Faktoren – wie veränderte Atemmechanik beim Übergang auf künstliche Beatmung, Temperatursenkung oder Verminderung der Sauerstoffaufnahme durch Narkose –, die zur Abnahme der Blutstromstärke führen, spielen eine Rolle.

Die hier berichteten Ergebnisse beziehen sich auf Wirkungen an Kreislaufgesunden und bilden lediglich den Ausgangspunkt zur Diskussion. So können kreislaufstimulierende Einleitungsnarkotica, z. B. nach starker Prämedikation oder beim Hypotoniker starke Kreislaufdepressionen auslösen oder beim Hypertoniker eine fragwürdige Normalisierung des Blutdruckes hervorrufen.

## Literatur


1. Greisheimer, E. M.: The circulatory effects of anesthetics. In: Handbook of Physiology. Sekt. 2: Circulation, Vol. III, Chapt. 70. Amer. physiol. Soc. 1965.
2. Schorer, R., Göring, G.: Veränderungen des Herzzeitvolumens durch Halothan-Narkose und durch Neuroleptanalgesie. Z. prakt. Anästh. Wiederbeleb. **5**, 335 (1967).
3. — Die Technik der Thermo-Injektionsmethode mit Direktanzeige zur Bestimmung des Herzzeitvolumens. Z. prakt. Anästh. Wiederbeleb. **2**, 28 (1966).
4. — Foerster, G. v.: Der Effekt einer Propanidid- und Methoxyfluran-Anästhesie auf das Herzzeitvolumen. Z. prakt. Anästh. Wiederbeleb. **6**, 431 (1968).

# Kreislaufbeeinflussung durch Narkosemittel, besonders bei reduzierten Kreislaufreserven

Von **H. Schaer**

Wie im vorangehenden Vortrag erwähnt, darf aus dem Kreislaufverhalten von gesunden Patienten nicht unbedingt auf die Reaktionen von kreislaufgeschädigten Patienten geschlossen werden. Es gibt aber nur wenige Untersuchungen, wo die Kreislaufparameter über den ganzen Verlauf von Narkose und Operation an einem solchen Patientengut gemessen worden sind. Der geriatrische Patient kann als Beispiel eines Patienten mit verminderten Kreislaufreserven und großer Empfindlichkeit gegenüber Anaesthetica betrachtet werden. Es ist zudem bei diesen Patienten relativ leicht, homogene Gruppen zu bilden, eine Voraussetzung, um aus den gemessenen Daten fundierte Schlüsse ziehen zu können. Wir haben die Daten früherer Untersuchungen (Schaer et al., 1970; Schaer u. Frey, 1970) zusammengestellt, um übersichtlich die Kreislaufeffekte von Halothan $N_2O/O_2$-, NLA und Ketalarnarkosen zu zeigen. Es sind dies Narkosemethoden, die alle in letzter Zeit für geriatrische Patienten als besonders geeignet bezeichnet worden sind. Zur Beschreibung der Kreislaufeffekte sind drei chrakteristische Phasen ausgewählt worden: 1. Narkose ohne Operation, während die Patienten gelagert werden und das Operationsfeld desinfiziert wird, 2. Operationsphase, 3. unmittelbar postoperative Phase, ca. 10 min nach der Extubation.

Das Verhalten des arteriellen Druckes (Abb. 1) mit beträchtlichem Abfall während der Narkose, bevor die Operation beginnt, ist ein häufig gesehenes Bild. Ebenso charakteristisch ist die weitgehende Normalisierung der Blutdruckwerte mit Beginn der Operation, was meistens der Beruhigung aller Beteiligten dient. In der Ketalarmononarkose schwanken die Blutdruckwerte weniger. In den einzelnen Fällen kam es sowohl zu leichten Abfällen als auch zu Anstiegen, wobei sich im Mittel aber keine Veränderungen gegenüber dem Ausgangswert über den ganzen Verlauf von Narkose und Operation ergeben haben.

Das Herzzeitvolumen (Abb. 1) sinkt während der Narkose in Halothan- und NLA ab und verbleibt auch während der Operation auf diesem erniedrigten Wert. Von Bedeutung ist aber die in der postoperativen Phase regelmäßig auftretende beträchtliche Zunahme des Herzzeitvolumens. Dies ist eine Folge des postoperativ erhöhten Grundumsatzes, der auf ein Mehrfaches des

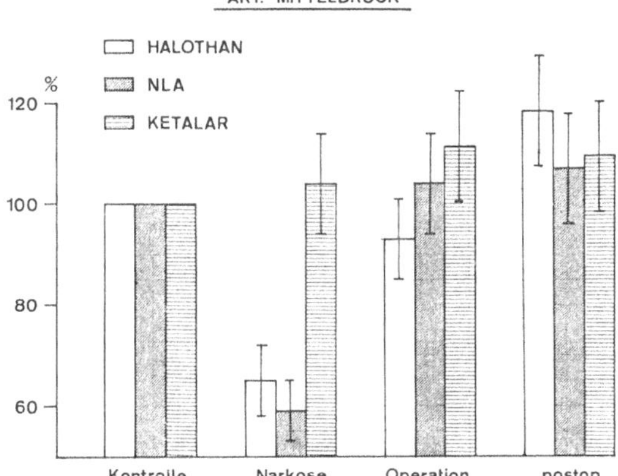


Abb. 1. Veränderungen des arteriellen Mitteldruckes in Halothan-, NLA- und Ketalarnarkose bei geriatrischen Patienten

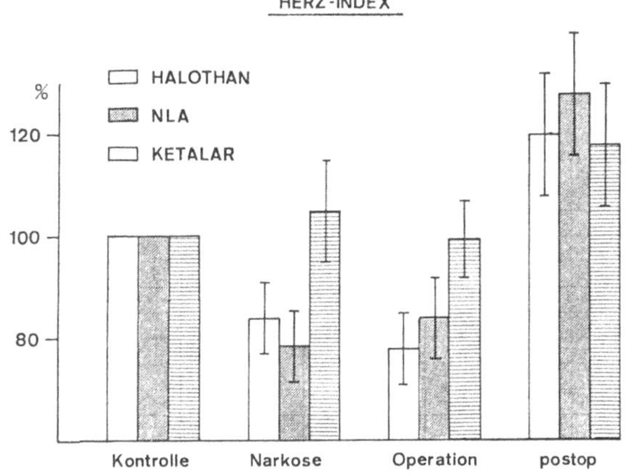


Abb. 2. Veränderungen des Herzzeitvolumens (Herzindex)

Ausgangswertes ansteigen kann. Bei guter Atmung und arteriellen Blutgaswerten im Bereich der Norm besteht häufig eine periphere Cyanose und eine verminderte venöse Sauerstoffsättigung. Dies bedeutet, daß selbst das stark gestiegene Herzzeitvolumen mit dem Anstieg des Sauerstoffverbrauches nicht Schritt zu halten vermag, und daß die Cyanose als Ausschöpfungscyanose gedeutet werden muß. Die großen Anforderungen, welche in der postoperativen Phase an den Kreislauf gestellt werden, werden unseres Erachtens oft zu wenig gewürdigt. In der Ketalarnarkose sinkt das Herzzeitvolumen während Narkose und Operation weniger ab, zeigt aber in der postoperativen Phase auch einen Anstieg.

Für den in Narkose beobachteten Blutdruckabfall ist, wie Abbildung 3 zeigt, neben der Abnahme des Herzzeitvolumens auch eine Verminderung des totalen peripheren Widerstandes verantwortlich. Die Normalisierung des Blutdruckes nach Beginn der Operation in NLA und Halothannarkose kommt dabei ausschließlich als Folge einer Zunahme des totalen peripheren Widerstandes zustande. Diese Kreislaufsituation, charakterisiert durch normalen arteriellen Druck bei vermindertem Herzzeitvolumen und erhöhtem totalem peripherem Widerstand, entspricht weitgehend den Verhältnissen,

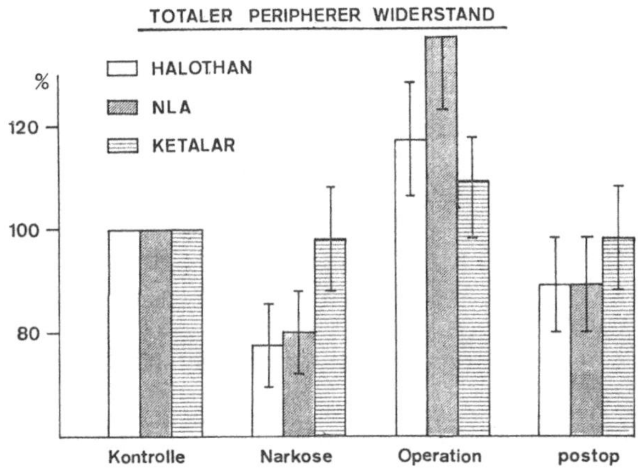


Abb. 3. Veränderungen des totalen peripheren Widerstandes

die wir bei einem kompensierten hypovolämischen Schock finden und vermag höchstens den Blutdruckkosmetiker zu beruhigen. Die Normalisierung des arteriellen Druckes begünstigt zweifellos die Gefäßgebiete mit autonomer Durchblutungsregulation, Gehirn und Herz, also Organe, welche bei diesen Patienten in bezug auf mögliche hypoxische Schäden als kritisch zu betrachten sind. Anderenteils wird aber die Durchblutung anderer nicht lebenswichtiger Organe als Folge der Zunahme des totalen peripheren Widerstandes verschlechtert, und es besteht die Gefahr regionaler Hypoperfusion mit Anhäufung von sauren Stoffwechselprodukten und metabolischer Acidose.

Unter Ketalar verhält sich der periphere Widerstand konstanter. Bei diesem Narkoseverfahren ist es auch zu keiner metabolischen Acidose während der im Mittel etwa 2 Std dauernden Eingriffe gekommen.

Schlußfolgerung: Die Kreislaufveränderungen während Narkose und Operation kommen durch eine Vielfalt von Faktoren zustande, wie direkte Wirkungen der Anaesthetica, der Beatmung, des Operationsstress und andere. Nur bei Untersuchung von Kreislaufparametern wie Herzzeitvolumen und totaler peripherer Widerstand können die klinisch nur am arteriellen Druck erkennbaren Veränderungen analysiert und im Hinblick auf mögliche Konsequenzen für die regionale Durchblutung gewürdigt werden.

## Literatur

SCHAER, H., FREY, P., GATTIKER, R.: Vergleichende Untersuchungen von Halothan- und Neuroleptanästhesie bei geriatrischen Patienten. In: Anästhesie in extremen Altersklassen. Anaesthesie u. Wiederbelebung **47**, **145** (1970).

— — L'action du chlorhydrate de 2-(0-chlorophényl-)2-(méthylamino-)cyclohexanone (Ketalar) sur les différents paramètres circulatoires des patients gériatriques. Méd. Hyg. **28**, 1626 (1970).

# Kreislaufbeeinflussung durch nicht depolarisierende Relaxantien

Von **H. Schaer**

Acetylcholin wirkt an Endplatten, parasympathisch innervierten Endorganen und autonomen Ganglien als Überträgersubstanz (Tab. 1). Die dort befindlichen Receptoren zeichnen sich neben ihrer Empfindlichkeit auf Acetylcholin durch *selektive* Empfindlichkeit gegenüber gewissen Agonisten und Antagonisten aus. Diese Selektivität gilt aber nicht absolut, sondern nur relativ, indem vor allem die Antagonisten neben der in Tabelle 1 angegebenen Hauptwirkung als Nebenwirkung andere Acetylcholinfunktionen antagonisieren. Tierexperimentell haben sich beispielsweise von d-Tubocurarin in Konzentrationen, die nur wenig höher als die paralysierenden sind, sowohl atropinartige wie auch ganglienblockierende Effekte nachweisen lassen (GUYTON u. REEDER, 1950). Auch eine Histaminfreisetzung hat sich von verschiedenen Relaxantien nachweisen lassen.

Tabelle 1. Cholinergische Funktionen im peripheren Nervensystem

| cholinergische Faser | postganglionär-parasympathisch | praeganglionär-autonom | somatisch-motorisch |
|---|---|---|---|
| cholinergischer Rezeptor | autonomer Effektor z. B. Speicheldrüsen, Herz | autonome Ganglienzelle | Endplatte quergestreifte Muskulatur |
| cholinomimetischer Agonist | Acetylcholin<br>Muscarin | | Nikotin |
| cholinolytischer Antagonist | Atropin | Ganglienblocker | Curare |

Für den klinisch tätigen Anaesthesisten wird dabei die Hauptfrage sein, ob und in welchem Ausmaß mit derartigen Nebenwirkungen bei der klinischen Verwendung dieser Präparate zu rechnen ist.

Die typischen Kreislaufwirkungen nach Injektion der heute meist verwendeten Relaxantien sollen anhand von einigen Beispielen beschrieben werden. Bei der Ermittlung dieser Kreislaufeffekte wurde versucht, alle Effekte, welche normalerweise die Verwendung von Relaxantien begleiten, auszuschalten, und den reinen Relaxanseffekt darzustellen. Die Patienten wurden deshalb bereits vor Injektion des Relaxans beatmet, befanden sich in einer stabilen $N_2O/O_2$ Narkose und waren unter keinem Operationsstreß.

Nach einer relaxierenden Dosis von d-Tubocurarin kommt es nur zu ganz geringen Kreislaufveränderungen (Abb. 1), im Gegensatz zur doppelten Dosis (0,6 mg/kg), wo es innert 90 sec zu einem beträchtlichen Blutdruckabfall kommt (Abb. 2). Dieser Blutdruckabfall ist auf eine massive Abnahme des totalen peripheren Widerstandes zurückzuführen, wobei das Herzzeitvolumen gleichzeitig etwas zunimmt.

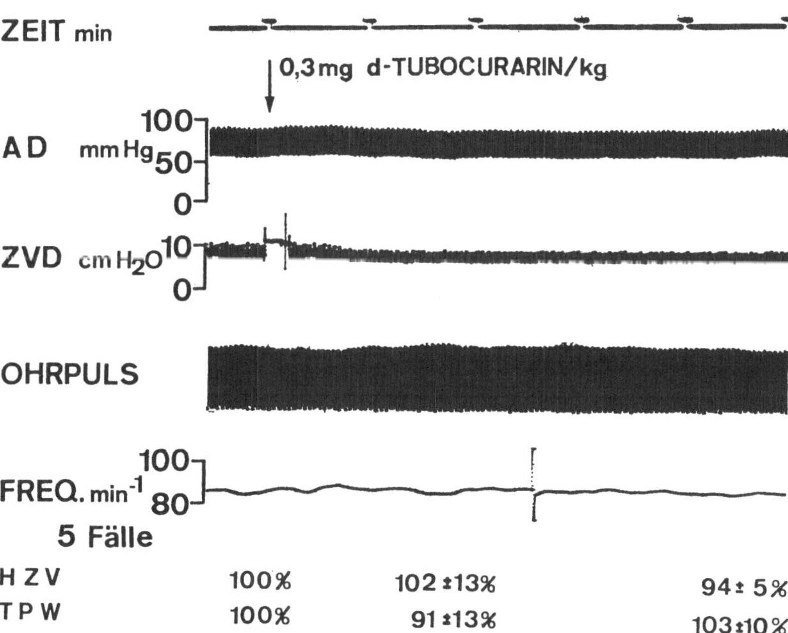


Abb. 1. Kreislaufwirkungen von 0,3 mg d-Tubocurarin/kg in Lachgasnarkose. Oben: repräsentatives Beispiel für Verhalten des arteriellen Druckes (AD), des zentralen Venendruckes (ZVD), des Ohrpulses und der Herzfrequenz (FREQ). Unten: Mittelwerte $\pm$ SD von Herzeitvolumen (HZV) und totalem peripherem Widerstand (TPW) aus 5 Untersuchungen

Nach 5 min haben sich alle Kreislaufparameter weitgehend auf die Ausgangswerte zurückgebildet. Der Verlauf der von anderen bestimmten Blut-Histaminkonzentrationen (McCullough et al., 1970) ist dabei weitgehend gleich wie der Verlauf des arteriellen Druckes, sodaß diese akuten Kreislaufveränderungen nach 0,6 mg d-Tubocurarin/kg als vorwiegend histaminbedingt betrachtet werden müssen.

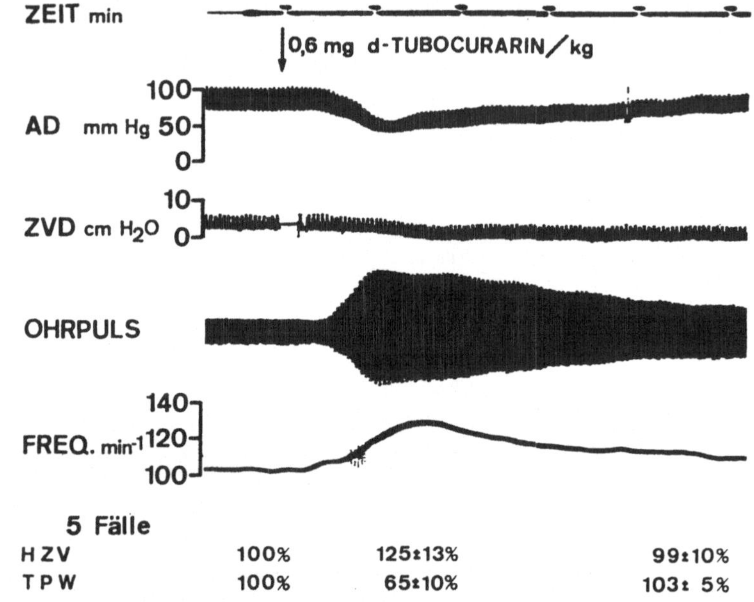


Abb. 2. Kreislaufwirkungen von 0,6 mg d-Tubocurarin/kg in Lachgasnarkose. Legende wie Abbildung 1

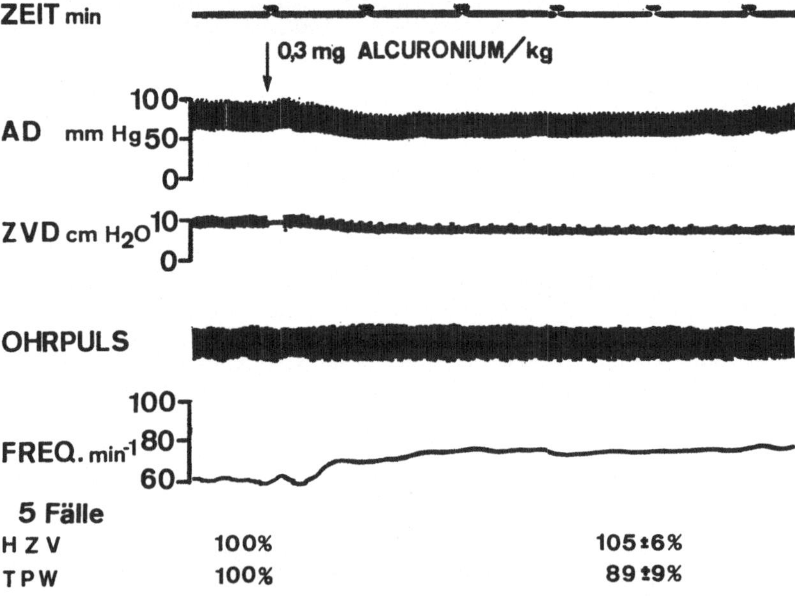


Abb. 3. Kreislaufwirkungen von 0,3 mg Alcuronium/kg in Lachgasnarkose. Legende wie Abbildung 1

Nach Alcuronium (0,3 mg/kg) (Abb. 3) kommt es zu einem geringen Abfall des arteriellen Druckes, bedingt durch eine Abnahme des totalen peripheren Widerstandes und zu einem leichten Anstieg der Herzfrequenz. Diese Effekte scheinen Ausdruck einer leichten ganglienblockierenden und atropinartigen Wirkung von Alcuronium zu sein.

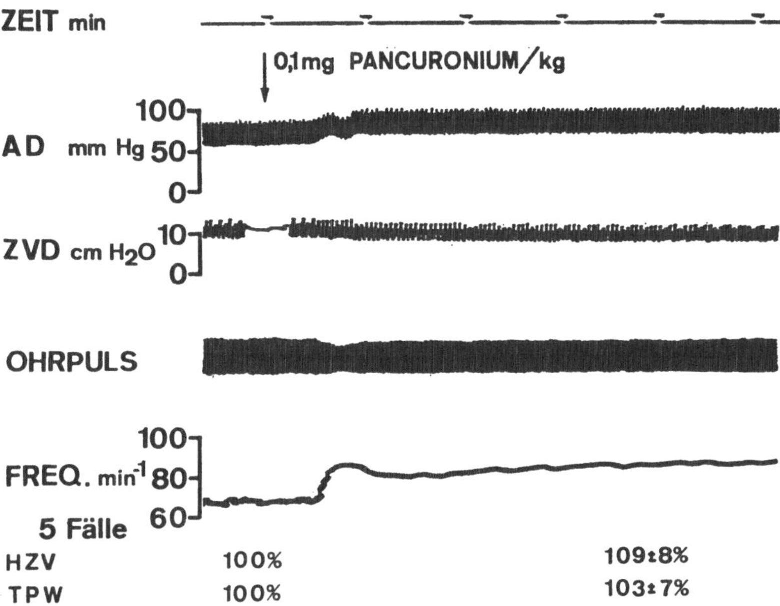


Abb. 4. Kreislaufwirkungen von 0,1 mg Pancuronium/kg in Lachgasnarkose. Legende wie Abbildung 1

Nach Pancuronium (0,1 mg/kg) (Abb. 4) findet sich eine Zunahme des arteriellen Druckes und der Herzfrequenz. Die hauptsächliche Nebenwirkung liegt in einer atropinartigen Wirkung, welche aber nicht größer ist als diejenige von Alcuronium. Nach Anwendung kleinerer Dosen von Pancuronium (0,05 mg/kg) ist der Anstieg des arteriellen Druckes höher und es kommt zu einer signifikanten Zunahme des totalen peripheren Widerstandes. Dies wäre als Ausdruck einer ganglienstimulierenden Wirkung von Pancuronium aufzufassen, ein Effekt, der angesichts der Strukturformel von Pancuronium mit den zwei cholinergischen Seitengruppen nicht unbedingt überrascht.

In Tabelle 2 sind die Nebenwirkungen von curareartigen Muskelrelaxantien, wie sie sich aufgrund einer größeren Untersuchungsserie am Menschen unter Verwendung von je zwei Dosierungen ergeben haben, zusammengestellt (SCHAER, 1972). Das Ausmaß dieser Nebenwirkungen auf den Kreislauf ist meist nur gering, und unter den üblichen klinischen Bedingungen werden die Kreislaufparameter wahrscheinlich meistens mehr durch Einflüsse von Anaesthetica, Beatmung, Operationsreizen u. a. verändert werden. Kenntnis dieser Teileffekte im Rahmen der gesamten Kreislaufveränderungen während einer Narkose ist aber trotzdem wichtig, da es nur dann möglich ist, evtl. auftretende Veränderungen sinnvoll zu interpretieren.

Tabelle 2. Zusammenstellung der Nebenwirkungen von nicht depolarisierenden Relaxantien am Menschen (R-Dosis = relaxierende Dosis)

| Relaxans | ganglienblockierende Wirkung | kardial-atropinartige Wirkung | Histaminfreisetzung |
|---|---|---|---|
| d-Tubocurarin | | | |
| R-Dosis (0,3 mg/kg) | (+) | ∅ | (+) |
| 2R-Dosis (0,6 mg/kg) | (+) | + | +++ |
| Gallamin | | | |
| R-Dosis (1,5 mg/kg) | (+) | +++[a] | ∅ |
| Alcuronium | | | |
| R-Dosis (0,15 mg/kg) | + | + | ∅ |
| 2R-Dosis (0,3 mg/kg) | + (+) | + | |
| Pancuronium | | | |
| R-Dosis (0,05 mg/kg) | ∅[b] | + | ∅ |
| 2R-Dosis (0,10 mg/kg) | ∅ | + (+) | |

a Dazu noch sympathomimetischer Effekt
b Geringer ganglienstimulierender Effekt

Beim Gesunden sind diese geringen Kreislaufeffekte ohnehin ohne große Bedeutung; sie werden aber bei kreislaufgeschädigten Patienten eine andere Wertung verdienen. Wie Tabelle 2 zeigt, besitzen alle z. Z. gebräuchlichen curareartigen Präparate bereits in klinischer Dosierung gewisse Nebenwirkungen. Die Wahl des Relaxans ist gegeben durch die im speziellen Fall erwünschten oder unerwünschten Nebenwirkungen.

## Literatur

Guyton, A. C., Reeder, R. C.: Quantitative studies on the autonomic actions of curare. J. Pharmacol. exp. Ther. **98**, 188 (1950).

McCullough, L. S., Reier, C. E., Delaunois, A. L., Gardier, R. W., Hamelberg, W.: The effects of d-tubocurarine on spontaneous postganglionic sympathetic activity and histamine release. Anesthesiology **33**, 328 (1970).

Schaer, H.: Kreislaufwirkungen von nicht depolarisierenden Muskelrelaxantien am Menschen. Anaesthesiologie und Wiederbelebung **63**, 1972.

# Kreislaufbeeinflussung durch Beatmung: Hyper-/Hypoventilation

Von **R. Gattiker**

Die *künstliche Beatmung* beeinflußt sowohl den *Gesamtkreislauf* wie auch die *regionale Durchblutung*, besonders diejenige des *Gehirns*. Dabei spielen *mechanische* und *chemische Faktoren* eine Rolle. Die *mechanischen* hängen damit zusammen, daß bei künstlicher Beatmung, sei sie manuell oder maschinell, im Thoraxraum, besonders bei der *Inspiration*, *positive Drucke von 10–20 cm $H_2O$* entstehen, gegenüber negativen und höchstens wenig über Null ansteigenden bei der Spontanatmung. Dadurch wird der *venöse Rückfluß* aus den Venae cavae in den rechten Vorhof, d. h. im intrathorakalen Niederdrucksystem, mehr oder weniger stark gedrosselt. Das *zentrale Blutvolumen* wird kleiner, das *Herzzeitvolumen herabgesetzt*. Während der Herz-Kreislaufgesunde eine solche Reduktion seines Herzzeitvolumens ohne weiteres erträgt, kann sie sich beim kardial geschädigten Patienten mit bereits reduziertem Herzzeitvolumen negativ auswirken. Besonders gefährdet sind Patienten mit *Pleura-* oder *Perikardergüssen*, deren Niederdrucksystem bereits einem erhöhten intrathorakalen Druck ausgesetzt ist oder solche mit sehr kleinen Herzzeitvolumina, wie bei schweren *Mitral-* oder *Aortenstenosen*. Die Bedeutung der mechanischen Komponente des Beatmungseinflusses auf den Kreislauf ist stark abhängig von der *Art der Beatmung* und des verwendeten *Beatmungsapparates*. Ist die Inspirationsphase kurz und wird das Strömungsvolumen beschleunigt, wie dies in einem Respirator mit getrenntem Patienten- und Leistungskreis möglich ist, so ist der mechanische Einfluß auf das Herz-Kreislaufsystem auch bei intermittierend positiver Druckbeatmung nur gering. Prys Roberts [1], der die mechanische und die chemische Kreislaufbeeinflussung durch Beatmung getrennt untersuchte, mißt ersterer praktisch keine Bedeutung zu. Im Gegensatz dazu finden Andersen u. Kuchiba [2] eine Herabsetzung des Herzzeitvolumens von 35–40% bei intermittierend positiver Druckbeatmung mit einem druckgesteuerten Respirator, dessen Inspirations/Exspirations-Verhältnis sich wie 1,5–2:1 verhält, also gerade umgekehrt als das optimale von Cournand [3] geforderte von 1:2. Da die hohen intrathorakalen Drucke ausschließlich während der Inspiration entstehen, ist es klar, daß – wenn diese gleichlang oder länger als die Exspiration dauert – ein gewisser Summationseffekt entsteht. Einige Autoren haben *intermittierend positiv-negative Druck-*

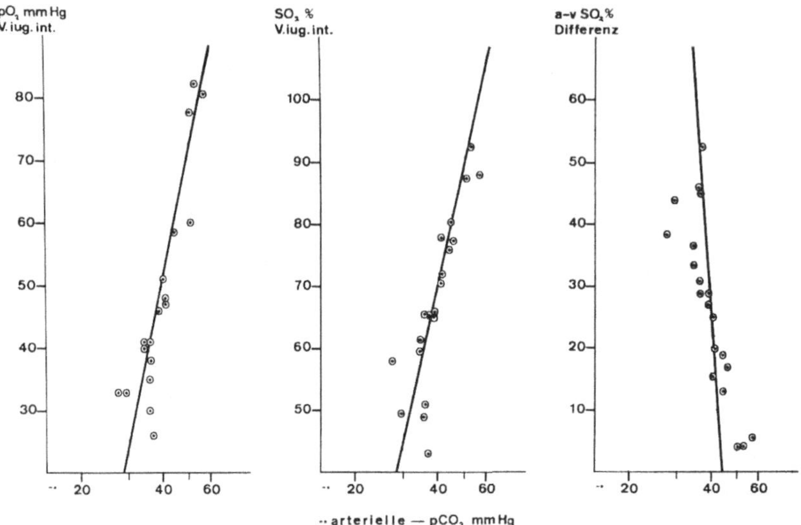


Abb. 1. Gehirndurchblutung in Abhängigkeit von dem arteriellen $PCO_2$, gemessen an dem $PO_2$ und der $O_2$-Sättigung in der V. jugularis interna sowie an der arterio-venösen Sauerstoffdifferenz (A. radialis – V. jug. int.). Abszisse: art. $PCO_2$ logarithmisch; Ordinate: $PO_2$, $O_2$-Sättigung in der V. jugularis ext. und a.-v. $O_2$-Differenz numerisch. (Aus: GATTIKER, R.: Anästhesie in der Herzchirurgie. Verlag Hans Huber, Bern 1971)

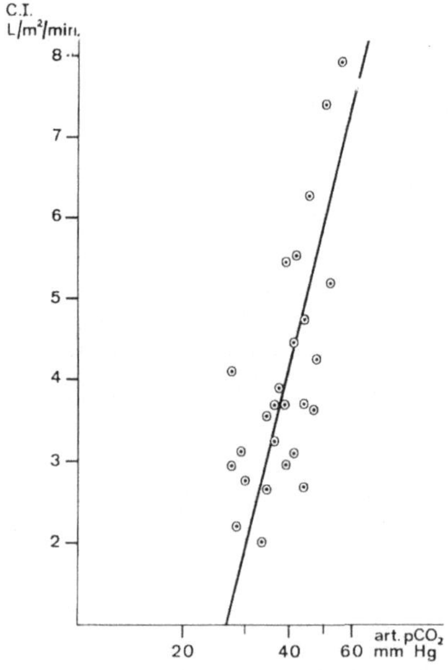


Abb. 2. Herzindex in $l/m^2/min$ (Ordinate, numerisch) in Abhängigkeit von dem arteriellen $PCO_2$ (Abszisse, logarithmisch). (Aus: GATTIKER, R.: Anästhesie in der Herzchirurgie. Verlag Hans Huber, Bern 1971)

*beatmung* empfohlen. Da diese jedoch viele Nachteile und einige strikte Kontraindikationen in sich birgt, ziehen wir die *intermittierende positive Druckbeatmung mit idealem Inspirations/Exspirations-Verhältnis von 1 :2* vor.

Viel mehr Bedeutung hat indessen die *chemische Komponente* der Kreislaufbeeinflussung durch die Beatmung. Diese ist durch die *arterielle $CO_2$-Spannung* gegeben. Daß letztere sozusagen der alleinige *Regulator der Gehirndurchblutung* ist, wurde seit den Arbeiten von KETY u. SCHMITDT in den 40er Jahren [4] vielfach bestätigt. So findet man zwischen der *arteriellen $CO_2$-Spannung* einerseits, der *Sauerstoffsättigung und -spannung* des *venösen Drainageblutes des Gehirns* sowie der transcerebralen *arterio-venösen Sauerstoffdifferenz* andererseits eine ausgezeichnete *Korrelation* [5] (s. Abb. 1). Und zwar nimmt die Gehirnzirkulation mit steigender Kohlensäurespannung im arteriellen Blut zu, mit fallender ab. *Hyperventilation* während der Anaesthesie mit art. $CO_2$-Spannungen von 20 mmHg und darunter können bei alten Patienten mit bestehender Cerebralsklerose zu irreversibler Verschlechterung ihres geistigen Zustandes führen.

Aber auch die *Gesamtdurchblutung* des Körpers, das *Herzzeitvolumen* wird durch *Hyperkapnie* signifikant erhöht (Abb. 2), und zwar, wenigstens in Narkose, durch *Zunahme des Schlagvolumens* [5]. Dabei steigt der arterielle Mitteldruck an, der totale periphere Widerstand nimmt leicht ab. Eine lineare Abhängigkeit des Herzzeitvolumens von der arteriellen $PCO_2$ wird auch von PRYS-ROBERTS [1] angegeben. Bei Patienten mit Herz-Kreislauferkrankungen sollte man deshalb die Ventilation so wählen, daß der arterielle $PCO_2$ nicht wesentlich vom Normbereich abweicht. Außer zur Herabsetzung des Herzzeitvolumens und der cerebralen Durchblutung führen Hypokapnie und respiratorische Alkalose zu einer *kompensatorischen metabolischen Acidose*, die nach Absetzen der künstlichen Beatmung und Normalisierung der $PCO_2$ über längere Zeit bestehen bleiben kann.

Eine ausgesprochene *Hyperkapnie* kann besonders bei Herzpatienten jedoch auch gefährlich sein, da sie *Arrhythmien* im Sinne von ventrikulären Extrasystolen auszulösen vermag.

Ebenfalls gefährlich wirkt sich die *abrupte Umstellung von Hypo- auf Hyperventilation* aus, d. h. das schnelle Abatmen einer erhöhten Kohlensäurespannung im Blut. Infolge Störung des intra-extrazellulären Kaliumgleichgewichtes kann es dabei zu fatalen Herz-Kreislauffolgen, wie schwerer Arrhythmie oder Kammerflimmern kommen.

## Literatur

1. PRYS ROBERTS, C., KELMAN, G. R., GREENBAUM, R., ROBINSON, R. H.: Circulatory Influence of artificial Ventilation during Nitrous Oxide Anaesthesia in man. Brit. J. Anaesth. **39**, 523–548 (1967).

2. ANDERSEN, M. N., KUCHIBA, K.: Depression of cardiac Output with mechanical Ventilation. J. thoracic cardiovasc. Surg. **54**, 182–190 (1967).
3. COURNAND, A., MOTLEY, H. L., WERKÖ, L., RICHARDS, D. W.: Physiological Studies of the Effect of intermittent positive Pressure Breathing on cardiac Output in Man. Amer. J. Physiol. **152**, 162 (1948).
4. KETY, S. S., SCHMIDT, C. F.: The Effect of altered arterial Tensions of Carbon Dioxide and Oxygen on cerebral Blood Flow and Oxygen Consumption in normal Man. J. clin Invest. **27**, 484–492 (1948).
5. GATTIKER, R., ROTHLIN, M., HOSSLI, G.: Herzzeitvolumen und cerebrale Durchblutung in Narkose bei Hypo-, Normo- und Hyperventilation mit dem Engström-Respirator. Acta anaesth. scand. Suppl. XXIII, 191–198 (1966).

# Volumenverlust und Kreislauf in Narkose

Von **H. Schaer**

Blutverluste während einer Operation sind häufig. Deren Ausmaß wird durch Abschätzung der tatsächlich verlorenen Blutmenge (Sauger, Tücher, Operationsfeld) und am Kreislaufverhalten des Patienten beurteilt. Es ist selbstverständlich, daß Blutverluste großen Ausmaßes dem Anaesthesisten nicht entgehen und durch sofortigen Volumenersatz behandelt werden. Es stellt sich aber die Frage nach den diagnostischen und therapeutischen Kriterien zur Beurteilung und Behandlung von kleinen und mittleren Blutverlusten, d. h. von Blutverlusten, welche 1000 ml nicht überschreiten.

Routinemäßig werden an den meisten Orten während Narkose und Operation die Pulsfrequenz ausgezählt und der Blutdruck nach Riva-Rocci gemessen. Sind diese Kriterien aber geeignet, um eventuelle Kreislaufveränderungen, hervorgerufen durch mittlere Blutverluste, zu erkennen?

Abbildung 1 zeigt die Veränderungen dieser Parameter während eines Blutverlustes von 700 ml über 8 min. Der arterielle Druck sinkt während dieser Zeit von 100/65 mmHg auf 90/60 mmHg und die Herzfrequenz bleibt unverändert. Auffällig sind dagegen die Verminderung der mittels einem Oxymeter aufgenommenen Amplitude des Ohrpulses und die Abnahme des zentralen Venendruckes. Gewisse klinische Zeichen, wie eine verminderte Venenfüllung und eine fahle Blässe des Gesichtes, weisen noch auf eine Hypovolämie hin. Es folgt daraus, daß die routinemäßig gemessenen und auf den Narkosekurven festgehaltenen Kreislaufparameter die Veränderungen bei mittleren Hypovolämien meist nicht erkennen lassen.

Eigene Messungen bestätigen die Ergebnisse von Theye u. Tuohy (1964), wonach der Kreislauf bei Hypovolämie eine bemerkenswerte Stabilität aufweist und sich das Herzzeitvolumen und der totale periphere Widerstand relativ lange kaum verändern.

Das Herz ist somit in der Lage, trotz vermindertem venösen Füllungsdruck ein unverändertes Schlagvolumen zu fördern. Man muß sich aber bewußt sein, daß Masse wie Herzzeitvolumen und berechneter totaler peripherer Widerstand für den Körper als Ganzes gelten und gar keine Schlüsse auf die regionale Durchblutung gestatten. Die Abnahme des Ohrpulses und die Blässe des Gesichtes sind Indizien dafür, daß es bei Hypovolämie trotz kaum verändertem totalem peripherem Widerstand und Herzzeitvolumen zu einer verminderten Perfusion gewisser Gefäßgebiete kommt. Falls nicht behandelt, führt eine solche Kreislaufsituation meist postoperativ zu unbefriedigenden Kreislaufverhältnissen. Es werden an die durch den chirurgischen Eingriff ohnehin bereits belasteten Patienten durch Inanspruchnahme von Volumen- und Kreislaufregulationsmechanismen postoperativ zusätzliche aber vermeidbare Anforderungen gestellt.

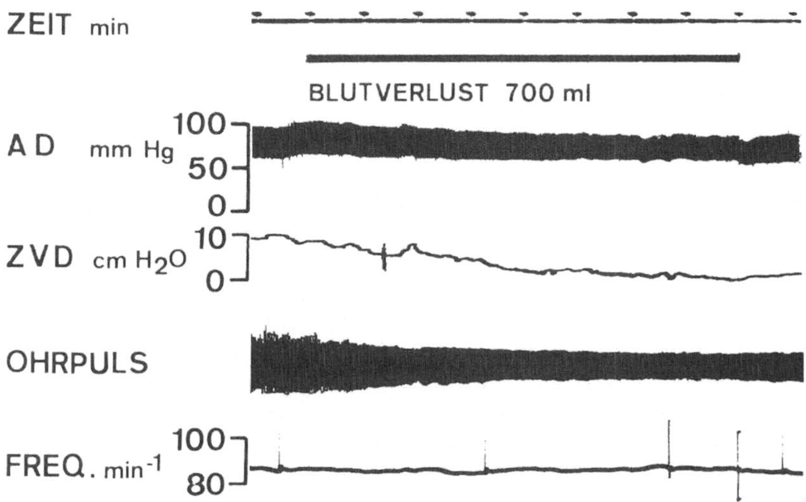


Abb. 1. Beispiel für Verhalten einiger Kreislaufparameter bei Blutverlust von 700 ml über Minuten. Patient in Halothan-$N_2O/O_2$-Narkose bei Spontanatmung

Die oben erwähnten diskreten Zeichen einer Hypovolämie sollten beobachtet und das Volumen-Defizit ausgeglichen werden. Die Art der Substitution richtet sich nach der klinischen Situation, wobei in den meisten Fällen ein Plasmaersatzpräparat auf Gelatine- oder Dextranbasis genügen dürfte.

## Literatur

THEYE, R. A , TUOHY, G. F.: Hemodynamics and blood volume during operation with ether anesthesia and unreplaced blood loss. Anesthesiology **25**, 6 (1964).

# Anaesthesie-Hilfstechniken und Kreislauf: Kontrollierte Hypotonie

Von **R. Dudziak**

Während bei allen bereits besprochenen bzw. zur Besprechung anstehenden Problemen der Blutdruckabfall eine unerwünschte Folge der kardiodepressiven Wirkung von Narkosemitteln und damit sekundär ist, ist die künstliche Hypotension ein dem ausschließlichen Zweck einer Verminderung der operativen Blutung dienender, vom Anaesthesisten gewollter Eingriff in die Hämodynamik. Gemeint ist damit die klassische chemische Ganglienblockade, unterstützt durch die Neigungslagerung. Von dieser Betrachtung sollen ausgeschlossen bleiben – weil sie anderen hämodynamischen Gesetzen folgen – die artefizielle Hypotension durch Halothan und die Hypotension infolge eines Blutverlustes.

Die medikamentöse Ganglienblockade bewirkt eine Unterbrechung der sympathischen und parasympathischen Erregungen im Bereich der ganglionären Synapsen, wodurch das gesamte efferente System blockiert wird. Da die sympatholytische Wirkung meistens stärker ist als ihre parasympatholytische, führt die Anwendung von Ganglienblockern durch die Hemmung von Vasokonstriktoren zu einer Gefäßerweiterung, vorwiegend im Bereich der Arteriolen. Die Folge der Vasodilatation ist ein mehr oder weniger ausgeprägter Blutdruckabfall. Der dritte, zugleich wichtigste und die Anwendbarkeit dieser Methode limitierende Faktor ist die Durchblutung. Die Durchblutung der Organe ist direkt proportional zum mittleren Blutdruck und umgekehrt proportional zum Widerstand der Gefäße. Da unter den Bedingungen einer medikamentösen Ganglienblockade der Blutdruck proportional zum Grad der Vasodilatation abnimmt, dürfte keine wesentliche Änderung der Durchblutung erwartet werden. So stellten bei Untersuchungen in horizontaler Lage Schenk u. Menno fest, daß während der künstlichen Hypotonie das Herzminutenvolumen dem Abfall des Blutdruckes zunächst nicht folgt, sondern sogar zunimmt. Erst bei einem stärkeren Blutdruckabfall nimmt das HZV ab. Aus der Regression (Abb. 1) ist zu entnehmen, daß ein Blutdruckabfall um 60% des Ausgangswertes lediglich eine Abnahme des HZV um 30% zufolge hätte. Bei einem hämorrhagischen Schock dagegen fällt das Herzminutenvolumen proportional mehr als der arterielle Druck ab, was vor allem durch die einsetzende Vasokonstriktion im Bereich der Arteriolen bedingt ist.

Betrachtet man die Durchblutung der einzelnen Organe, so interessiert vor allem die Blutversorgung des Gehirns und der Herzkranzgefäße. Die

Gehirndurchblutung wird während der künstlichen Hypotonie vor allem durch die Neigungslagerung ungünstig beeinflußt. Um den Zweck der Hypotension zu erfüllen, eine möglichst geringe Blutung im Operationsgebiet zu erzielen, wird bei Gesichts- bzw. Neurochirurgischen Operationen das Gehirn hochgelagert und damit mit niedrigstem Druck perfundiert. Da

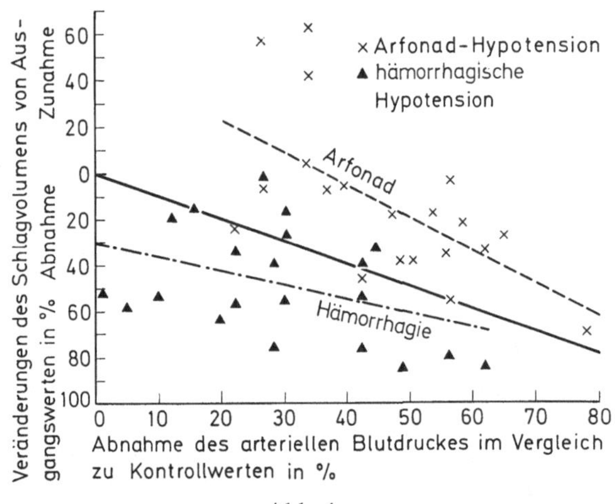


Abb. 1

unter diesen Umständen die Durchblutung des Gehirns von arteriovenöser Druckdifferenz in besonderem Maße abhängig ist, sind alle, den venösen Abfluß zum Herzen behindernde Faktoren unbedingt zu vermeiden. Zu den wichtigsten Störfaktoren gehören:

1. Anstieg des intrathorakalen Druckes durch Beatmung mit einem sehr hohen mittleren positiven Druck.

2. Mechanische Kompression der Halsvenen durch falsche Lagerung und

3. Hyperventilation mit anschließender Hypokapnie.

Die Sauerstoffversorgung des Gehirns ist bei einer normalen Sauerstoffkapazität und Gehalt des arteriellen Blutes nur von der Durchblutung abhängig, weshalb der erwähnten Neigungslagerung eine zusätzliche Bedeutung zukommt.

Der Abfall des Blutdruckes in der Aorta bewirkt eine Verminderung des Perfusionsdruckes in den Coronargefäßen und somit eine Abnahme der Contractilität und des Sauerstoffverbrauches des Herzens. Da unter den Bedingungen einer Hypotonie sowohl Preload als auch der periphere Widerstand wesentlich abnehmen, wirkt sich die daraus resultierende Abnahme der Pumparbeit nicht ungünstig auf das Herz aus, vorausgesetzt ein normales

Verhalten der Schlagfrequenz. Die Pulsfrequenz nimmt in Abhängigkeit vom Grad des Blutdruckabfalles zu, bei einem Perfusionsdruck von etwa 60 mmHg wird eine Zunahme der Schlagfrequenz um 25% des Ausgangswertes als normal bezeichnet. Tachykardie über 100 pro min wird von ECKENHOFF als gefährlich bezeichnet.

Sie wirkt sich vor allem auf die Coronardurchblutung ungünstig aus, worunter die adäquate Sauerstoffversorgung des Herzens leidet. Ein Versagen des Herzens und Zusammenbruch des Kreislaufes können schnell die Folge sein. Die Ursache der Tachykardie während der künstlichen Hypotonie, die besonders bei der Anwendung von Trimetoaphan beobachtet wird, liegt wahrscheinlich darin, daß der Einfluß des Parasympathicus im Bereich des sinoaurikulären Knotens den des Sympathicus übersteigt. Die Beeinflussung der Tachykardie durch die Anwendung von beta-Receptoren-Blockern, wie sie von HELLEWELL et al. vorgeschlagen wurde, muß als gefährlich und nicht nachahmenswert bezeichnet werden.

Das Blutvolumen ändert sich während der künstlichen Hypotonie nur wenig, gelegentlich wird über seine Zunahme berichtet. Die Ursache für die letzte liegt wahrscheinlich in der Reaktion der Baro-Receptoren und dem ADH Aldosteron Mechanismus. Die aus dem extracellulären Raum stammende Flüssigkeit verdünnt das Blut und bewirkt eine Abnahme seiner Viskosität, ein für die Durchblutung während der Hypotonie günstiger Effekt.

## Literatur


1. ECKENHOFF, J. E.: Circulatory control in the surgical patient. Ann. roy. Coll. Surg. Engl. **39**, 67 (1966).
2. HELLEWELL, J., POTTS, M. W.: Propanotol during controlled hypotension. Brit. J. Anaesth. **38**, 794 (1966).
3. SCHENK, W. G., MENNO, A. D.: Alteration of cardiac output during induced hypotension. J. thorac. cardiovasc. Surg. **41**, 776 (1961).
4. — POLLOCK, L., CAMP, F. A., McDONALD, K. E.: Blood flow during induced hypotension. Surg. Gynec. Obstet. **117**, 469 (1963).

## Anaesthesie-Hilfstechniken und Kreislauf: Kontrollierte Oberflächenhypothermie

Von **R. Gattiker**

Die *kontrollierte Oberflächenhypothermie* hat als Hilfstechnik der Anaesthesie besonders in den letzten 10–15 Jahren mit der Entwicklung der Chirurgie am Herzen, an den großen Gefäßen und dem Gehirn eine zunehmende Bedeutung erlangt. Das Ziel der Hypothermie ist die *Herabsetzung des Stoffwechsels* und damit des *Sauerstoffverbrauchs* lebenswichtiger Organe, vor allem des *Gehirns* und des Rückenmarks. *Chirurgische Indikationen* sind Operationen am Herzen, an der Aorta, an den Carotiden und am Gehirn, bei denen entweder die *Gesamtzirkulation* oder die *Zirkulation lebenswichtiger Organe* für kurze Zeit teilweise oder ganz unterbrochen werden muß. *Medizinische* oder *nichtchirurgische Indikationen* sind dann gegeben, wenn der Sauerstoffbedarf des Organismus aus irgend einem Grunde in Normothermie nicht mehr gedeckt werden kann. Dies ist z. B. der Fall bei schwerer *Fettembolie* der Lungen, schweren *Pneumonien* oder anderen Lungenerkrankungen sowie bei Status nach Herz-Kreislaufstillstand mit langer Wiederbelebungszeit und hypoxischen Zuständen. Eine weitere nichtchirurgische Indikation zur Hypothermiebehandlung ist gegeben bei schweren *Hyperthermien* infolge traumatischer, septischer oder toxischer Zustände. Bei allen diesen Fällen ist die kontrollierte Hypothermie oft über Tage notwendig.

Je nach Senkung der Körpertemperatur unterscheidet man eine *geringgradige*, *mäßige* und *tiefe Hypothermie*. Eine geringgradige Hypothermie, d. h. Senkung der Körpertemperatur auf ca. 32° C wird oft in nichtoperativen Fällen über längere Zeit benötigt. Die mäßige Oberflächenhypothermie von 30–28° C wird für chirurgische Fälle gebraucht. In der Herzchirurgie sind es z. B. Vorhofseptumdefekte und Pulmonalstenosen, die unter Hypothermie operiert werden können. Der dabei ohne cerebrale Schädigung tolerierte Kreislaufstillstand von 6–8 min genügt für diese Eingriffe. Die tiefe Hypothermie von 25 bis unter 20 ° C kann, außer bei Säuglingen, nur durch direkte Blutstromkühlung mittels einer Herz-Lungen-Maschine oder der Doppelpumpe nach Drew erreicht werden, da bei älteren Kindern und Erwachsenen die Flimmerbereitschaft des Herzens unter 28° C steil zunimmt.

Die bei künstlicher Herabsetzung der Körpertemperatur auftretenden *physiologischen und physikalischen Veränderungen* sind sehr mannigfach und wir beschränken uns im Rahmen dieses Symposiums auf diejenigen, die direkt oder indirekt die *Herz-Kreislauffunktion* betreffen. Es ist klar, daß die wertvolle Methode der kontrollierten Oberflächenhypothermie nur von einem Team angewandt werden darf, welches mit diesen Veränderungen vertraut und im Besitze der notwendigen Einrichtungen zur Überwachung eines hypothermen Zustandes wie auch zur Behebung der dabei auftretenden Komplikationen ist.

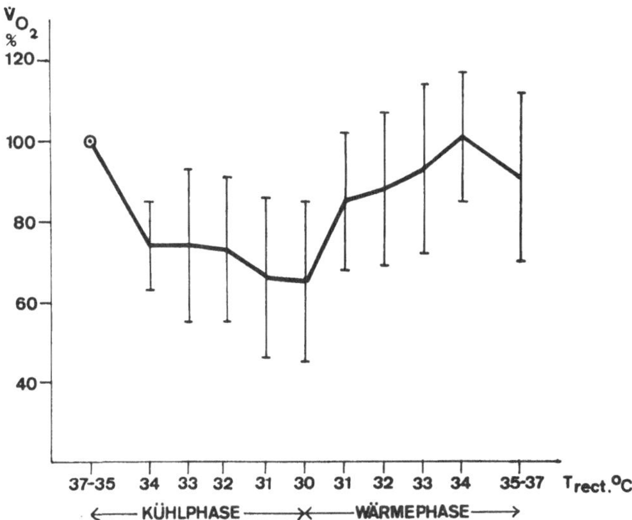


Abb. 1. Sauerstoffaufnahme in Hypothermie. Mittelwerte und Streuungen von 18 Patienten in Prozent ihres Kontrollwertes in Narkose bei 37–35° C. [Aus: Gattiker, R., Terzic, R., Hossli, G.: Anaesthesiologie u. Wiederbelebung **35**, 85–92 (1969)]

Die Herabsetzung des Stoffwechsels betrifft sämtliche Organe, insbesondere auch *Leber* und *Nieren*, die der Metabolisierung und Ausscheidung von Narkosemitteln und anderen Medikamenten, wie z. B. Digitalis, dienen. Neben der dabei angezeigten Vorsicht zur *Überdosierung* muß die Anaesthesie doch genügend tief sein, um *gegenregulatorische Maßnahmen des Körpers*, wie *Kältezittern*, zu unterdrücken. Diese bewirken einen gegenteiligen Effekt und können Stoffwechselsteigerungen, die das Mehrfache der Norm betragen, herbeiführen, was sich gerade bei kardial geschädigten Patienten besonders gefährlich auswirkt. Kältezittern wird außer durch adäquate Narkosetiefe durch Muskelrelaxantien unterdrückt, insbesondere da heute die klinische Hypothermie praktisch nur noch unter künstlicher Beatmung durchgeführt wird.

*Abfall und Zunahme des Sauerstoffverbrauchs* während Abkühlungs- und Aufwärmephase verhalten sich bei der Technik der Oberflächenhypothermie nicht spiegelbildlich: gleichen Temperaturstufen während der Aufwärmephase entsprechen höhere Sauerstoffverbrauchswerte als während der Kühlphase (s. Abb. 1). Die während der Aufwärmephase rasch fortschreitende Zunahme des Stoffwechsels der wärmeren Körperoberfläche bedeutet für das zu diesem Zeitpunkt noch kältere Herz eine Belastung, welcher der herzkranke Patient unter Umständen nicht gewachsen ist. Besonders gefährdet sind Patienten mit Coronarerkrankung, myokardialer Insuffizienz oder cyanotischen Herzvitien. Bei ihnen sollte die Indikation zur Oberflächenhypothermie äußerst selektiv gestellt werden.

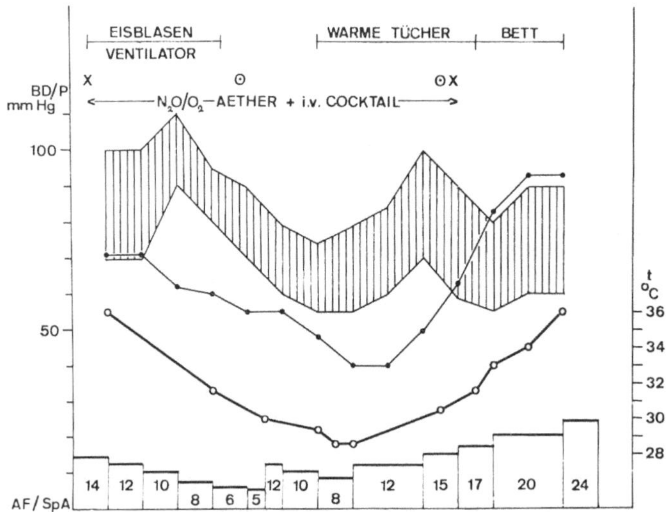


Abb. 2. Oberflächenhypothermie unter Spontanatmung, in Lachgas-Äthernarkose. Symbole: X = Narkosebeginn und -ende. ⊙ = Operationsbeginn und -ende. Schraffiert = Blutdruckamplitude, Punkte = Herzfrequenz, Ringe = Rectaltemperatur. AF/SpA = Atemfrequenz der Spontanatmung. (Aus: Gattiker, R.: Anästhesie in der Herzchirurgie. Bern: Hans Huber Verlag 1971)

Die *typischen Kreislaufveränderungen* in Hypothermie sind Abnahme des Herzzeitvolumens bei praktisch gleichbleibendem Schlagvolumen und Abnahme der Herzfrequenz. Der arterielle Blutdruck nimmt ebenfalls ab, jedoch nicht entsprechend dem Herzzeitvolumen, da der totale periphere

---

Abb. 3. Rhythmusstörungen während Oberflächenhypothermie. A: Knotenrhythmus bei 32,6° C, totaler a.-v.-Block bei 30,9° C, 2:1-Block bei 31,3° C und Sinusrhythmus bei 32,8° C (28jähr. Frau). B: Interferenzdissoziation während Kühlphase bei 32° C und Rückgang zu Sinusrhythmus nach Narkoseende bei 36,5° C (13jähr. Knabe). C: Knotenrhythmus bei 32,1° C, wandernder Pacemaker und ventr. ES bei 30,2° C, Sinusrhythmus bei 34° C (16jähr. Knabe). (Aus: Gattiker, R.: Anästhesie in der Herzchirurgie. Bern: Hans Huber Verlag 1971)

25 mm/sec
a
I
II
III
Trect. 36.5°C
32.6°C
30.9°C
31.3°C
32.8°C
b
I
II
III
Trect. 32°C
36.5°C
c
I
II
III
Trect. 36.5°C
32.1°C
30.2°C
34°C

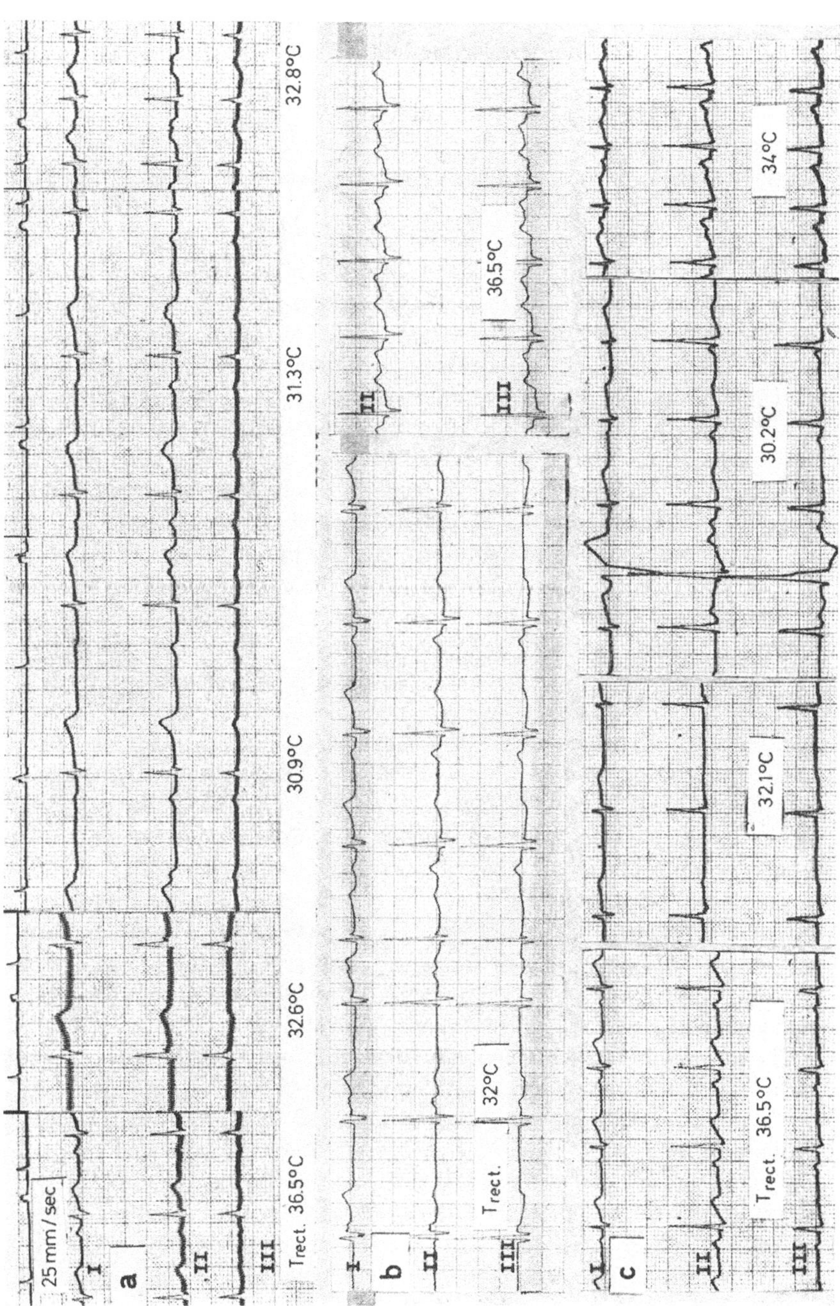

Abb. 3

Widerstand infolge Viscositätszunahme des Blutes zunimmt. Bei Spontanatmung nimmt auch die Atemfrequenz ab (Abb. 2). Die arteriovenöse $O_2$-Differenz bleibt unverändert. Durch Verlangsamung und Ausschaltung der Kreislaufregulationsmechanismen und Verschiebung des Ionengleichgewichts *nimmt die Flimmerbereitschaft des Herzens unter 30° C zu.* Der Kreislauf wird auf zusätzliche mechanische und reflektorische Reize, chirurgische Manipulation, rasches Injizieren von Medikamenten, Änderung der Beatmung ect. zunehmend vulnerabler. Die Flimmerbereitschaft des Herzens kann durch Verwendung von *Äther* oder *Methoxyfluran* zur Narkose sowie durch intravenös applizierten *Alkohol* herabgesetzt werden. Bei Kindern kommt Kammerflimmern seltener vor. Säuglinge können mittels Oberflächenkühlung bis auf 18° abgekühlt werden [1]. Unter 350 während 1961–1968 durchgeführten Oberflächenhypothermien haben wir in 7 Fällen, d. h. in 2%, Kammerflimmern erlebt. In allen, außer in einem der Fälle, konnte eine zusätzliche Noxe dafür verantwortlich gemacht werden [2]. Diese Häufigkeit des Kammerflimmerns bei Hypothermie entspricht auch den Erfahrungen von Zindler [3]. Das Vorkommen von *Rhythmusstörungen*, wie z. B. Knotenrhythmus, Knotenarrhythmien, ja sogar partieller oder totaler a.v.-Block, sind relativ häufig (Abb. 3). Diese Veränderungen verschwinden wieder mit der Aufwärmung und sind, solange die Kreislauffunktion adäquat bleibt, nicht bedrohlich.

Der Herabsetzung der Sauerstoffaufnahme in Hypothermie entspricht eine analoge *Reduktion der Kohlensäureproduktion.* Zudem nimmt die *Löslichkeit von Gasen*, wie Sauerstoff, Kohlensäure, aber auch gasförmiger Narkotica mit sinkender Körpertemperatur zu. Dies bedeutet eine *Zunahme der im Plasma gelösten Gase* und eine *Abnahme der Gasspannung.* Die *Sauerstoffdissoziationskurve* wird demnach nach *links* verschoben, d. h. daß einer gegebenen Sauerstoffsättigung bei niedriger Temperatur eine niedrigere Sauerstoffspannung entspricht als bei normaler oder erhöhter Temperatur. Die Bindungsfähigkeit des Sauerstoffs an das Hämoglobin nimmt also zu, die *Abgabe von Sauerstoff an das Gewebe* wird jedoch *erschwert.* Damit drängt sich die Frage nach *adäquater Ventilation* in Hypothermie auf. Wird diese mit demselben Beatmungsvolumen wie für normotherme Verhältnisse berechnet, weitergeführt, so entsteht je nach Temperaturabfall eine beträchtliche *respiratorische Alkalose* mit pH-Werten von über 7,5 und $PCO_2$-Werten im arteriellen Blut von unter 20 mmHg aus zwei Gründen: einmal wegen der verminderten Produktion und dann wegen der erhöhten Löslichkeit von Kohlensäure. Die nicht unbedeutenden *Nachteile* einer solchen Beatmung sind: 1. eine weitere Linksverschiebung der Sauerstoffdissoziationskurve mit noch verschärfter Abgabeerschwerung von Sauerstoff an das Gewebe, und 2. eine gefährliche Reduktion der cerebralen Durchblutung und infolgedessen auch langsamere Abkühlung des Gehirns, zu dessen Schutz die Hypothermie ja gerade vorgenommen wird! 3. eine kompensatorische metabolische Acidose

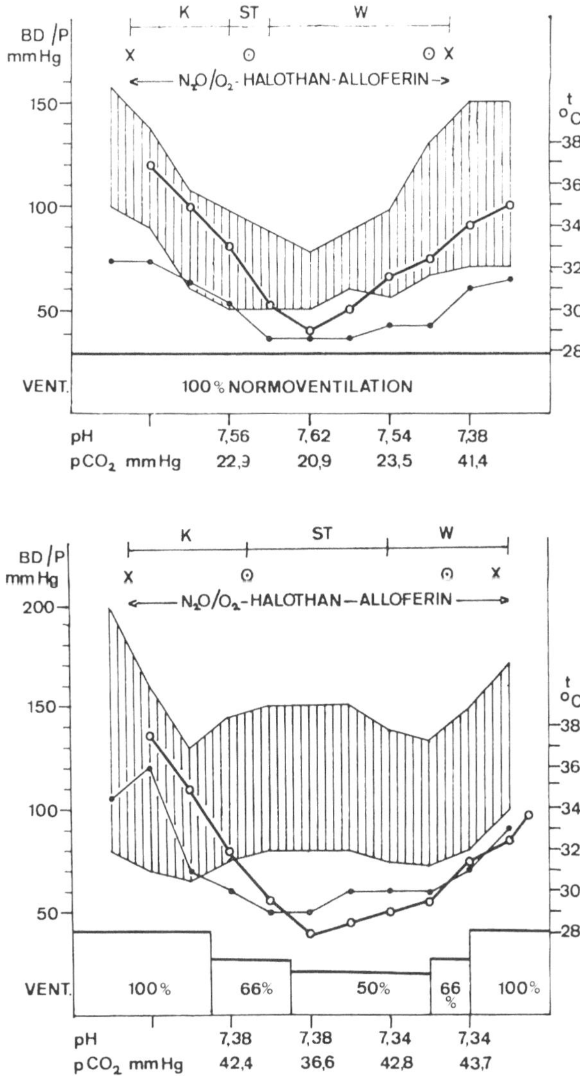


Abb. 4. Oberflächenhypothermie unter kontrollierter Beatmung und Muskelrelaxation. Oben: 63jähr. Mann, bei dem die Ventilation konstant gehalten wurde (100% Normoventilation). Unten: 55jähr. Mann, bei dem die Ventilation der Körpertemperatur entsprechend reduziert wurde (100%, 66%, 50% der Normoventilation). Symbole gleich wie in Abbildung 2. K = Kühlphase, St = Stabilisationsphase, W = Wärmephase. pH- und art. $PCO_2$-Werte sind auf den einzelnen Temperaturstufen angegeben. Nähere Beschreibung s. Text. (Aus: GATTIKER, R.: Anästhesie in der Herzchirurgie. Bern: Hans Huber Verlag 1971)

und 4. eine Herabsetzung des Herzzeitvolumens unter das der Hypothermie entsprechende Maß. Zwei unserer Fälle von Kammerflimmern in Hypothermie führen wir auf übermäßige Hypokapnie zurück; sie hatten arterielle $PCO_2$-Werte von 15 mmHg.

Seit einigen Jahren haben wir an unserer Klinik die *Ventilation in Hypothermie so reduziert*, daß wir auf jeder Temperaturstufe arterielle $PCO_2$-*Werte zwischen 30 und 40 mmHg* erhalten [4]. Das pH bleibt auf diese Weise konstant zwischen 7,38 und 7,42, Blutdruck und Pulsdruck fallen weniger ab, die Abkühlung erfolgt schneller. Die Ventilation wird zwischen 34 und 32° C auf ca. 66%, zwischen 32 und 28° C auf ca. 50% der Normoventilation reduziert. Die Unterschiede bei diesen beiden Beatmungsformen sind in Abbildung 4 dargestellt. Bei älteren und kardial geschädigten Patienten sollten *zentralvenöser und arterieller Druck* während kontrollierter Hypothermie unbedingt blutig gemessen werden, das *Elektrokardiogramm* muß kontinuierlich an einem Sichtgerät überwacht werden.

Die *Suffizienz des Herzens* vor und nach dem Kreislaufstillstand beeinflußt in hohem Maße die *Ischämietoleranz des Gehirns*. Das heißt ein schon vor oder nach dem Kreislaufstillstand infolge inadäquat herabgesetztem Herzzeitvolumen mangelhaft durchblutetes Gehirn kann trotz temperaturentsprechend erlaubter Länge der Kreislaufunterbrechung irreversibel geschädigt werden. Die Kreislaufunterbrechung muß daher in einem metabolisch ausgeglichenen und kreislaufmäßig suffizienten Zustand, sowie bei voll ersetztem Blutvolumen angetreten werden. Nachher eintretende Herzinsuffizienz muß rigoros mit allen Mitteln, wie Calcium, Adrenalin, Orciprenalin (Alupent), evtl. Kalium und Volumentransfusion bekämpft werden. Das Herz sollte durch Bespülen mit warmer Kochsalzlösung gewärmt und bei Bedarf durch Massage unterstützt werden.

Bei *guter Kreislauffunktion* tritt nach der Kreislaufunterbrechung eine *hypertone Phase* ein, die auf Ausschüttung von Katecholaminen und sauren Metaboliten aus den ischämischen Geweben beruht. Wir d eine Hypothermie ohne Kreislaufunterbrechung durchgeführt, so sollte theoretisch keine *metabolische Acidose* entstehen. Praktisch tritt eine solche jedoch häufig während der Aufwärmephase infolge des schnelleren Ansteigens der Temperatur der Körperoberfläche mit inadäquat erhöhtem Stoffwechsel auf. Bei guten Kreislaufverhältnissen wird sie spontan korrigiert, andernfalls muß sie medikamentös behoben werden.

## Literatur

1. Gattiker, R., Laepple, O.: Erfahrungen mit der Anästhesie für Palliativoperationen und Totalkorrekturen ohne Herz-Lungen-Maschine bei kongenitalen Herzvitien im Säuglings- und Kleinkindesalter unter 2 Jahren. Anaesthesiologie u. Wiederbelebung **47**, 89–97 (1970).

2. Gattiker, R.: Anästhesie in der Herzchirurgie. Bern: Hans Huber Verlag 1971.
3. Zindler, M., Dudziak, R., Pulver, K. G.: Die künstliche Hypothermie. In: Frey, R., Hügin, W., Mayerhofer, O. (Hrsg.): Lehrbuch der Anaesthesiologie u. Wiederbelebung. Berlin-Heidelberg-New York: Springer 1971.
4. Gattiker, R., Terzic, R., Hossli, G.: Beitrag zur Frage der Sauerstoffaufnahme und adäquaten Ventilation in Hypothermie. Anaesthesiologie u. Wiederbelebung **35**, 85–92 (1969).

## Postoperative anaesthesiologisch-internistische Kreislaufprobleme

# Überdruckbeatmung beim akuten Lungenödem

Von **G. Hossli**

Schon bei der einfachen *intermittierenden Druckbeatmung (IPPB)* besteht bekanntlich – im Unterschied zur Spontanatmung – ein *deutlich positiver*

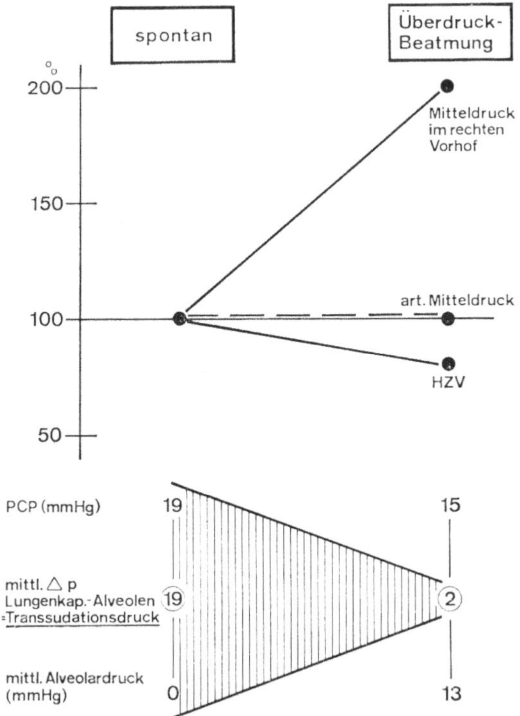


Abb. 1. *Kreislaufeffekte der Überdruckbeatmung:* Hämodynamische Veränderungen beim Übergang von Spontan- zu Überdruckbeatmung. Mittelwerte von 11 Patienten im Alter von 25–62 Jahren mit Lungenstauung wegen Mitralvitien, – bei Spontanatmung (links) – und nach 15 min Überdruckbeatmung (rechts) mit einem auf 50–70 % Sauerstoff angereicherten Luftgemisch mittels des Engström-Respirators mit einem dosierbaren End-Exspirationsdruck unter Aufrechterhaltung eines mittleren Alveolardruckes von 10–15 mmHg und eines mittleren intrathorakalen Druckes von 2–4 mmHg; oben: Anstieg des Druckes im rechten Vorhof von 3 auf 6 mm, d. h. auf 200 %, gleichbleibender arterieller Mitteldruck, Abfall des HZV auf 80 %; unten: *Abnahme des transmuralen Druckgradienten* (d. h. *des Transsudationsdruckes*) von 19 auf 2 mmHg

*mittlerer Alveolardruck* und ein *leicht erhöhter mittlerer intrathorakaler Druck* (= Pleuradruck). Bei Lungenstauung kann deshalb schon damit eine Verbesserung erzielt werden.

Durch Anwendung eines zusätzlichen (end-)exspiratorischen Widerstandes im Beatmungsgerät, d. h. durch *Überdruckbeatmung (CPPB)*, können die Kreislaufeffekte des erhöhten intrathorakalen Druckes noch verstärkt werden (Abb. 1). Sie bestehen in Steigerung des Druckes im rechten Vorhof, Beeinträchtigung des venösen Rückflusses und damit Abnahme des Schlagvolumens, sowie – bei gleichbleibender Pulsfrequenz – in einer Senkung des Herzzeitvolumens (meist ohne Abfall des arteriellen Druckes, da der Gefäßwiderstand im Körperkreislauf in der Regel entsprechend zunimmt). Die Kompression des Lungengewebes durch die stärkere Blähung steigert auch den Lungengefäßwiderstand. Die damit zu erwartende Mehrbelastung des rechten Ventrikels wird aber durch die erwähnte Verminderung des Herzzeitvolumens fast völlig wettgemacht. Die Lungen werden „ausgepreßt", und damit kommt es zu einer beträchtlichen Volumenverschiebung aus dem Thorax in die Peripherie. Die *Überdruckbeatmung* bewirkt besonders bei Mitralvitien, aber auch bei *Linksinsuffizienz* anderer Genese, eine *Senkung des Druckes im linken Vorhof und damit in den Lungenkapillaren* (dabei wird die Drucksenkung im Lungenkreislauf zwar mit einer gewissen Reduktion des HZV erreicht; Einzelheiten s. Hossli u. Bühlmann).

Von größter praktischer Bedeutung ist ferner die unter Überdruckbeatmung sich einstellende *sofortige Abnahme der Druckdifferenz zwischen Lungenkapillaren und Alveolen*, d. h. des *Transsudationsdruckes*.

Beide Effekte gemeinsam sind verantwortlich für die eindrückliche und drastische Wirkung der Überdruckbeatmung beim akuten Lungenödem: Diese Therapie ist meist augenblicklich wirksam nicht nur beim *kardial bedingten Lungenödem*, sondern auch in der Notfallsituation des *akuten Lungenödems infolge erhöhter Kapillar-Eiweißpermeabilität* (bei normalen intravasalen Druckwerten): dazu gehört das

- *toxische Lungenödem*, verursacht z. B. durch
  - Lungenreizstoffe wie
    - Magensaft (bei Aspiration, Mendelson-Syndrom)
    - Nitrosegase
    - Peroxyde
    - Chlorwasserstoff
    - Phosgen
  - Kapillartoxine wie
    - Bakterientoxine
    - Ammoniumchlorid, usw.

- und das *Lungenödem durch andere Kapillarschäden*, wie z. B.

  - durch Hitze und Explosion
  - durch extracorporellen Kreislauf
  - beim anaphylaktischen Schock
  - cerebral (nach Hirntraumen und -operationen), usw.

## Literatur

Hossli, G., Bühlmann, A.: Überdruckbeatmung beim akuten Lungenödem. Anästhesiologie u. Wiederbelebung **15**, 143 (1966). Anästhesie und Notfallmedizin: dort weitere Literatur.

# Prophylaktische Beatmung

Von **R. Gattiker**

Auch bei großen Eingriffen an Patienten in kritischem Herz-Kreislauf-Zustand treten Komplikationen relativ selten intraoperativ auf. Viel mehr befindet sich der Patient zu dieser Zeit in einem Zustand optimaler Kreislauf- und Atemkontrolle. Anaesthesie, Blut- und Flüssigkeitsersatz werden sozusagen Minute für Minute den jeweiligen Bedürfnissen angepaßt. Viel belastender gestaltet sich dagegen die *unmittelbar postoperative Phase*. Der gleichmäßige Zustand der Anaesthesie ist plötzlich zu Ende. Der Patient erwacht und muß seine Atemfunktion wieder selbst übernehmen und zugleich in der Lage sein, die nun steil ansteigenden Stoffwechselbedürfnisse zu decken.

Währenddem dies einem Herz-Kreislaufgesunden ohne weiteres, auch nach großen Eingriffen, möglich ist, sind besonders *ältere Patienten mit kardialen Veränderungen* oft nicht in der Lage, den erhöhten Anforderungen an ihr Herz-Kreislaufsystem nachzukommen. Vielfach bleiben zwar auch unter Spontanatmung die Blutgase normal. Es entwickelt sich jedoch eine *metabolische Acidose* als Zeichen eines *Mißverhältnisses zwischen Sauerstoffbedarf* und *-angebot*. Klinisch beobachtet man oft *Hyperpnoe* unter Gebrauch der Atemhilfsmuskulatur, *Schwitzen*, *Tachykardie* oder *Tachyarrhythmie*, ein *herabgesetztes Herzzeitvolumen* und eine *schlechte periphere Durchblutung* sowie eine *reduzierte Nierenfunktion* [1]. Die normalerweise nur 2–3% des Gesamtstoffwechsels beanspruchende *Atemarbeit* kann unter solchen Umständen bis zu 30% ansteigen und infolgedessen anderen lebenswichtigen Organen, wie z. B. dem Myokard, dem Gehirn und den Nieren die Sauerstoffzufuhr kürzen. Ein solcher Zustand führt schließlich zur *kardio-respiratorischen Dekompensation* und macht dann eine notfallmäßige Re-intubation und Beatmung unumgänglich.

Werden ältere Patienten mit kardialer Anamnese, pathologischem EKG oder sonstigen Symptomen kardiopulmonaler Veränderungen, ohne Spontanatemversuche, sozusagen „prophylaktisch", über den liegenden Trachealtubus *postoperativ* für 12–48 Std *weiterbeatmet*, so kann der Zustand manifester Dekompensation gar nicht erst eintreten. Zu einer solchen Behandlung entschließen wir uns, außer in der Herzchirurgie, bei *Patienten mit ausgedehnten thorakalen, thorako-abdominalen und großen abdominalen Eingriffen*, die infolge Schmerzen, geblähter Darmschlingen, Zwerchfellhochstand und Adipositas eine zusätzliche Belastung nur schlecht ertragen. Die postoperative Beatmung mit intermittierend positivem Druck erlaubt ihnen, unter leichter Sedation und Schmerzfreiheit sich den veränderten Kreislaufbedürfnissen anzupassen und ihren Zustand allmählich zu stabilisieren. In den meisten Fällen erübrigt sich bei adäquater Ventilation die Anwendung von Muskelrelaxantien. Optimale durch Blutgasanalyse kontrollierte Be-

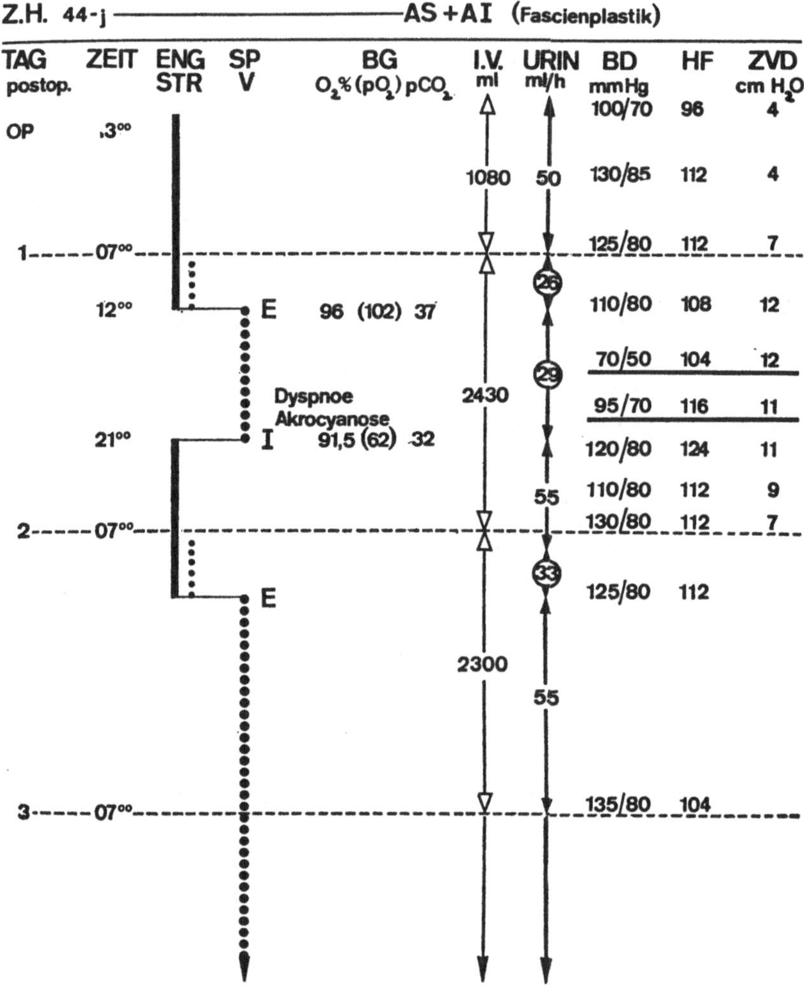


Abb. 1. Postoperatives Verlaufsdiagramm eines 44jähr. Mannes nach Fascienplastik der Aortenklappe. – Blutdruck (BD), Herzfrequenz (HF), zentralvenöser Druck (ZVD), Urinausscheidung und Blutgase (BG) bei Engström-Beatmung (ENGSTR) und Spontanatmung (SPV). E = Extubation, I = Intubation. Beschreibung s. Text. (Aus: Gattiker, R.: Anästhesie in der Herzchirurgie. Bern: Hans Huber 1971)

atmung der Lungen und Oxygenation des Blutes, sowie vollständige *Ausschaltung der Atemarbeit* gewährleistet eine *bessere Durchblutung von Myokard und Nieren, eine bessere Urinausscheidung und gute periphere Durchblutung* sowie *Vermeidung von metabolischer Acidose* (s. Abb. 1). Häufig können die Patienten 12–24 Std nach der Operation ihre Spontanatmung bei guter Blutgasanalyse und Kreislauffunktion selber übernehmen. Andernfalls wird die Beatmung um weitere 12–24 Std beibehalten. Auf diese Weise konnte die *Häufigkeit notfallmäßiger Re-intubationen* und *Tracheotomien* mit anschließender *Langzeitbeatmung* erheblich *gesenkt* werden (s. Abb. 2).

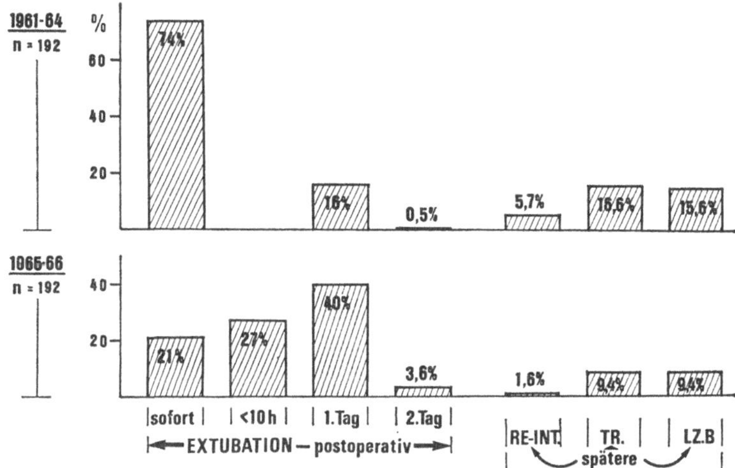


Abb. 2. Prophylaktische postoperative Beatmung. Notwendigkeit späterer Reintubation (RE-INT), Tracheotomie (TR) und Langzeitbeatmung (LZB). Prozentuale Verteilung in den Jahren 1961–1964 und 1965–1966 (je 192 Fälle). [Aus: GATTIKER, R.: Langenbecks Arch. klin. Chir. **319**, 1029–1034 (1967)]

Bedenken hinsichtlich möglicher Depression des Herz-Kreislaufsystems und Herabsetzung des Herzzeitvolumens durch die intermittierend positive Druckbeatmung werden hinfällig, da in ihrer kardialen Funktion eingeschränkte Patienten infolge besserer Oxygenation und sinnvollerer Verteilung ihrer Gesamtkörperdurchblutung, insbesondere zugunsten des Myokards, oft ein gegenüber Spontanatmungsbedingungen erhöhtes Herzzeitvolumen zeigen [2]. Das heißt, die Vorteile der Beatmung überwiegen bei weitem über die zu vernachlässigenden Nachteile. Bei Patienten mit Linksherzinsuffizienz schützt die Beatmung mit intermittierend positivem Druck zudem vor der Gefahr des Lungenödems und der pulmonalen Stauung.

Bei *Notfallpatienten*, z. B. solchen mit Ileus, die kreislaufmäßig gar nicht oder nur mangelhaft vorbereitet werden können, stellt die prophylaktische postoperative Beatmung eine wertvolle Hilfe der postoperativen Behandlung dar.

## Literatur

1. Gattiker, R.: Postoperative Fortsetzung der künstlichen Beatmung über den liegenden Trachealtubus nach großen chirurgischen Eingriffen unter besonderer Berücksichtigung der Verhältnisse in der offenen Herzchirurgie und bei Nieren-Homotransplantationen. Langenbecks Arch. klin. Chir. **319**, 1029–1034 (1967).
2. — Hossli, G., Rothlin, M.: Oxygen Uptake and cardiac Output after cardiac Surgery. Excerpta Medica Internat. Congress Series 200, Progress in Anaesthesiology, pp. 831–838, 1968.

# Katecholamine

Von **H. P. Gurtner**

Die postoperativ auftretenden Kreislaufprobleme, die den Einsatz von Katecholaminen erfordern, sind einerseits Probleme des Kreislaufes selber, andererseits Probleme der Pharmakologie der Katecholamine. Die zwei wichtigsten Indikationen für die postoperative Anwendung von Katecholaminen sind erstens bedrohliche Abnahmen des Herzzeitvolumens im Schockzustand oder im Zustand, den man euphemistisch als „weak cardiac action" oder als „low cardiac output syndrome" bezeichnet, zweitens bradykarde Herzrhythmusstörungen.

Eine postoperative Bradykardie ist selten, auch nach (korrekt) durchgeführten Eingriffen am offenen Herzen. Sie kann durch eine intravenöse Infusion von Metaproterenol (Orciprenalin, Alupent; 2,5–5 $\mu$g/min entsprechend 15–30 ml/Std einer Lösung von 5 mg pro 500 ml Mischinfusion) in der Regel leicht unter Kontrolle gebracht werden. Sie ist kein eigentliches Kreislaufproblem, welches hier besprochen werden müßte. Auch die Behandlung einer Asystolie mit notfallmäßiger intrakardialer Injektion soll und braucht uns hier nicht zu beschäftigen.

Ein wahres und nicht befriedigend gelöstes Problem stellt dagegen die Verwendung der Katecholamine in der postoperativen Schockbehandlung dar. Auf die Behandlung des hypovolämischen und des vasoparalytischen Schockes möchte ich nicht eingehen, sondern meine Ausführung auf den kardiogenen Schock im weitesten Sinne beschränken.

Die Ursachen der postoperativ auftretenden „weak action" sind auch heute nicht restlos klar. Eine vorbestehende schwerere Myokardschädigung ist für ihre Entstehung offenbar nicht erforderlich. Immerhin scheint es häufig so zu sein, daß eine vorbestehende latente Herzinsuffizienz unter bestimmten postoperativen Einflüssen manifest wird, was sich dann unter dem Krankheitsbild der „weak action" äußert. Zu diesen Einflüssen gehört eine verfrühte Extubation, d. h. letztlich eine insuffiziente respiratorische Funktion (Gattiker, 1971). Die „weak action" ist ihrem Wesen nach vergleichbar dem kardiogenen Schock nach Herzinfarkt. Nur tritt sie unter weniger dramatischen Umständen auf, ist im allgemeinen milder und läßt sich vor allem erfolgreicher behandeln (reversible Störung des Myokardstoffwechsels).

Klinisch handelt es sich um die Folgen einer geschädigten Pumpenleistung des Herzens mit kleinem Herzzeitvolumen, arterieller Hypotonie, hohem zentralvenösem Druck, ausgeprägter kollateraler Vasokonstriktion (kalte Akrocyanose) und zunehmender metabolischer Acidose. Der periphere Widerstand ist erhöht, weil die primäre Strömungsabnahme ausgeprägter ist als der arterielle Druckabfall.

Das therapeutische Vorgehen bei der „weak action", man könnte ebensogut von einer akuten Herzinsuffizienz sprechen, ist anders als beim hypovolämischen und beim vasoparalytischen Schock. Eine Erhöhung der aktiven Blutmenge ist weder erforderlich noch erwünscht. Im Vordergrund der therapeutischen Bemühungen stehen drei Maßnahmen:

1. Die laufende Korrektur der metabolischen Acidose.
2. Der Wiederanschluß des Patienten an die assistierte Beatmung.
3. Die Verabreichung von Katecholaminen.

Die Frage ist nun, und das ist das zweite Problem, das sich in diesem Zusammenhang stellt, welches Katecholamin in der genannten Situation die größten Vorteile und die geringsten Nachteile in sich vereinigt.

Ahlquist hat 1948 die auf adrenergische Impulse empfindlichen Reaktionsstellen der Organe in alpha-(a-) und beta(b-) adrenergische Receptoren eingeteilt (in: Goodman and Gilman, 1970). In Tabelle 1 ist zusammengestellt, wie die a- und b-Rezeptoren im Kreislaufsystem verteilt sind und welche Funktionsänderung bei einer a- bzw. b-Receptoren-Stimulation zu erwarten ist.

Tabelle 1. Alpha- und beta-adrenergische Receptoren (direkte Wirkungen)

| Organ | | alpha-Receptoren Stimulation | beta-Receptoren Stimulation |
|---|---|---|---|
| Myokard | Contractilität | | Zunahme |
| | Refraktärzeit | | Verkürzung |
| | Automatiefrequenz | | Zunahme |
| | Erregbarkeit | | Zunahme |
| | Reizleitung | | Beschleunigung |
| Arteriolen | | Constriction | Dilatation |
| Kapazitätsgefäße | | Constriction | Constriction |

Man erkennt mit einem Blick, daß es sinnlos wäre, das akut geschädigte Herz durch einen a-Receptoren-Stimulator zusätzlich zu mißhandeln. Denn am Herzen selber würde er keine segensreichen Wirkungen entfalten können, weil das Herz praktisch frei ist von a-Receptoren. Er würde stattdessen das geschwächte Herz durch die periphere Vasokonstriktion und damit den Blutdruckanstieg zusätzlich überlasten.

Ideal wäre ein b-Receptoren-Stimulator, welcher die Organdurchblutung steigert durch Erhöhung des Minutenvolumens und leichte Senkung des Gefäßwiderstandes in den lebenswichtigen Organen. Die Erhöhung des Herzzeitvolumens sollte vornehmlich über eine Steigerung der Myokardcontractilität und nur zum geringen Teil über eine Frequenzbeschleunigung erfolgen. Unerwünscht ist auch eine ausgeprägte Steigerung der Erregbarkeit des Myokards (durch Verkürzung der Refraktärzeit und Annäherung des Schwellenpotentials an das Ruhepotential), da ihr die Gefahr der Entstehung von ektopischen Tachyrhythmien innewohnt. Willkommen ist eine Constriction der vorwiegend im Splanchnicusgebiet gelegenen Kapazitätsgefäße. Willkommen ist zugleich eine gemäßigte Erweiterung der Arteriolen, vor allem des Coronarkreislaufes und der Nieren.

Wenn wir uns die hämodynamischen Auswirkungen einer intravenösen Tropfinfusion von Noradrenalin, Adrenalin und Isopropylnoradrenalin (Isoproterenol) vergegenwärtigen, so erkennen wir erhebliche qualitative und quantitative Unterschiede. Isoproterenol ist praktisch ein reiner b-Receptoren-Stimulator; Noradrenalin und Adrenalin haben am isolierten oder an dem von reflektorischen Einflüssen abgeschirmten Herzen qualitativ und quantitativ die gleichen b-stimulierenden Wirkungen. Sie unterscheiden sich aber in ihrer Auswirkung auf die Kreislaufperipherie: Noradrenalin wirkt auf die Peripherie vorwiegend a-stimulatorisch, Adrenalin dagegen vorwiegend b-stimulatorisch.

Wichtig ist die Tatsache, daß die peripheren Kreislaufeffekte der Katecholamine beim intakten Organismus *reflektorisch* auf das Herz rückwirken.

Der durch *Noradrenalin* (i.v. 10–20 $\mu$g/min) erzeugte Systemhochdruck drosselt über den Baroreceptorenreflex vorwiegend die Herzfrequenz, weniger die Myokardcontractilität. Das Schlagvolumen nimmt leicht zu (Überwiegen des direkten positive inotropen Effektes über die reflektorische Hemmung). Das Herzzeitvolumen bleibt unverändert oder nimmt leicht ab. Der periphere Gefäßwiderstand wächst deshalb praktisch im Verhältnis zur Drucksteigerung.

I.v.-Dosen von 10–15 $\mu$g/min *Adrenalin* steigern beim Gesunden zwar leicht den systolischen, senken aber den diastolischen Druck. Für eine reflektorische Bradykardie besteht kein Anlaß. Vielmehr nehmen als Folge der direkten b-Wirkung auf Herz und Kapazitätsgefäße Frequenz und Schlagvolumen und damit Zeitvolumen zu und der periphere Widerstand wird kleiner.

Kleine i.v.-Dosen von *Isoproterenol* (1 $\mu$g/min), des „reinen“ b-Stimulators, heben zwar den systolischen, senken aber bedeutend den diastolischen und damit den peripheren Mitteldruck. Frequenz und HMV nehmen stark zu, der periphere Widerstand sinkt noch stärker als unter Adrenalin-Einwirkung.

Aus dem Gesagten geht hervor, daß theoretisch dem *Adrenalin* die Krone gebührt, denn bei gleicher b-Wirkung am Herzen läuft man mit ihm weniger als mit dem Isoproterenol Gefahr, die Peripherie allzu sehr zu öffnen und damit einen potentiell gefährlichen Blutdruckabfall zu provozieren. Auf der anderen Seite hat Adrenalin den Nachteil der kleineren therapeutischen Breite und der Verengung der Nierenarterien, was gerade im Schockzustand unerwünscht ist. Unnötig zu sagen, daß die Katecholaminverabreichung ganz allgemein vorsichtig (wenige $\mu$g/min) und unter ständiger EKG-, Blutdruck- und Urinkontrolle zu erfolgen hat.

In Bern geben wir in der Regel Isoproterenol, in Zürich wird bei gleicher Indikation einer Kombination von Adrenalin und Isoproterenol im Verhältnis 1:2 der Vorzug gegeben.

Ganz ohne Bedeutung und unerwünscht scheint indessen ein Pressoreffekt auch wieder nicht zu sein, namentlich nicht beim kardiogenen Schock.

Mueller u. Mitarb. (1970) zeigten an einer Reihe von Patienten mit kardiogenem Schock nach Myokardinfarkt, daß Noradrenalin zwar das Herzminutenvolumen kaum steigert, dafür den arteriellen Mitteldruck und den Coronarfluß (28%); der myokardiale Laktatstoffwechsel besserte sich wesentlich. Isoproterenol dagegen steigerte das Herzminutenvolumen stark, senkte den diastolischen arteriellen Druck, erhöhte den Coronarfluß nur bei 3 Patienten und führte bei allen zu einer Verschlechterung des myokardialen Laktatstoffwechsels. „In the acute state of coronary shock the primary therapeutic concern should be directed towards the myocardium and not towards peripheral circulation."

Erfordert die Behandlung einer (postoperativen) „weak action" zunehmend größere Katecholamin-Dosen, so liegt der Verdacht nahe, daß die Katecholamin-Wirkung durch eine mangelhaft kompensierte metabolische Acidose beeinträchtigt wird.

In jüngster Zeit ist von verschiedener Seite darauf hingewiesen worden, daß der Noradrenalinvorläufer Dopamin gegenüber den erwähnten Katecholaminen für die Behandlung der „weak action" und des kardiogenen Schockes gewisse Vorteile bietet. Dopamin ist ein b-Stimulator des Herzens, verengt die Widerstandsgefäße und, was besonders wichtig ist, erweitert die renalen und splanchnischen Gefäßbette, die letzteren über einen nichtadrenergischen, weil durch adrenerge Receptorenblocker nicht beeinflußbaren Mechanismus. Dopamin steigert das Herzminutenvolumen, die Nierendurchblutung und die Natriumausscheidung bei gesunden und herzinsuffizienten und fördert die Urinausscheidung bei schockierten Patienten (MacCannell u. Mitarb., 1966).

## Literatur

1. Gattiker, R.: Anästhesie in der Herzchirurgie. Bern: Hans Huber 1971.
2. Goodman, L. S., Gilman, A.: The pharmacological basis of therapeutics, 4th ed. London: Mac Millan 1970.

3. MacCannell, K. L., McNay, J. L., Meyer, M. B., Goldberg, L. I.: Dopamine in the treatment of hypotension and shock. New Engl. J. Med. **275**, 1389 (1966).
4. Mueller, H., Ayres, S. M., Gregory, J. J., Gianelli, S., Grace, W. J.: Hemodynamics, coronary blood flow, and myocardial metabolism in coronary shock; response to 1-norepinephrine and isoproterenol. J. clin. Invest. **49**, 1885 (1970).

## Diskussion zum Rundgespräch

*Ergänzung zur Frage der kontrollierten Oberflächenhypothermie*

**Gattiker, R.:** Die kontrollierte Oberflächenhypothermie hat als Hilfstechnik der Anaesthesie besonders in den letzten 10–15 Jahren mit der Entwicklung der Chirurgie am Herzen, an den großen Gefäßen und am Gehirn eine zunehmende Bedeutung erfahren. Das Ziel der Hypothermie ist die Herabsetzung des Stoffwechsels und damit des Sauerstoffverbrauchs lebenswichtiger Organe vor allem des Gehirns und des Rückenmarks. Es gibt zur Hypothermie chirurgische Indikationen, wie Operationen am Herzen, an der Aorta, an den Carotiden oder am Gehirn, aber auch medizinische oder nichtchirurgische, die immer dann gegeben sind, wenn der Sauerstoffbedarf des Organismus aus irgendeinem Grund in Normothermie nicht mehr gedeckt werden kann. Je nach Senkung der Körpertemperatur unterscheidet man eine geringgradige, eine mäßige und eine tiefe Hypothermie. Eine *geringgradige Hypothermie* bis ca. 32° C wird oft in nicht operativen Fällen über längere Zeit benötigt. Die *mäßige Hypothermie* von 30 bis 28° C wird für chirurgische Patienten gebraucht. In der Herzchirurgie sind es vor allem Vorhofseptumdefekte, Pulmonalstenosen und Fallot'sche Trilogien, die in mäßiger Oberflächenhypothermie operiert werden. Der dazu benötigte Kreislaufstillstand von 6–8 min genügt für diese Operation und wird bei dieser Temperatur toleriert. Die *tiefe Hypothermie* von 25 bis unter 20° C kann außer bei Säuglingen nur durch direkte Blutstromkühlung mittels einer Herz-Lungenmaschine oder der Doppelpumpe von DREW durchgeführt werden, da bei älteren Kindern und Erwachsenen die Flimmerbereitschaft des Herzens unter 28° C steil zunimmt.

Die bei künstlicher Herabsetzung der Körpertemperatur auftretenden physiologischen und physikalischen Veränderungen sind sehr mannigfach und wir beschränken uns im Rahmen dieses Symposiums auf diejenigen, die direkt oder indirekt die Herz-Kreislauffunktion betreffen. Es ist klar, daß die sehr wertvolle Methode der Hypothermie nur von einem Team angewandt werden darf, welches mit diesen Veränderungen vertraut und im Besitze der notwendigen Hilfsmittel und Einrichtungen zur Überwachung eines hypothermen Zustandes wie auch zur Behebung der dabei auftretenden Komplikationen ist. Die Herabsetzung des Stoffwechsels betrifft sämtliche Organe, insbesondere auch Leber und Nieren, die der Metabolisierung und Ausscheidung von Narkosemitteln und anderen Medikamenten, wie z. B. Digitalis, dienen.

Neben der dabei angezeigten Vorsicht vor Überdosierung muß die Anaesthesie doch genügend tief sein, um gegenregulatorische Maßnahmen des Körpers zu unterdrücken, die einen gegenteiligen Effekt haben und Stoffwechselsteigerungen, die das Mehrfache der Norm betragen, herbeiführen können.

Abfall und Zunahme des Sauerstoffverbrauchs während Abkühlung und Aufwärmephase verhalten sich bei der Technik der Oberflächenhypothermie nicht spiegelbildlich. Gleiche Temperaturstufen während der Aufwärmephase entsprechen höheren Sauerstoffverbrauchswerten, als während der Kühlphase. Die während der Aufwärmephase rasch fortschreitende Zunahme des Stoffwechsels der wärmeren Körperoberfläche bedeutet für das zu dieser Zeit immer noch kältere Herz eine Belastung, die für kardialgeschädigte Patienten kritisch sein kann. Bei solchen Fällen sollte die Indikation zur Oberflächenhypothermie sehr selektiv gestellt werden. Die typischen Kreislaufveränderungen in Hypothermie sind: Abnahme des Herzzeitvolumens bei praktisch gleichbleibendem Schlagvolumen, d. h. Abnahme der Herzfrequenz, Abnahme des arteriellen Blutdruckes, jedoch nicht entsprechend dem Herzzeitvolumen, da der totale periphere Widerstand infolge Viskositätszunahme des Blutes ebenfalls zunimmt. Die arteriovenöse Sauerstoffdifferenz bleibt unverändert, die Atmung nimmt ab. Der Kreislauf wird auf zusätzliche mechanische und reflektorische Reize, chirurgische Manipulationen, rasches Injizieren von Medikamenten, Änderung der Beatmung, mit sinkender Temperatur zunehmend vulnerabler. Die Flimmerbereitschaft des Herzens kann durch Verwendung von Äther oder Methoxyfluran zur Narkose oder durch intravenöse Injektion von Alkohol herabgesetzt werden. Bei Kindern kommt Kammerflimmern praktisch nie vor. Säuglinge können mittels Oberflächenhypothermie bis auf 18° C hinunter gekühlt werden.

Das Vorkommen von Rhythmusstörungen, wie z. B. Knotenrhythmus und Knotenarrhythmien sind relativ häufig. Diese Veränderungen verschwinden wieder mit der Aufwärmung und sind, solange die Kreislauffunktion adäquat bleibt, nicht bedrohlich. Die Herabsetzung der Sauerstoffaufnahme in Hypothermie entspricht einer gleichen Reduktion der Kohlensäureproduktion. Zudem nimmt die Löslichkeit von Gasen, wie Sauerstoff, Kohlensäure aber auch gasförmiger Narkotica, mit sinkender Körpertemperatur zu. Dies bedeutet eine Zunahme der im Plasma gelösten Gase und eine Abnahme der Gasspannung. Die Sauerstoffdissoziationskurve wird nach links verschoben, d. h. die Bindungsfähigkeit des Sauerstoffs an das Hämoglobin nimmt zu, die Abgabe von Sauerstoff an das Gewebe hingegen wird erschwert. Damit drängt sich die Frage nach einer adäquaten Ventilation in Hypothermie auf. Wird diese mit demselben Beatmungsvolumen wie für normotherme Verhältnisse weitergeführt, so entsteht je nach Temperaturabfall eine beträchtliche respiratorische Alkalose mit pH-Werten von über 7,5 und $PCO_2$-Werten von unter 20 mmHg. Die nicht unbedeutenden Nachteile einer solchen Beatmung sind:

1. Eine weitere Linksverschiebung der Sauerstoffdissoziationskurve, d. h. noch verschärfte Abgabeerschwerung von Sauerstoff an das Gewebe;
2. Eine gefährliche Reduktion der cerebralen Durchblutung und infolge dessen auch langsamere Abkühlung des Gehirns, zu dessen Schutz wir ja die Hypothermie gerade vornehmen.
3. Eine kompensatorische, metabolische Acidose und
4. eine Herabsetzung des Herzzeitvolumens unter das der Hypothermie entsprechende Maß.

Seit einigen Jahren haben wir an unserer Klinik die Ventilation deshalb in Hypothermie so reduziert, daß wir auf jeder Temperaturstufe arterielle $PCO_2$-Werte zwischen 30 und 40 mmHg erreichen. Arterieller und zentralvenöser Druck sollten während einer kontrollierten Hypothermie, besonders wenn sie zur Durchführung eines Kreislaufstillstandes dient, außer bei Kindern und Jugendlichen, direkt blutig gemessen werden.

Die Suffizienz des Herzens vor und nach dem Kreislaufstillstand beeinflußt in hohem Maße die Ischämietoleranz des Zentralnervensystems, d. h. ein schon vor und nach dem Kreislaufstillstand, infolge inadäquat herabgesetzten Zeitvolumens, mangelhaft durchblutetes Cerebrum kann schon nach erlaubter Länge der Kreislaufunterbrechung irreversible Schädigungen erfahren. Der Kreislaufstillstand muß daher in einem metabolisch ausgeglichenen und kreislaufmäßig suffizienten Zustand sowie mit substituiertem Blutvolumen angetreten werden. Nach dem Kreislaufstillstand eintretende Herzinsuffizienz muß mit allen Mitteln, wie Calcium, Adrenalin, Alupent, evtl. Kalium oder Volumentransfusion bekämpft werden.

### *Zur Frage : Katecholamine – ja oder nein ?*

**Gurtner, H. P.:** Es gibt eigentlich nur *zwei wichtige Indikationen* für die postoperative Verabreichung von Katecholaminen:

1. Das bedrohliche Absinken des Herzzeitvolumens und
2. eine bedrohliche Bradykardie.

Während eine Bradykardie heute eigentlich kein Problem darstellt, bzw. ihre Behandlung, und wir sie hier also nicht zu besprechen brauchen, so ist die Therapie mit Katecholaminen zur Steigerung des Herzzeitvolumens nach wie vor problematisch.

Ich möchte hier nur von dem *kardiogen bedingten niedrigen Zeitvolumen* sprechen, also von Begriffen wie *kardiogener Schock*, *„weak action“*, *„low cardiac output Syndrom“* und nicht vom hypovolämischen Schock und nicht vom vagoparalytischen Schock.

Die *Ursachen einer „weak action"* sind auch heute nicht bekannt. Es ist nicht so, daß eine schwere Myokardschädigung vorzubestehen braucht, aber die Erfahrung lehrt, daß häufig vor dem Eingriff eine latente Herzinsuffizienz vorbestanden hat, die dann unter Einflüssen während und nach der Operation manifest wurde. Zu derartigen Einflüssen gehört eine vorzeitige Extubation, worauf R. GATTIKER in ihrem Buch und auch heute hingewiesen hat, also letztlich eine insuffiziente respiratorische Funktion. Die „weak action" heißt auf deutsch eigentlich akute Herzinsuffizienz, ist vergleichbar in der Symptomatologie dem kardiogenen Schock, ist aber etwas anderes, weil rasch reversibel und somit wahrscheinlich strukturell nicht an Gewebeuntergang gebunden. Das klinische Bild kennen Sie, es ist eine Abnahme des Herzzeitvolumens mit niedrigem arteriellen Druck, hohem zentralvenösen Druck, mit ausgeprägter kollateraler Vasokonstriktion, kalter Akrocyanose, mit einer fortschreitenden metabolischen Acidose und einem meist hohen peripheren Widerstand.

Im Vordergrund der *therapeutischen Bestrebungen* stehen 3 Maßnahmen, nämlich die *laufende Korrektur der Acidose*, dann evtl. der *Wiederanschluß des Patienten an die assistierte Beatmung* und schließlich die *Verabreichung von Katecholaminen*. Das ist *ein* Problem, die Ungewißheit über die Natur dieser „weak action".

Das *zweite* Problem ist die Frage, welches Katecholamin soll man geben, welches vereinigt in sich die größten Vorteile und die geringsten Nachteile. Sie erinnern sich daran, daß ALQUIST 1948 die auf adrenerge Reize ansprechenden Reaktionsstellen der Organe in Alpha- und Beta-Receptoren eingeteilt hat. Man erkennt nun auf einen Blick, daß es unerwünscht und sinnlos wäre, ein schon darniederliegendes Herz durch Alpha-Receptoren-Stimulatoren weiterhin zu mißhandeln, denn am Herzen selber gibt es keine Alpha-Receptoren und in der Peripherie würden derartige Substanzen einen Hochdruck und damit eine zusätzliche unerwünschte Überlastung des Herzens bewirken. Ideal wäre ein Beta-Receptoren-Stimulator, der die Durchblutung der Organe steigert über eine primäre Zunahme der Contractilität (Zunahme des Schlagvolumens), eine geringe Zunahme der Herzfrequenz, und welcher die Peripherie nur geringgradig auftut, vor allem in den lebenswichtigen Gefäßen, der zugleich am Herzen eine geringe Erregbarkeitssteigerung macht, also die Refraktärzeit nicht allzusehr verkürzt und das Schwellenpotential dem Ruhepotential nicht allzusehr nähert. Willkommen wäre eine Constriction der Kapazitätsgefäße, eine Erhöhung des venösen Rückstroms und eine Dilatation im Coronargebiet und in der Nierenzirkulation. Wenn wir uns die Auswirkungen kleiner intravenöser Dosen von *Noradrenalin*, *Adrenalin* und *Isoproterenol* vergegenwärtigen, müssen wir feststellen, daß bedeutende quantitative und qualitative Unterschiede bestehen. Isoproterenol gilt als praktisch reiner Beta-Receptoren-Stimulator, Noradrenalin und Adrenalin wirken am isolierten Herzen, das von nervalen Einflüssen befreit ist, genau gleich positiv inotrop, haben aber eine gegensätzliche Wirkung auf die Peripherie; Noradrenalin ist ein vorwiegender Alpha-Stimulator, Adrenalin ein Beta-Stimulator. Das hat zur Folge, daß Noradrenalin den peripheren Druck, den Systemdruck systolisch und diastolisch erhöht und nun reflektorisch über den Baroreceptorenreflex eine Bradykardie erzeugt, das Schlagvolumen nimmt wegen der direkten positiv inotropen Wirkung auf das Herz nur geringgradig zu, im Endergebnis resultiert ein unverändertes oder allenfalls erniedrigtes Herzzeitvolumen derart, daß der periphere Widerstand praktisch proportional zum Druckanstieg wächst. Das Adrenalin seinerseits hebt den peripheren Druck systolisch, senkt ihn diastolisch, im Mitteldruck ändert sich nicht viel, für eine reflektorische Bradykardie besteht kein Anlaß, die Herzfrequenz nimmt also zu, das Schlagvolumen nimmt zu, das Minutenvolumen nimmt stark zu, der periphere Widerstand nimmt ab. Noch ausgeprägter in diesem Sinn wirkt das Isuprel, das zwar den Druck systolisch anhebt, aber sowohl den diastolischen wie den Mitteldruck senkt, das Herz gewaltig antreibt, Schlagvolumen und -frequenz sowie Minutenvolumen und peripheren Widerstand stark senkt. Aus dem Gesagten geht hervor, daß theoretisch dem Adrenalin die Krone gebührt, denn bei gleicher Wirkung am Herzen läuft man mit ihm weniger Gefahr als mit dem Isoproterenol, die Peripherie allzusehr zu öffnen und einen bedrohlichen Blutdruckabfall in Kauf zu nehmen. Auf der anderen Seite hat das Adrenalin den Nachteil der kleinen therapeutischen Breite und vor allem der Veränderung der Nierengefäße, was gerade im Schockzustand nicht erwünscht ist.

Zum Schluß noch ein Hinweis auf ein neueres Medikament, nämlich auf das *Dopamin*, das der unmittelbare Vorläufer des Noradrenalins ist. Das Dopamin hat am Herzen Beta-stimulatorische Wirkung, es verengt die Widerstandsgefäße der Muskulatur, es erweitert aber, und das ist das Wesentliche, die Gefäße der Nieren und des Splanchnicusgebiets, und zwar über einen nicht adrenergischen, weil durch adrenergische Blocker nicht blockierbaren Mechanismus. Das hat zur Folge, daß unter Dopamin nicht nur das Minutenvolumen, sondern eben auch die Nierendurchblutung und die Natriumausscheidung, sowohl beim Gesunden als auch beim Herzinsuffizienten und beim schockierten Patienten zunimmt. Adrenalin hat keinen Einfluß auf die Urinausscheidung, und erst auf die Verabreichung von Dopamin hin kommt es zum Wiedereinsetzen der Urinproduktion.

## *Digitalis*

Die erste Frage lautet:

Wird eigentlich das Herzminutenvolumen bei gesundem Herzen ebenfalls verändert, ja es wird sogar gefragt: herabgesetzt durch Digitalis?

Die zweite Frage lautet:

Bitte um Erörterung der gleichzeitigen Therapie von Calcium und Digitalis bzw. der evtl. Gefahren einer solchen gleichzeitigen Therapie.

**Ch. Salzmann:** Es wurde von mehreren Untersuchern in der Tat festgestellt, daß *Digitalis beim gesunden Herz* das Herzminutenvolumen entweder unverändert läßt oder leicht senkt, beispielsweise von WILLIAMS u. Mitarb. Dieser scheinbare Widerspruch zur Wirkung beim insuffizienten Herzen wurde benutzt zur Stützung der Ansicht, daß Digitalis beim gesunden Herzen die Contractilität nicht erhöht. Es haben dann verschiedene Untersucher diesen Widerspruch geklärt, indem sie direkte Messungen der Contractilität und des Herzminutenvolumens gemacht haben. Sie stellten fest, daß Digitalis beim gesunden Herz wohl die Contractilität erhöht, das Herzminutenvolumen aber eher senkt zusammen mit dem Schlagvolumen. Die Senkung von Herzminutenvolumen und Schlagvolumen beruhte indessen auf einer Verminderung des venösen Rückflusses, also auf einer Verminderung der Herzfüllung im rechten und im linken Vorhof. Beim gesunden Herzen kann man sagen, daß bei Digitalis die periphere Wirkung auf die Gefäße die Contractilitätserhöhung überspielt, und deshalb nimmt das Herzminutenvolumen und Schlagvolumen beim gesunden Herzen nicht unbedingt zu.

*Digitalis und Calciumgaben:* Es ist heute praktisch gesichert, daß Digitalis und Calcium eine synergistische Wirkung haben. Man ist deshalb berechtigt, mit Calciumgaben beim digitalisierten Patienten sehr vorsichtig zu sein. Ausnahmen gibt es bei massivem Blutersatz. Wir haben hier in Bern die Faustregel, daß wenn mehr als eine Flasche Blut pro 5 min ersetzt werden muß, wir Calcium geben in einer Dosierung von 1 ml 10%igem Calciumgluconat pro 100 ml Blut. Weitere Ausnahmen bestehen beispielsweise bei der Reanimation eines Patienten. Wir pflegen hier eine Calciumgabe von 10 ml 10%igem Calciumglukonat zu geben, unabhängig davon ob der Patient digitalisiert ist oder nicht.

### *Succinylcholin*

Eine weitere Frage betrifft Succinylcholin. In der Literatur wurde mehrmals über eine *Potenzierung der Digitaliswirkung durch Succinylcholin* berichtet.

Frage:

1. Ist diese Wirkung von praktischer Bedeutung, wenn ja
2. die Dauer der Wirkung;
3. was geschieht im Falle der Volldigitalisierung des Herzens, wenn Succinylcholin verabreicht wird und
4. was geschieht durch Succinylcholin im Falle einer Digitalisintoxikation?

**F. Roth:** Zur Frage der praktischen Bedeutung: Ich habe mich in meiner Ausführung dahingehend geäußert, daß wir dem Problem nur eine geringe Bedeutung zuschreiben. Wenn man sich jedoch die meines Wissens bisher umfassendste Arbeit von Dowdy u. Fabian über dieses Problem vor Augen hält, dann ist man beeindruckt über die Rhythmusstörungen, die von einfachen einzelnen ventrikulären Extrasystolen über Salven bis zum Kammerflimmern gehen können.

Die Dauer: Die Rhythmusstörung klingt 5–10 min nach der Succinylcholinverabreichung aus, tritt aber erneut auf, wenn eine neue Succinylcholindosis verabreicht wird, sofern der zeitliche Abstand zur letzten groß genug ist, also mehr als 5–10 min.

Zum Wirkungsmechanismus: Da kann ich mich nur hypothetisch äußern. Der Kaliumionenflux an der Herzmuskelmembran würde durch das Succinylcholin beeinflußt und zwar im Sinn des intracellulären Kaliumverlustes, also analog dem Vorgang, der sich abspielt bei der Depolarisation der quergestreiften Muskelzelle. Daß aber ein Kaliumverlust Digitalis potenziert, ist eine allgemein bekannte Tatsache. Diese Hypothese wird einzig dadurch untermauert, daß sich diese Herzrhythmusstörungen durch vorausgehende Verabreichung eines nicht depolarisierenden Relaxans vermeiden lassen.

Zur Überdigitalisierung: Dowdy u. Fabian haben bereits im Tierexperiment gezeigt, daß beim überdigitalisierten Tier diese Rhythmusstörungen fast obligat auftreten, und zwar in bedrohlichem Ausmaß. Man könnte praktisch folgern: wer einem überdigitalisierten Patienten unbedingt Succinylcholin geben will, tut gut daran, das Kalium etwas aufzuforsten, evtl. prophylaktisch Diphenylhydantoin zu verabreichen und eine kleine Dosis eines nicht depolarisierenden Relaxans vorauszuschicken.

### *Fluothan- und Barbituratnarkose*

Die Frage lautet:

Ist die Verminderung des Herzzeitvolumens in Fluothan- und Barbituratnarkose nicht vielleicht die Anpassung des Herzens auf eine Drosselung des Sauerstoffverbrauches, oder umgekehrt: die Steigerung des Herzzeitvolumens unter Ketamin und Propanidid eine Anpassung an eine Steigerung des Sauerstoffverbrauches? Auch in natürlichem Schlaf findet ein Blutdruckabfall und Herzminutenvolumenabfall sowie Abfall des Sauerstoffverbrauches statt.

**R. Schorer:** Sauerstoffaufnahme und Herzzeitvolumen gehen parallel, wie das heute mehrmals dargestellt worden ist. Die Gesamtfunktion lautet: *Sauerstoffversorgung des Gewebes*, und das Herzzeitvolumen stellt dabei nur eine Teilfunktion dar. Ob das Herzzeitvolumen die nutritive Anpassung unterscheidet, diesen Zustand kann man nur im Einzelfall ersehen. Leider fehlen chemisch rasch anwendbare Werte zur Festlegung dieses kritischen Zustandes, wie z. B. Pyruvat- und Lactat- Gewebemessungen. Welche Veränderungen – das ist die Frage – zuerst erfolgen und dann den anderen Parameter beeinflussen, das kann ganz schwer gesagt werden. Bei Narkoseeinleitung scheint das so zu sein, daß zunächst die kardiovaskulären Einflüsse im Vordergrund stehen, also die Herzzeitvolumenänderungen, Zunahmen oder entsprechende Abnahmen, im weiteren Verlauf erfolgt jedoch eine Anpassung der Sauerstoffaufnahme und des Herzzeitvolumens, also die Beziehung wird enger.

### *Pancuronium*

Frage:

Könnte die atropinähnliche Wirkung von Pancuronium die Effekte auf den Blutdruck, also Blutdruckzunahme, erklären, weil ja auch Gallamin, welches diese Wirkung ebenfalls hat, eine stärkere Tachykardie, aber eine weniger ausgesprochene Hypertension macht. Der Fragesteller erwähnt eigene Befunde, wo er sagt, daß er nach Pancuronium eine statistisch signifikante Zunahme der Blutkatecholamine gefunden habe und fragt dann, ob dieser sympathisch stimulierende Effekt evtl. die Blutdruckveränderung erklären könnte.

**H. Schaer:** Gallamin besitzt starke atropinartige und indirekt kardial sympathomimetische Effekte; mit indirekt sympathicomimetisch meint man also, sympathicomimetische Effekte, welche durch eine Freisetzung von Katecholamin aus dem Gewebe zustande kommen. Der Blutdruckanstieg nach Gallamin ist rein als Folge einer Zunahme des Herzzeitvolumens zu verstehen, wobei der totale periphere Widerstand sogar absinken kann, und jede Veränderung, welche eine solche Herzzeitvolumenzunahme limitiert, wird auch die Druckzunahme verringern, z. B. tiefe Narkose oder auch Arrhythmien. Nach Gallamin sind Arrhythmien sehr häufig, besonders in Kombination mit Cyclopropan oder Halothannarkosen. Es ist also ohne weiteres möglich, daß trotz des sympathicomimetischen Effekts die Arrhythmie die Herzzeitvolumenzunahme und damit den Blutdruckanstieg verhindert. Im Gegensatz dazu kommt der Blutdruckanstieg nach Pancuronium auch durch eine geringe Herzzeitvolumenzunahme zustande, aber auch durch eine Zunahme des totalen peripheren Widerstandes. Es liegen also noch Anzeichen für eine ganglienstimulierende Wirkung vor. Eine solche ganglienstimulierende Wirkung überrascht angesichts der Struktur von Pancuronium nicht unbedingt. Wir haben da zwei Seitenketten mit Strukturen, welche den üblichen cholinergischen Stimulatoren sehr ähnlich sehen. Also könnte eine

Zunahme von Katecholaminen ohne weiteres als Zunahme einer ganglionären Stimulation des Nebennierenmarkes erklärt werden. Noch ein weiteres allgemeines Wort: beim Vergleich von Kreislaufwirkung von Relaxantien muß man natürlich immer bedenken, daß die zugrunde liegende Narkose die Kreislaufwirkung dieser Präparate modifiziert.

### *Adrenalin*

Eine andere ebenfalls praktisch sehr wichtige Frage lautet wie folgt: Wie stellen Sie sich zur Frage der Ermöglichung extrem hoher Adrenalin-Dosen bei Lokalanaesthesien durch vorherige Verabreichung von Beta-Blockern? Gerade in der plastischen Chirurgie ist es ja üblich, vielerorts hohe Adrenalindosen zu verwenden und dann kommt eben diese Frage immer wieder.

**H. Schaer:** Halothan zeigt bereits an isolierten Herzpräparaten mittels elektrophysiologischer Technik Veränderungen, die das Gegenteil von dem sind, was man nach Gaben von antiarrhythmisch wirksamen Präparaten sieht. Es wirkt also eigentlich arrhythmogen. Eine solche arrhythmogene Wirkung manifestiert sich klinisch normalerweise nicht. Arrhythmien sind in größeren Studien nach Halothan-Narkosen nicht häufiger als bei anderen Anaesthesien. Aber es wird die Bereitschaft zur Entstehung von Arrhythmien gesteigert, was nach einer Vielfalt von Manipulationen gezeigt werden kann, z. B. Hyperkapnie oder Katecholamine oder nach Atropin. All diese Effekte, die an sich noch keine Arrhythmie auszulösen brauchen, lösen eine solche aus, wenn das Herz durch Halothan nicht stark sensibilisiert wird, obschon das eigentlich kein guter Ausdruck ist. Ich glaube deshalb, daß es an sich nicht klug ist, sich durch die Kombination von Halothan und großen Dosen Katecholaminen in eine gefährliche Situation zu begeben und diese durch Verwendung eines an sich ebenfalls gefährlichen Präparates, eines Beta-Blockers, der an sich auch kardiodepressiv wirkt, zu behandeln. Sicherer scheint mir, wenn große Dosen von Adrenalin unbedingt notwendig sind, ein Narkoseverfahren zu wählen, welches nicht wie Halothan arrhythmienfördernd wirkt – ich denke da z. B. an Methoxyfluran oder Neuroleptanaesthesie.

**H. P. Gurtner:** Ich glaube auch, daß es unsinnig ist, wenn man versuchen wollte, die adrenergen Wirkungen von exogenem Adrenalin durch vorherige Beta-Receptorenblockade zu unterdrücken. Dagegen möchte ich darauf hinweisen, daß ein Beta-Receptorenblocker ein ideales Mittel ist, um einem endogenen Adrenalinschub entgegenzuwirken, wie er z. B. bei uns allen jetzt stattfindet oder stattgefunden hat, nämlich in der Situation des Lampenfiebers.

## Schlußwort

Von **G. Hossli**

Die Probleme von Anaesthesie und Kreislauf beschlagen ein außerordentlich weites medizinisches Spektrum, – wir werden dies ja noch zusätzlich in den Hauptvorträgen hören. Schon jetzt aber werden Sie wohl alle mit mir einig gehen in der Feststellung, daß es auch in bezug auf Kreislaufeffekte der Narkose *das* „allgemein anwendbare", *das* „beste" Anaesthesiemittel bzw. -verfahren *nicht* gibt, sondern *entscheidend* ist nach wie vor, *daß der Anaesthesiearzt die Grundlagen der Physiologie, der Pharmakologie und der Pathophysiologie beherrscht* und daß er seine Kenntnisse in jeder Phase seiner Tätigkeit überlegt und zweckmäßig anwendet, – *im Dienste der Sicherheit für den ihm anvertrauten Patienten.*

Ich danke allen Mitwirkenden in unserem Team recht herzlich, – besonders aber auch Ihnen, liebe Kolleginnen und Kollegen, für Ihr Interesse und ihre rege Beteiligung an der Diskussion.

# B. Vorträge zum Hauptthema Anaesthesie und Kreislauf

## Der Sauerstoffverbrauch des linken Ventrikels bei Äther-, Halothan-, Ketamin-, Methoxyfluran- und Piritramid-Narkose sowie bei Neuroleptanalgesie*)

Von **D. Kettler, L. A. Cott, G. Hellige, I. Hensel, J. Martel, K. Paschen** und **H. J. Bretschneider**

In der einschlägigen Literatur herrscht Übereinstimmung darin, daß der Sauerstoffbedarf des Herzens zum überwiegenden Teil durch die Größe der vom Herzen zu verrichtenden Pumpleistung bestimmt wird [3, 14, 16, 17]. Basalstoffwechsel [2] und elektrophysiologische Prozesse [13] sind dagegen von untergeordneter Bedeutung. Die wichtigsten Determinanten für den myokardialen Sauerstoffbedarf sind 1. die Wandspannung im Myokard, 2. der contractile Zustand des Herzens und 3. die Herzfrequenz [16, 17]. In der Literatur sind verschiedene Parameter beschrieben worden, die durch rechnerische Zusammenfassung dieser Größen eine Abschätzung des $O_2$-Bedarfs des Myokards ermöglichen. Erinnert sei hier an den von SARNOFF u. Mitarb. [15] inaugurierten Tension-Time-Index (Fläche unter dem systolischen Ventrikel- oder Aortendruck × Herzfrequenz), den modifizierten Tension-Time-Index nach BRETSCHNEIDER (mittlerer systolischer Druck × $\sqrt{\text{Herzfrequenz}}$) [4] sowie die Inotropieparameter $V_{max}$ [17] und dp/dt max [14]. Alle diese Parameter geben für einen bestimmten Arbeitsbereich des Herzens einen relativen Anhalt für den Energieverbrauch des Herzens. Unter extremen und unterschiedlichen Bedingungen versagen sie jedoch, da mit ihrer Hilfe nur ein bestimmter Teil der Herztätigkeit erfaßt wird. Ein weiterer Nachteil dieser Parameter liegt darin, daß nur Änderungen im $O_2$-Verbrauch angegeben werden können; eine quantitative Aussage, z. B. in ml $O_2$/min × Gewichtseinheit, ist nicht möglich. BRETSCHNEIDER u. Mitarb. [5, 6, 7, 8] haben deshalb einen neuen physiologischen komplexen hämodynamischen Parameter zur Bestimmung des myokardialen Sauerstoffverbrauchs entwickelt, der in additiver Weise alle wichtigen an der Herztätigkeit teilhabenden energieverbrauchenden Prozesse einschließt.

Der Gesamtausdruck dieses komplexen Parameters stellt sich wie folgt dar (Abb. 1):

*) Mit Unterstützung der Deutschen Forschungsgemeinschaft im Rahmen des SFB 89 – Kardiologie Göttingen.

$$
\begin{array}{lll}
E_g & = E_0 + E_1 + E_2 + E_3 + E_4 \; [\text{ml } O_2/\text{min} \cdot 100 \text{ g}] & \\
E_0 & = & k_0 \, (k_0 = 0{,}7) \\
E_1 & = & t_{syst} \cdot n \cdot k_1 \, (k_1 = 0{,}3 \cdot 10^{-1}) \\
E_2 & = P_{syst} \cdot \sqrt[2]{ESV/100 \text{ g}} \cdot t_{ausw} & \cdot\, n \cdot k_2 \, (k_2 = 2{,}0 \cdot 10^{-4}) \\
E_3 & = dp/dt \text{ max} & \cdot\, n \cdot k_3 \, (k_3 = 1{,}2 \cdot 10^{-5}) \\
E_4 & = d_2p/dt^2 \text{ max} & \cdot\, n \cdot k_4 \, (k_4 = 0{,}1 \cdot 10^{-7})
\end{array}
$$

Abb. 1. Übersicht über die 5 Glieder $E_0$–$E_1$–$E_2$–$E_3$–$E_4$ des neuen komplexen hämodynamischen Parameters ($E_g$) zur Bestimmung des Sauerstoffverbrauchs des linken Ventrikels. Abkürzungen: $t_{syst}$ = Systolendauer (Q–T Dauer), $t_{ausw}$ = Auswurfdauer, $P_{syst}$ = maximaler systolischer Druck, ESV/100 g = Endsystolisches Volumen/100 g linker Ventrikel, dp/dt max = maximale Druckanstiegsgeschwindigkeit im linken Ventrikel, $d_2p/dt^2{}_{max}$ = maximale Druckanstiegsbeschleunigung im linken Ventrikel, n = Herzfrequenz, $k_0$, $k_1$, $k_2$, $k_3$, $k_4$ = empirisch gefundene Konstanten. Weitere Erläuterungen s. Text

Der Gesamtenergiebedarf ($E_g$) setzt sich aus 5 voneinander weitgehend unabhängigen Gliedern zusammen.

$E_0$ = Ruhe-$O_2$-Verbrauch in Normothermie (nach BONHOEFFER 0,7 ml/min × 100 g) [2].

$E_1$ = $O_2$-Verbrauch der elektrophysiologischen Prozesse.

$E_2$ = $O_2$-Verbrauch der Haltebetätigung während der Auswurfphase.

$E_3$ = $O_2$-Verbrauch der Spannungsentwicklung während der isometrischen Anspannungsphase.

$E_4$ = $O_2$-Bedarf für die Inaktivierung des contractilen Systems während der Erschlaffungsphase.

Durch Einführen der empirisch gefundenen Konstanten $E_1$–$E_2$–$E_3$–$E_4$ ergibt sich aus jedem Glied ein $O_2$-Verbrauch/min × 100 g. Hinsichtlich der physiologisch-mathematischen Ableitung des Parameters wird auf die entsprechenden Publikationen hingewiesen.

Unter Berücksichtigung des Parameters lassen sich die den Sauerstoffbedarf des Herzens beeinflussenden Faktoren wie folgt schematisieren (Abb. 2): in der unteren Reihe der Abbildung 2 sind die in den Gliedern $E_0$, $E_1$, $E_4$ berücksichtigten Größen mit geringer Bedeutung für den $O_2$-Verbrauch des Herzens aufgeführt (Basalstoffwechsel, elektrische Vorgänge an der Zellmembran, Inaktivierung des contractilen Systems). Die zweite Reihe von oben stellt die Faktoren mit hohem myokardialen Energiebedarf dar: 1. die systolische Wandspannung des Myokards ($E_2$), 2. die isometrische Spannungsentwicklung ($E_3$) und 3. die multiplikativ in die Glieder $E_1$–$E_2$–$E_3$–$E_4$ eingehende Herzfrequenz. Die gestrichelten Linien geben den Einfluß verschiedener hämodynamischer Größen auf die Parameterglieder $E_2$ und $E_3$ wieder. Das endsystolische Volumen (ESV) und der maximale systolische Druck bestimmen die systolische Wandspannung. Neben dem contractilen Zustand des Myokards gehen in den Faktor dp/dt max (maximale Druckanstiegsgeschwindigkeit im linken Ventrikel) das „Preload“ (EDV), das „Afterload“ (systolischer Druck) und im Sinne der „Frequenzinotropie“ die Herzfrequenz ein. Schließlich ist noch der positive Einfluß des coronaren Perfusionsdruckes (diastolischer Aortendruck) auf die Ausgangsfaserspannung des Myokards und damit auch auf dp/dt max als sogenannter „Gartenschlaucheffekt“ [1] zu erwähnen.

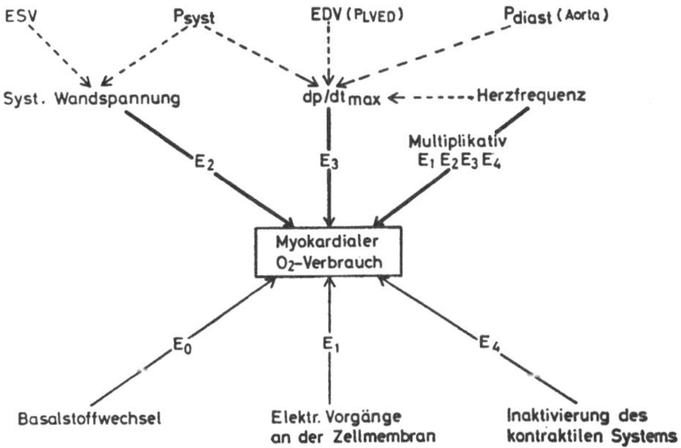


Abb. 2. Schematische Darstellung der aus dem komplexen hämodynamischen Parameter abgeleiteten, den myokardialen Energiebedarf bestimmenden Faktoren. Die durchgezogenen Pfeile geben die in den Gliedern $E_0$ bis $E_4$ quantifizierten direkten Einflüsse wieder. Die gestrichelten Pfeile erklären die Beziehung der verschiedenen hämodynamischen Größen zu den Gliedern $E_2$ und $E_3$. Weitere Erläuterungen s. Text

Abbildung 3 gibt als Beispiel einen typischen „Parameterversuch“ wieder. Zwischen gemessenem und nach dem Parameter bestimmtem myokardialen $O_2$-Verbrauch ergibt sich eine gute Korrelation (Korrelationskoeffizient $r = 0{,}98$). Der Energiebedarf des Herzens wurde in diesem Versuch durch positiv und negativ inotrop wirkende Pharmaka, Volumenbelastung, kontrollierte Entblutung sowie deren Kombination variiert.

Da jede Narkose zu spezifischen hämodynamischen Veränderungen führt, haben wir in der vorliegenden Untersuchung bei Äther-, Halothan-, Ketamin-, Methoxyfluran- und Piritramidnarkose sowie bei Neuroleptanalgesie die hämodynamischen Meßwerte in den Parameter eingesetzt und den so ermittelten Sauerstoffverbrauch des linken Ventrikels dem gleichzeitig gemessenen $O_2$-Verbrauch gegenübergestellt. Aus der Größe der einzelnen Glieder des Parameters läßt sich weiterhin aufschlüsseln, aus welchen energieverbrauchenden Arbeitsprozessen des Herzens der myokardiale $O_2$-Verbrauch in den jeweiligen Narkosen resultiert.

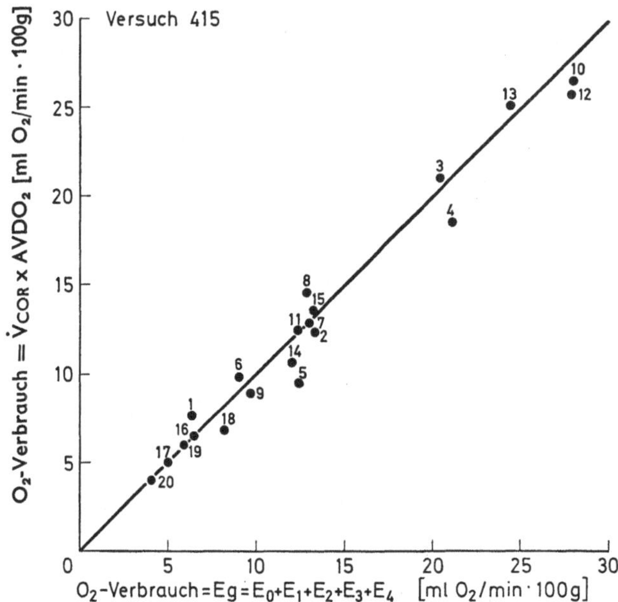


Abb. 3. Beispiel eines typischen „Parameterversuchs". Unter verschiedenen hämodynamischen Bedingungen ergibt sich in einem Bereich des myokardialen $O_2$-Verbrauchs von etwa 4–27 ml $O_2$/min × 100 g eine gute Korrelation zwischen gemessenem (Ordinate) und nach dem Parameter bestimmten (Abszisse) $O_2$-Verbrauch. (Korrelationskoeffizient $r = 0{,}98$)

Einzelheiten der Methodik sollen im Rahmen dieses Vortrags nur gestreift werden. Die Versuche wurden an 10 intakten Hunden durchgeführt. Alle Tiere wurden mit einem $N_2O/O_2$-Gemisch normoventiliert. Die Reihenfolge der Narkosen – mit Ausnahme der NLA, die stets an das Ende der Versuche gelegt wurde – wurde variiert. Die Werte für die Pitramidnarkose entstammen einem gesonderten Versuchskollektiv. Das enddiastolische bzw. endsystolische Volumen wurde nach dem Indikatorauswaschverfahren von HOLT [11] ermittelt. Das HZV wurde mittels der Thermodilutionsmethode bestimmt, die Messung der Coronardurchblutung erfolgte nach dem Druckdifferenzverfahren von BRETSCHNEIDER [10].

## Ergebnisse

In Abbildung 4 sind die Mittelwerte des gemessenen (Ordinate) und nach unserem Parameter errechneten (Abszisse) Sauerstoffverbrauchs für die einzelnen Narkosen aufgetragen. Die gute Übereinstimmung beider Werte ist daran zu erkennen, daß alle Punkte dicht an einer durch den Nullpunkt gezogenen Identitätslinie liegen. Auch unter Narkosebedingungen resultiert die Größe des $O_2$-Bedarfs des Herzens also allein aus der durch die einzelne Narkose bedingten hämodynamischen Situation. Auffällig ist die Bildung zweier Gruppen. Ketamin-, $N_2O$- und Äther-Narkose wie auch alleinige Dehydrobenzperidolgabe bedingen einen myokardialen Sauerstoffverbrauch zwischen 10,3 und 11,3 ml/min × 100 g. Piritramid-, Halothan-

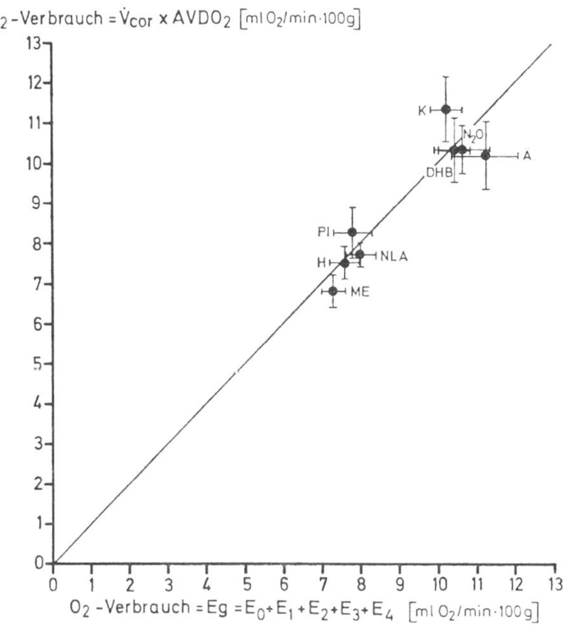


Abb. 4. Gemessener (Ordinate) und nach dem komplexen Parameter ermittelter (Abszisse) Sauerstoffverbrauch des linken Ventrikels bei verschiedenen Narkosen. K = Ketamin-, $N_2O$ = Lachgas-, Ä = Äther-Narkose, DHB = Dehydrobenzperidol (obere Gruppe). P = Piritramid-, H = Halothan-, M = Methoxyfluran-Narkose und NLA = Neuroleptanalgesie: DHB und Fentanyl (untere Gruppe). (Mittelwerte und Standardabweichungen der Mittelwerte.) Weitere Erläuterungen s. Text

und Methoxyfluran-Anaesthesie sowie die komplette NLA (DHB + Fentanyl) liegen dagegen in einem niedrigeren Bereich zwischen 6,8 und 8,2 ml/min × 100 g. Unter Verwendung des Kruskal-Wallis-Tests fanden sich auf dem 5% Niveau keine signifikanten Unterschiede innerhalb der beiden Gruppen. Zwischen den beiden Gruppen besteht dagegen eine hochsignifikante Differenz im $O_2$-Verbrauch. Die Befunde bestätigen übrigens die von uns in einer früheren Publikation [11] beschriebene unterschiedliche Wirkung von Dehydrobenzperidol und Fentanyl auf die Hämodynamik und damit auch auf den Sauerstoffbedarf des Herzens.

Da der Energiebedarf für die elektrophysiologischen Prozesse ($E_1$) und die Inaktivierung des contractilen Systems ($E_4$) unter den Narkosen nicht wesentlich voneinander differieren – $E_0$ ist ein konstanter Wert – und $E_0 + E_1 + E_4$ nur etwa 20–30% des Gesamtenergiebedarfs ausmachen, läßt sich durch einen Vergleich von $E_2$ (Haltebetätigung) und $E_3$ (isometrische Spannungsentwicklung) klären, welcher „Teil" der Herztätigkeit in den jeweiligen Narkosen den Sauerstoffbedarf überwiegend bestimmt.

Die folgende Tabelle gibt einen Überblick über den $O_2$-Verbrauch der Haltebetätigung ($E_2$) und der Spannungsentwicklung ($E_3$) sowie des myokardialen Gesamtenergiebedarfes in den verschiedenen Narkosen. In Methoxyfluran- und Piritramidnarkose liegt der Energiebedarf der Haltebetätigung deutlich über dem der Spannungsentwicklung. Unter Halothannarkose sind beide Größen etwa gleich groß. In Äther- und Ketaminanaesthesie wie auch bei der NLA überwiegt dagegen der Energiebedarf der Spannungsentwicklung.

Tabelle. Vergleich des Energiebedarfs der Haltebetätigung ($E_2$) und der Spannungsentwicklung ($E_1$) sowie des gesamten myokardialen $O_2$-Verbrauchs bei den verschiedenen Narkosen. Weitere Erläuterungen s. Text

| | | $E_3$ [ml/min · 100g] | $E_2$ [ml/min · 100g] | $O_2$-Verbr. li. V. [ml/min · 100g] |
|---|---|---|---|---|
| Methoxyfluran | $\bar{x}$ | 2,23 | 3,30 | 6,8 |
| n = 10 | $s\bar{x}$ | 0,18 | 0,30 | 0,4 |
| Halothan | $\bar{x}$ | 2,87 | 2,92 | 7,5 |
| n = 9 | $s\bar{x}$ | 0,34 | 0,28 | 0,4 |
| NLA | $\bar{x}$ | 3,42 | 2,83 | 7,7 |
| n = 9 | $s\bar{x}$ | 0,46 | 0,34 | 0,3 |
| Piritramid | $\bar{x}$ | 2,75 | 3,53 | 8,2 |
| n = 8 | $s\bar{x}$ | 0,31 | 0,39 | 0,7 |
| Äther | $\bar{x}$ | 5,06 | 4,20 | 10,2 |
| n = 9 | $s\bar{x}$ | 0,66 | 0,39 | 0,9 |
| $N_2O$ | $\bar{x}$ | 4,66 | 4,11 | 10,3 |
| n = 9 | $s\bar{x}$ | 0,50 | 0,68 | 0,6 |
| Ketamin | $\bar{x}$ | 4,55 | 3,75 | 11,3 |
| n = 7 | $s\bar{x}$ | 0,42 | 0,35 | 0,8 |

## Wirkungsgrad des linken Ventrikels unter verschiedenen Narkosen

Der Begriff Wirkungsgrad ist aus der Technik entlehnt. Er wird als das Verhältnis von abgegebener Arbeit zu zugeführter Energie definiert. Auf das Herz bezogen stellt er das Verhältnis von äußerer Herzarbeit (Druck-Volumen-Arbeit) zum Sauerstoffverbrauch des Myokards dar.

Abbildung 5 gibt in einem Diagramm den Wirkungsgrad des linken Ventrikels in den verschiedenen Narkosen wieder. Auf der Ordinate ist die äußere Herzarbeit – mittlerer systolischer Druck × HZV pro 100 g li. Ventrikel (umgerechnet in Sauerstoffäquivalente) – auf der Abszisse der Sauerstoffverbrauch pro 100 g und Minute aufgetragen. Die gestrichelte Linie, die die Abszisse beim Ruhesauerstoffverbrauch [2] schneidet, gibt

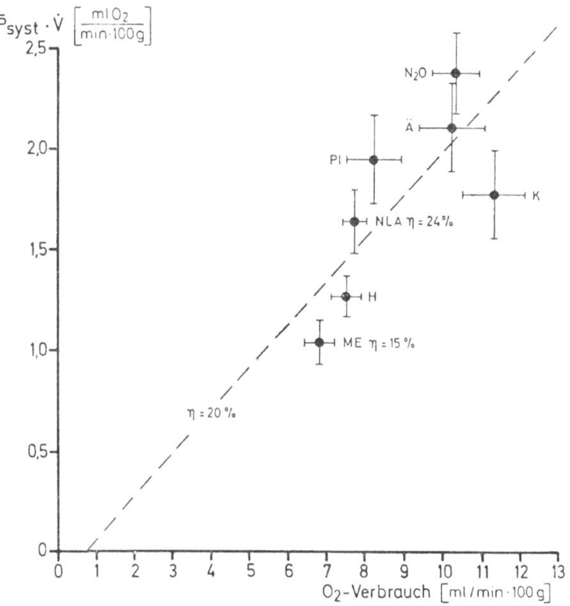


Abb. 5. Wirkungsgrad des linken Ventrikels bei den verschiedenen Narkosen (Symbole s. Abbildung 4). Auf der Ordinate ist die abgegebene äußere Herzarbeit ($\bar{P}$syst × HZV/100 g linker Ventrikel), umgerechnet in Sauerstoffäquivalente, auf der Abszisse der gemessene myokardiale $O_2$-Verbrauch/min × 100 g linker Ventrikel aufgetragen. Die gestrichelte Linie entspricht einem angenommenen Wirkungsgrad von 20 % und schneidet die Abszisse beim Ruhesauerstoffverbrauchswert. (Mittelwerte und Standardabweichungen der Mittelwerte.) Weitere Erläuterungen s. Text

einen angenommenen Wirkungsgrad von 20% wieder. Unter Lachgas-, Äther-, Piritramidnarkose und Neuroleptanalgesie (z. B. 24%) liegt der Wirkungsgrad des Herzens über 20%. Ketamin, Halothan und Methoxyfluran (z. B. 15%) bedingen einen geringeren Wirkungsgrad.

Mit Hilfe unseres komplexen Parameters ist es möglich, den Nutzeffekt der Herztätigkeit speziell für die Phase, in der Haltearbeit geleistet wird, anzugeben. Im Vergleich zur Abbildung 5 wird bei gleicher Ordinate (äußere Herzarbeit) an die Stelle des Gesamt-$O_2$-Verbrauchs der Energieaufwand für die Haltebetätigung auf der Abszisse aufgetragen.

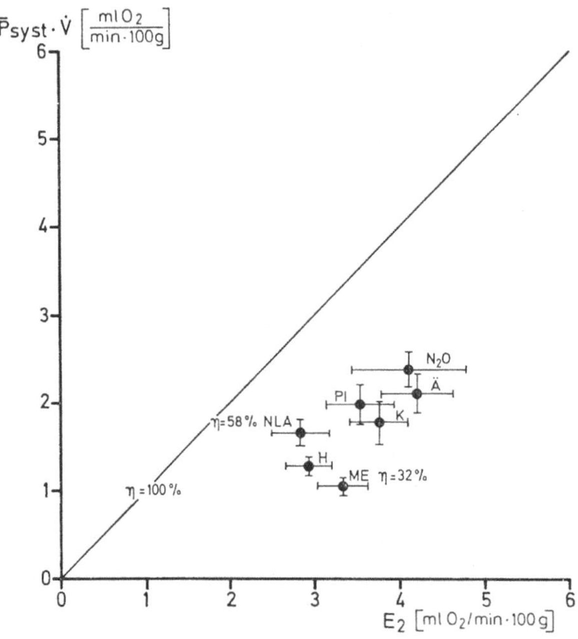


Abb. 6. Wirkungsgrad für die Haltebetätigung des linken Ventrikels bei den verschiedenen Narkosen (Symbole s. Abbildung 4). Die Ordinate zeigt – wie in Abbildung 5 – die Werte für die äußere Herzarbeit. Auf der Abszisse ist lediglich der sich aus dem Parameterglied $E_2$ ergebende $O_2$-Verbrauch für die Haltebetätigung aufgetragen. Die durchgezogene Linie entspricht einem Wirkungsgrad für die Haltebetätigung von 100%. (Mittelwerte und Standardabweichungen der Mittelwerte.) Weitere Erläuterungen s. Text

Unter optimalen kardialen und peripheren Kreislaufbedingungen kann der so definierte Wirkungsgrad für die Auswurfphase 100% erreichen (durchgezogene Linie). Er liegt unter Piritramid-, Äther- und Ketamin-Anaesthesie (etwa 50%) besonders aber unter $N_2O$ und NLA (58%) deutlich über Halothan und Methoxyflurane (32%). Die höheren Absolutwerte im Vergleich zur Abbildung 5 resultieren daraus, daß auf der Abszisse nur der Energiebedarf für die Auswurfphase berücksichtigt ist.

## Diskussion

Der Sauerstoffbedarf des linken Ventrikels liegt unter physiologischen Bedingungen in Ruhe in einem Bereich von 8–10 ml $O_2$/min pro 100 g. In den von uns im Hundeexperiment untersuchten Narkosen ließ sich hinsichtlich des myokardialen Energiebedarfs die Bildung von 2 Gruppen erkennen. Methoxyfluran-, Halothan- und Piritramid-Narkose sowie NLA bedingen einen $O_2$-Verbrauch, der an bzw. auch unter der unteren Grenze der physiologischen Werte für das „normalschlagende“ Herz liegt. Äther-, Lachgas- und Ketamin-Anaesthesie führen dagegen zu einem Sauerstoffverbrauch des Myokards in Höhe der oberen physiologischen Grenzwerte. Unsere Befunde stimmen in der Größenordnung mit den von EBERLEIN [9] gefundenen Werten überein. In dieser Publikation wurden allerdings nur ein Teil der von uns untersuchten Narkosen beschrieben. Da das dem Herzen normalerweise zur Verfügung stehende maximale $O_2$-Angebot um den Faktor 5 über den uns gemessenen höchsten Sauerstoffverbrauchswerten liegt, wird das coronare $O_2$-Angebot unter physiologischen Bedingungen den unter den Narkosen unterschiedlichen Energiebedarf ohne Schwierigkeiten decken können. Bei hochgradig eingeschränkter Coronarreserve, evtl. kombiniert mit stärkerer Anämie oder/und Hypoxie kann es – insbesondere bei Berücksichtigung einer erheblichen Streubreite des $O_2$-Verbrauchs bei Hypertonie und Tachykardie – zu einem Mißverhältnis von $O_2$-Angebot und $O_2$-Bedarf unter Ketamin- und Äthernarkose kommen.

Die Analyse der Herztätigkeit hinsichtlich der unterschiedlichen Energieerfordernisse für die wichtigsten Arbeitsprozesse – „Haltearbeit und Spannungsentwicklung“ – zeigt bei Zuhilfenahme unseres Parameters deutliche Unterschiede. Das Herz ist nicht für eine längere Haltebetätigung „konstruiert“. Eine relativ hohe Contractions- und Auswurfgeschwindigkeit befähigen es normalerweise, schnell mit der Auswurfarbeit fertig zu werden. Jeder geforderten Pumpleistung entspricht daher ein optimales Verhältnis von Haltebetätigung ($E_2$) und Spannungsentwicklung ($E_3$). Dieses Optimum ist offensichtlich durch stärker negativ inotrop wirkende Anaesthetica wie Halothan und Methoxyfluran nicht mehr gegeben, da der Anteil der Haltebetätigung am Gesamtenergieverbrauch des Herzens unverhältnismäßig groß wird. Ein primär insuffizientes Herz, das ohnehin keine größere Spannungsentwicklung leisten kann, muß – insbesondere bei Überdosierung dieser Anaesthetica – davon besonders betroffen sein. Der relativ geringe Wirkungsgrad des linken Ventrikels unter Methoxyfluran und Halothan unterstreicht diese Überlegungen; zur Abgabe einer bestimmten äußeren Herzarbeit wird unverhältnismäßig viel Energie im Rahmen der Haltebetätigung benötigt. Im Falle eines hyperdynamen Zustandes des Herzens, wie z. B. bei Hypertonie, Phäochromozytom und Thyreotoxikose kann durch Methoxyfluran und Halothan ein im Rahmen der Gesamttätigkeit des Herzens hoher $O_2$-Bedarf aufgrund einer exzessiv großen Spannungsentwicklung reduziert werden. Schließlich kann die Senkung des myokardialen Energiebedarfs durch diese Anaesthetica wie auch durch NLA vor Einleitung eines künstlichen Herzstillstandes in der Herzchirurgie von Bedeutung sein, da dadurch eine besondere hohe Ischämietoleranz erzielt wird (SPIECKERMANN u. Mitarb.) [18]. Im Gegensatz zu Methoxyfluran und Halothan ist der relativ hohe Sauerstoffverbrauch der Haltebetätigung bei Piritramid durch einen beim Hund unverhältnismäßig hohen systolischen Druck und die niedrige Herzfrequenz (fehlende Frequenzinotropie) bedingt. Gegenüber den oben genannten Anaesthetica ist der Wirkungsgrad bei Piritramidnarkose jedoch nicht eingeschränkt, d. h. im Verhältnis zum Energiebedarf der Haltebetätigung bzw. auch zum Gesamtenergiebedarf des Herzens wird eine relativ große äußere Herzarbeit abgegeben.

Nach den bisher diskutierten Kriterien kommt die Neuroleptanalgesie den idealen Arbeitsbedingungen von Herz und Kreislauf am nächsten. Bei einem relativ geringen Sauerstoffverbrauch des Myokards von 7,7 ml/min $\times$ 100 g – dieser Wert liegt im Bereich von Methoxyfluran und Halothan – weist diese Narkosekombination ein ausgewogenes Verhältnis von Spannungsentwicklung ($E_3$ = 3,4 ml/min $\times$ 100 g) zu Haltebetätigung ($E_2$ = 2,8 ml/min $\times$ 100 g) auf. Bei einem kleinen Sauerstoffverbrauch für die Haltebetätigung und mittelgroßer Herzarbeit – dabei macht das HZV im Produkt $\bar{P}_{syst} \times \dot{V}$ einen relativ großen Anteil aus – ergibt sich unter der NLA ein hervorragender Wirkungsgrad für den linken Ventrikel. Dieser Befund wird durch die bekannten pharmakologischen Eigenschaften des DHB und Fentanyl verständlich. DHB und Fentanyl beeinflussen die Spannungsentwicklung nur unwesentlich. Dehydrobenzperidol ermöglicht durch seine $\alpha$-receptorenblockierende Wirkung darüber hinaus die Förderung eines relativ großen HZV's gegen einen nur mittelgroßen Aortendruck. Da beide pharmakologische Komponenten der NLA auf verschiedene hämodynamische Größen eine entgegengesetzte Wirkung haben, ist ihre Kombination – wie in der Klinik üblich – für die Funktion des Herzens von großem Vorteil.

## Zusammenfassung

An 10 intakten Hunden wurde in $N_2O/O_2$-Basisnarkose der Einfluß einer Äther-, Halothan-, Methoxyfluran-, Ketamin- und Piritramid-Narkose sowie einer Neuroleptanalgesie auf den Sauerstoffverbrauch des linken Ventrikels untersucht. Der Sauerstoffbedarf des Herzens wurde einmal direkt gemessen und zusätzlich mit Hilfe eines neuen komplexen hämodynamischen Parameters (Bretschneider u. Mitarb.) rechnerisch ermittelt. Zwischen beiden Größen fand sich bei allen Narkosen eine gute Korrelation. Bei Ketamin-, $N_2O$- und Äther-Narkose wie auch bei alleiniger Dehydrobenzperidolgabe lag der $O_2$-Verbrauch des Myokards (10,3–11,3 ml $O_2$/min $\times$ 100 g) an der oberen physiologischen Grenze für das „normalschlagende“ Herz. Dagegen lagen die Werte bei Piritramid-, Halothan- und Methoxyfluran-Narkose sowie bei der kompletten Neuroleptanalgesie deutlich niedriger (6,8–8,2 ml/min $\times$ 100 g). Mit Hilfe des angegebenen Parameters wurden die verschiedenen energieverbrauchenden „Arbeitsprozesse“

des Herzens unter den einzelnen Narkosen differenziert. Beim Vergleich des Wirkungsgrades des linken Ventrikels, der einmal auf den gesamten $O_2$-Verbrauch bzw. auch auf den aus dem Parameter ermittelten $O_2$-Bedarf der Haltebetätigung bezogen wurde, lagen die Werte für die NLA deutlich über denen anderer Narkosen, insbesondere der Halothan- und Methoxyfluran-Narkose. Die Bedeutung der Befunde für die differenzierte Anwendung der verschiedenen Anaesthetica in der Klinik wird diskutiert.

## Summary

In experiments on 10 closed chest dogs the influence of Ether-, Halothane-, Methoxyflurane-, Ketamine-, Piritramideanaesthesia and Neuroleptanalgesia on the oxygen consumption of the left ventricle was investigated. The oxygen consumption was measured directly and additionally calculated by means of a new complex haemodynamic parameter consisting of 5 additive determinants (Bretschneider and coworkers, 1970). The two methods of myocardial $O_2$-consumption determination showed a good correlation. Ketamine-, $N_2O$-and Ether-anaesthesia as well as the sole application of Droperidol (part of the Neuroleptanalgesie) produced a myocardial $O_2$-consumption of 10.3–11.3 ml $O_2$/min $\times$ 100 g. These values are within the range of the upper limit of the $O_2$-consumption of the "normal beating" heart. In contrast, Halothane-, Methoxyflurane-, Piritramide-anaesthesia and the complete Neuroleptanalgesie (Droperidol plus Fentanyl) caused a $O_2$-consumption of the myocardium (6.8 to 8.2 ml $O_2$/min $\times$ 100 g) which was significantly lower. By means of the new haemodynamic parameter the different energy consuming "working processes" of the heart under the various anaesthetics could be differentiated. The cardiac efficiency was calculated as well in the classical way as with respect to the energy cost of "maintenance of tension". The latter was derived from the new parameter. In both instances Neuroleptanalgesia led to a cardiac efficiency well above the other aneasthetic methods, particularly above Halothane- and Methoxyfluraneanasthesia.

The importance of the results for the special clinical indications of the different anaesthetics is discussed.

## Literatur

1. Arnold, G., Kosche, F., Miessner, E., Neitzert, A., Lochner, W.: The importance of the perfusion pressure in the coronary arteries for the contractility and the oxygen consumption of the heart. Pflügers Arch. ges. Physiol. **299**, 339–356 (1968).
2. Bonhoeffer, K.: Der Sauerstoffverbrauch des normo- und hypothermen Hundeherzens während verschiedener Formen des induzierten Herzstillstandes. Bibl. cardiol. (Basel) **18**. Basel-New York: S. Karger 1967.

3. Braunwald, E.: Control of myocardial oxygen consumption. Amer. J. Cardiol. **27**, 416-432 (1971).
4. Bretschneider, H. J.: Aktuelle Probleme der Koronardurchblutung und des Myokardstoffwechsels. Regensburger ärztl. Fortbildung XV, 1–27 (1967).
5. — Cott, L. A., Hensel, I., Kettler, D., Martel, J.: Ein neuer komplexer hämodynamischer Parameter aus 5 additiven Gliedern zur Bestimmung des $O_2$-Bedarfs des linken Ventrikels. Pflügers Arch. ges. Physiol. **319**, H. 3/4, R. 14 (1970).
6. — Die haemodynamischen Determinanten des $O_2$-Bedarfs des Herzmuskels. Arzneimittel-Forschung **21**, 1515 (1971).
7. — Cott, L. A., Hellige, G., Hensel, I., Kettler, D., Martel, J.: A new haemodynamic parameter consisting of 5 additive determinants for estimation of the $O_2$-consumption of the left ventricle. XXV Internat. Congress of Physiological Sciences, München 1971.
8. — The haemodynamic determinants of myocardial oxygen consumption. Satellitensymposion Internat. Physiologenkongreß, 4.–5. Aug., Antwerpen 1971.
9. Eberlein, H. J.: Koronardurchblutung und Sauerstoffversorgung des Herzens unter verschiedenen $CO_2$-Spannungen und Anästhetika. Arch. Kreisl.-Forschg. **50**, 18–86 (1966).
10. Hensel, I., Bretschneider, H. J.: Pitot-Rohr-Katheter für die fortlaufende Messung der Koronar- und Nierendurchblutung im Tierexperiment. Arch. Kreisl.-Forschg. **62**, 249–292 (1970).
11. Holt, J. P.: Estimation of the residual volume of the ventricle of the dog's heart by two indicator dilution technics. Circulat. Res. **4**, 187–195 (1956).
12. Kettler, D., Braun, U., Cott, L. A., Gethmann, J. W., Hensel, I., Bretschneider, H. J.: Hämodynamische Parameter und Sauerstoffverbrauch des Herzens unter Neuroleptanalgesie. In: Henschel, W. F. (Ed.): Neuroleptanalgesie, Spezielle Probleme, Einsatz in der nicht-operativen Medizin 35–42. Stuttgart: Schattauer 1972.
13. Klocke, F. J., Braunwald, E., Ross, J., Jr.: Oxygen cost of electrical activation of the heart. Circulat. Res. **18**, 357–365 (1966).
14. Krebs, R.: Über die Beteiligung des basalen Sauerstoffverbrauchs, der Aktivierung des Myokards sowie hämodynamischer Parameter am Gesamtsauerstoffverbrauch des Herzens. Klin. Wschr. **48**, 767–776 (1970).
15. Sarnoff, S. J., Braunwald, E., Welch, G. H., Jr., Case, R. B., Stainsby, W. N., Macruz, R.: Hemodynamic determinants of oxygen consumption of the heart with special reference to the Tension-Time-Index. Amer. J. Physiol. **192**, 148–156 (1956).
16. Sonnenblick, E. H.: The determinants of $O_2$-consumption of the heart. In: Herzinsuffizienz, pp. 271–277. Stuttgart: Georg Thieme 1968.
17. — Ross, J., Braunwald, E.: Oxygen consumption of the heart. Amer. J. Cardiol. **22**, 328–336 (1968).
18. Spieckermann, P. G., Braun, U., Hellberg, K., Kettler, D., Lohr, B., Nordeck, E., Bretschneider, H. J.: Überlebens- und Wiederbelebungszeit des Herzens während verschiedener Narkosen: Stoffwechsel der energiereichen Phosphate im normothermen ischämischen Myokard. III. Congressus Anaesthesiologicus Europaeus, 31. Aug. – 4. Sept., Prag 1970.

# Coronarregulation unter Halothan

Von **G. Wolff, B. Claudi, F. Casadei, R. Wardak, W. Niederer** und **E. Grädel**

Der Blutfluß in einer Arterie steigt mit dem Aortendruck und fällt mit dem Strömungswiderstand im nachfolgenden Gefäßbett. Der Strömungswiderstand ist abhängig von der Constriction oder Dilatation der Arteriolen. Im Coronargefäßbett ändert er sich zusätzlich während jedes Herzzyklus. Das Ausmaß der zyklischen Widerstandsänderungen wird von der Belastung des Herzens mitbestimmt. Diese komplexe Zusammensetzung des coronaren Widerstandes erschwert die exakte Beurteilung seiner Regulation und pharmakologischen Beeinflussung.

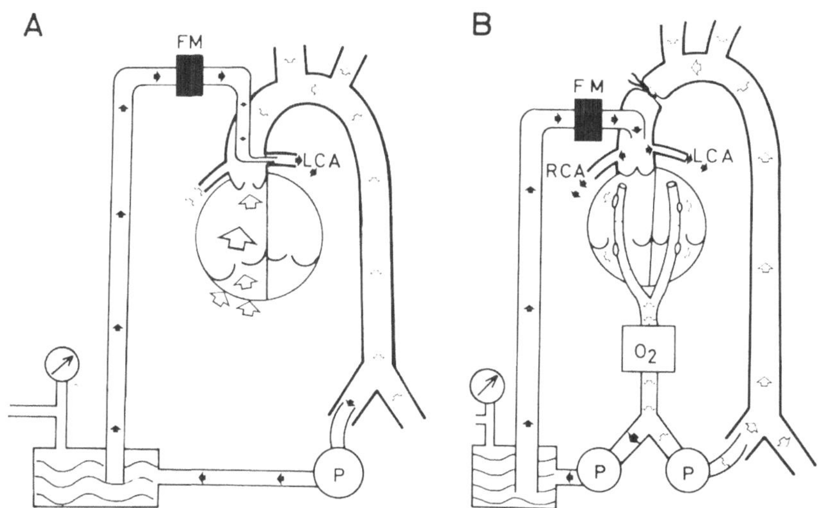


Abb. 1. Schema der Versuchanordnungen: A. Am belasteten Herzen. Blut aus der A. femoralis wird mit elektromagnetischem Flowmeter (FM) registriert und mit regulierbarem Perfusionsdruck in die kanülierte linke A. coronaria (LCA) gepumpt (P). Zusätzlich werden registriert Aortendruck (AoP), links-Coronararteriendruck (LCAP). B. Am leer schlagenden Herzen. Alle vier Herzhöhlen werden in einen Oxygenator ($O_2$) drainiert. Mit einer Pumpe (P) wird das Tier perfundiert (helle Pfeile). Mit einer zweiten Pumpe (P) wird nach Registrierung mit elektromagnetischem Flowmeter (FM) die abgeklemmte Aortenwurzel und damit die beiden Coronararterien perfundiert (schwarze Pfeile)

Wird der coronar-arterielle Blutfluß als *coronarer Einfluß* gemessen, so zeigt er sich systolisch reduziert. Man schließt daraus, daß der intramurale Druck des Myokards während der mechanischen Systole stark ansteigt und daß in den intramural verlaufenden Coronararterien der Blutfluß systolisch kurzdauernd gedrosselt wird. Da die systolische Drosselung des coronaren Einflusses infolge von Veränderungen außerhalb der Gefäße entsteht, nennt man diesen Anteil am gesamten coronaren Strömungswiderstand die „*extravasculäre Komponente*".

Während der Diastole ist der Kammerwanddruck Null, und der coronare Gefäßwiderstand wird ausschließlich vom Muskeltonus der Coronargefäße bestimmt (DENISON et al., 1958). Dieser Anteil am gesamten coronaren Widerstand ist die „*vasculäre Komponente*".

Diese Vorstellung von den coronaren Druckflußbeziehungen soll an einem Beispiel demonstriert werden.

Wird die kanülierte linke Coronararterie mit konstantem Mitteldruck perfundiert (Abb. 1A), so kann der diastolische Anstieg des coronararteriellen Einflusses mit elektromagnetischer Flußmessung sichtbar gemacht werden (WOLFF, 1968). Nach zusätzlicher Registrierung des coronararteriellen Druckes (CAP) kann der jeweilige momentane coronare Widerstand (R) als Quotient Coronardruck durch Coronarfluß (CAF) als Kurve Punkt für Punkt berechnet werden (1).

$$R = \frac{CAP}{CAF} \tag{1}$$

Zerlegt man den coronaren Widerstand (R) in einen vom Herzzyklus unbeeinflußten, also gleichbleibenden Teil ($R^{=}$) und einen mit dem Herzzyklus wechselnden Teil ($R^{\sim}$) (so daß $R^{\sim}$ immer positiv ist) (2),

$$R = R^{=} + R\sim \tag{2}$$

so ergibt sich für $R^{=}$ (3a)

$$R^{=} = \left.\frac{CAP}{CAF}\right|_{Min} \tag{3a}$$

und für den mit dem Herzzyklus wechselnden Widerstandsteil $R^{\sim}$ (3b)

$$R^{\sim} = \frac{CAP}{CAF} - \left.\frac{CAP}{CAF}\right|_{Min} \tag{3b}$$

Setzt man nun für R  das Produkt einer Konstanten „$K_c$" und eines innerhalb des Herzzyklus variierenden Faktors „$K_v$" (4), so ist

$$R \;\; = K_{v\,(t + \triangle t)} \cdot \tag{4}$$

wobei $\triangle t$ so gewählt wird, daß die Maxima von $R^{\sim}$ und von $K_v$ zusammenfallen, so daß die unterschiedliche Verzögerung der Druck- und Flußregistrierung eliminiert wird. „K" ist nun ein von t unabhängiges Maß für den derzeitigen Einfluß von $K_v$ auf den Coronarfluß. Seine Dimension ist $(ml \cdot min)^{-1}$. Ausgehend von R kann $K_v$ Punkt für Punkt berechnet werden. $K_v$ ist eine von t abhängige, also mit dem Herzzyklus sich ändernde Größe, mit welcher das Ausmaß des innerhalb des Herzzyklus variierenden Coronarwiderstandes beschrieben ist. Die Dimension von $K_V$ ist mmHg. Wird $K_V$ fortlaufend bestimmt und in die Registrierung eingetragen, ist nicht zu übersehen, daß die $K_V$-Kurve formal einer Ventrikeldruckkurve entspricht und während der Auswurfphase mit der gemessenen Aortendruckkurve auch quantitativ übereinstimmt (siehe Abb. 2).

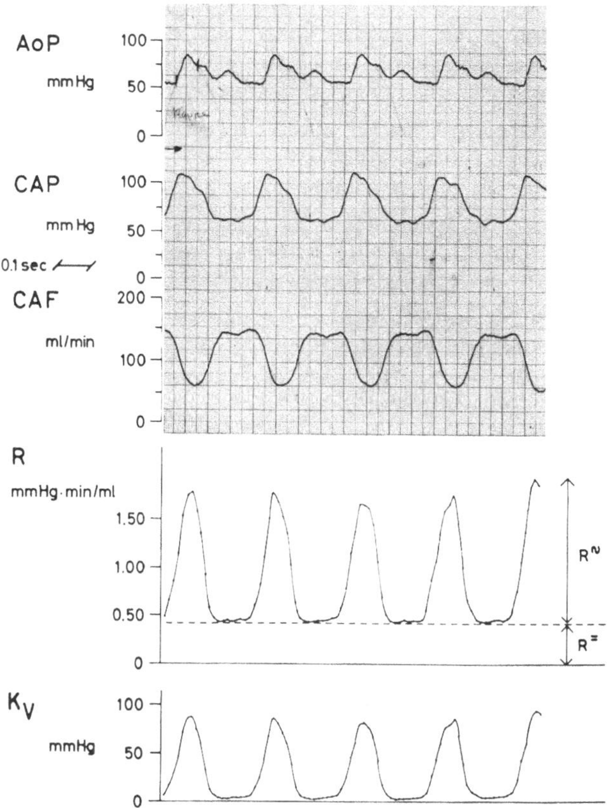


Abb. 2. Perfusion der kanülierten linken Coronararterie nach Versuchsanordnung der Abbildung 1 A am belasteten Herzen. AoP = Aortendruck; CAP = Druck in der perfundierten Coronararterie; LCF = Blutfluß in der kanülierten linken Coronararterie. R = aus CAP und LCF berechneter coronarer Widerstand. $K_V$ = Faktor, welcher den mit dem Herzzyklus wechselnden Teil des Gesamtwiderstandes beschreibt; $K_V$ ist ähnlich dem Ventrikeldruck (s. Text). $R^{=}$ = vom Herzzyklus unabhängiger Teil von R; $R^{\sim}$ = mit dem Herzzyklus variierender Teil von R

Die extravasculäre Komponente des Coronarwiderstandes wird also um so mehr ins Gewicht fallen, je größer die Gesamtdauer aller Systolen und je höher der intramurale Myokarddruck sind, d. h. die extravasculäre Widerstandskomponente steigt mit der Pulsfrequenz und dem Ventrikeldruck.

Leider besteht dieser Zusammenhang quantitativ aber nur bei Ventrikeldruckwerten im Normbereich. Wird nämlich der systolische Ventrikeldruck experimentell zunehmend bis auf Null gesenkt, so wird zwar die mit dem Herzzyklus wechselnde Beeinflussung des coronaren Widerstandes geringer, sie sinkt aber langsamer als der Ventrikeldruck und nicht bis auf Null, d. h. auch ohne nach außen geleistete Herz-Arbeit findet während der Systole eine mechanisch wirksame Contraction statt, derzufolge der coronare Blutfluß gedrosselt wird. Unter diesen Bedingungen wird die Herzaktion nicht mehr über den „venösen Zustrom" und „Austreibungswiderstand" reguliert, sondern sie hängt nur noch von nervösen, hormonalen und pharmakologischen Einflüssen ab.

Von dieser vereinfachten Situation gingen unsere Untersuchungen zunächst aus (Abb. 1B), indem alle 4 Herzhöhlen in einen Oxygenator drainiert wurden, so daß die diastolische wie die systolische Belastung konstant Null blieben. Mit einer Pumpe wurde das Tier aus dem Oxygenator über die A. femoralis mit Blut versorgt. Mit einer zweiten Pumpe wurde arterialisiertes Blut durch ein elektromagnetisches Flowmeter in die Aorta ascendens gepumpt. Unmittelbar distal der Aortenkanülierung wurde die Aorta abgeklemmt, so daß (bei kompetenter Aortenklappe) mit dem Flowmeter der totale Blutfluß beider Coronararterien registriert werden konnte. Der mittlere coronare Perfusionsdruck konnte beliebig eingestellt oder konstant gehalten werden. Die Herzfrequenz wurde mit einem atrialen Pacemaker konstant gehalten. Die Perfusion wurde normotherm durchgeführt. Die arterio-coronarvenöse Sauerstoffgehaltsdifferenz wurde fortlaufend bestimmt. Die am extracorporalen Kreislauf üblicherweise auftretende leichte metabolische Acidose und Hypokaliämie wurden unter halbstündlichen Kontrollen durch gleichmäßige Infusion von THAM und Kaliumchlorid korrigiert. $P_aCO_2$ und $P_aO_2$ wurden durch Regulation der Gase im Oxymeter um 40 resp. 150 mmHg gehalten. Nach ungestörter Registrierung während 30 min wurde dem Gas für den Oxygenator während 30 min 2% Halothan zugeführt und nach Absetzen des Halothans eine Kontrollperiode von 30 min registriert.

Zur Berechnung des mittleren coronaren Widerstandes ($R_m$) wurde der gemittelte Coronararteriendruck ($CAP_m$) durch den gemittelten Coronararterienfluß ($CAF_m$) dividiert. Als vasculäre Komponente des Coronarwiderstandes ($R_d$) wurde der Quotient diastolischer Coronararteriendruck ($CAP_d$) dividiert durch diastolischen Coronarfluß ($CAF_d$) berechnet. Zur Berechnung der extravasculären Widerstandskomponente ($R_m - R_d$) wurde die Differenz mittlerer Coronarwiderstand minus vasculäre Widerstandskomponente gebildet.

Unter Halothan (Abb. 3) wurde schon nach wenigen Minuten ein Anstieg des systolischen und ein Abfall des diastolischen Coronarflusses sichtbar. Der mittlere Coronarfluß sank nur wenig. Gleichzeitig fiel bei konstantem Perfusionsvolumen des Systemkreislaufs der arterielle Druck. Die Mittelwerte von 7 Versuchen zeigen (Abb. 4): Unter Halothan sinkt die extravaskuläre Komponente des Coronarwiderstandes ($R_m$–$R_d$), d. h. es sinkt der systolische intramurale Druck der Kammerwand. Ein leichter Anstieg der vasculären Komponente ($R_d$) zeigt eine coronare Vasoconstriction. Gleichzeitig sinkt die arterio-coronarvenöse Sauerstoffdifferenz und mit ihr die

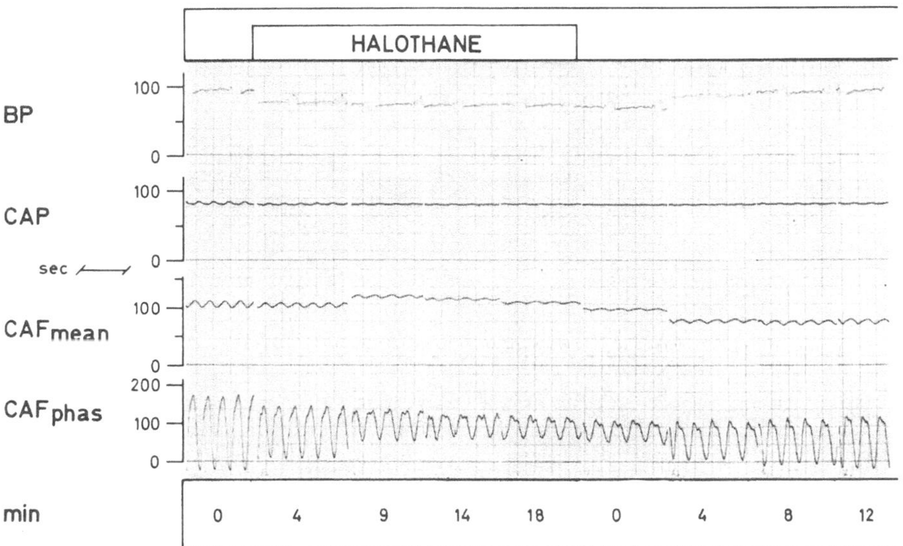


Abb. 3. Ausschnitte aus Originalregistrierungen während Halothanwirkung auf den Coronarfluß des leer schlagenden Herzens nach Versuchsanordnung 1B. Die Ausschnitte sind 0, 4, 9, 14 und 18 min nach Beginn von Halothan 2% sowie 0, 4, 8 und 12 min nach Absetzen von Halothan entnommen. BP = Aortendruck (mmHg); CAP = Coronararteriendruck (mmHg); $CAF_{mean}$ = gemittelter Coronarfluß (ml/min); $CAF_{phas}$ = phasisch registrierter Coronarfluß (ml/min)

Sauerstoffaufnahme von 5 auf 3 ml/min · 100 g. Der Abfall des arteriellen Systemdrucks zeigt eine periphere Dilatation. Somit führt Halothan am leer schlagenden Herzen zu einer Reduktion der Sauerstoffaufnahme mit coronararterieller Vasoconstriction und zu einer Myokarddepression mit erniedrigtem systolischem Wanddruck. Da trotz Abnahme des Sauerstoffverbrauchs die arterio-coronarvenöse Sauerstoffdifferenz sinkt, besteht kein Hinweis, daß die coronare Vasoconstriction zu myokardialer Ischämie und damit zu Myokarddepression führen würde.

Weitere Informationen wurden am belasteten Herzen gewonnen (Abb. 1A). Perfundiert man die linke Coronararterie mit konstantem Druck, läßt aber das Herz den Systemkreislauf selbst versorgen, so läßt sich unter

Inhalation von Halothan ein starker Abfall des Aortendrucks selbst durch massive Transfusion (10 ml/kg KG) nicht verhindern (Abb. 5). Dabei steigt aber der Linksvorhofdruck auf pathologisch hohe Werte an. Auch hier fallen unter Halothan die Sauerstoffaufnahme und die arterio-coronarvenöse Sauerstoffdifferenz. Halothan führt am belasteten Herzen somit zu einer

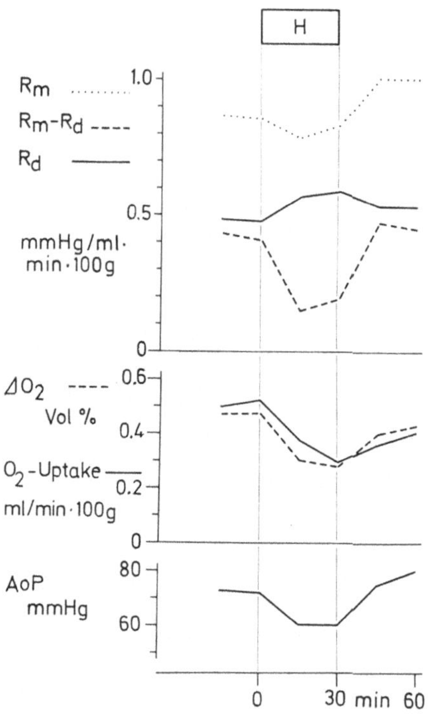


Abb. 4. Einfluß von Halothan 2% während 30 min auf die Perfusion beider Coronararterien mit konstantem Mitteldruck am leer schlagenden Herzen nach Versuchsanordnung der Abbildung 1 B (Mittelwerte von 7 Versuchen). $R_m$ = gesamt-coronarer Widerstand; $R_d$ = vasculäre Komponente des Coronarwiderstandes; $R_m - R_d$ = extravasculäre Komponente des Coronarwiderstandes; $\triangle O_2$ = arterio-coronarvenöse Sauerstoffdifferenz; $O_2$-Uptake = myokardialer Sauerstoffverbrauch; AoP = Aortendruck

Myokarddepression mit Abfall des Aortendrucks trotz Anstiegs des Linksvorhofdrucks auf pathologisch hohe Werte, d. h. Halothan reduziert die myokardiale Contractilität bis zum Auftreten einer Herzinsuffizienz. Während der Abfall der arterio-coronarvenösen Sauerstoffdifferenz beweist, daß auch bei belasteten Herzen die coronare Vasoconstriction nicht Ursache einer myokardialen Ischämie und auf diesem Wege Ursache des Contractilitätsverlustes sein kann, bleibt doch die Frage: Sind Contractilitätsverlust und Vasoconstriction zwei voneinander unabhängige Wirkungen von Halothan oder führt der Contractilitätsverlust infolge Erniedrigung von Herzarbeit und Sauerstoffverbrauch zu einer sekundären coronaren Vasoconstriction?

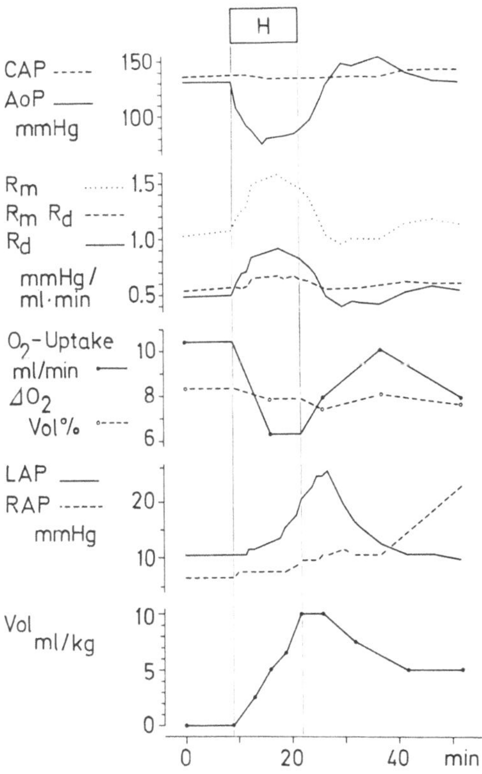


Abb. 5. Wirkung von Halothan 2 % am belasteten Herzen bei konstantem coronararteriellem Perfusionsdruck nach Versuchsanordnung der Abbildung 1 A. Durch Erhöhung des intravasculären Volumens bis 10 ml/kg (= Vol.) wird versucht, den Abfall des Aortendruckes unter Halothan aufzuhalten. LAP = Links-Vorhofdruck; RAP = Rechts-Vorhofdruck; übrige Symbole wie Abbildung 4. Siehe Text

Zu ihrer Beantwortung zeigen wir folgenden Versuch (Abb. 6): Wird unter Halothan der Coronararteriendruck in gleichem Ausmaß erniedrigt wie der Aortendruck fällt, so steigt der gefäßtonische Widerstand nicht an. Er steigt unter Halothan nur, wenn der Coronararteriendruck konstant bleibt. Für die Herzarbeit unter Halothan scheint also eine erniedrigte coronare Perfusion zu genügen und auch einreguliert zu werden; bei abfallendem Coronararteriendruck bleibt dazu der gefäßtonische Widerstand unverändert, und bei konstantem Coronararteriendruck wird der Tonus der Coronargefäße erhöht.

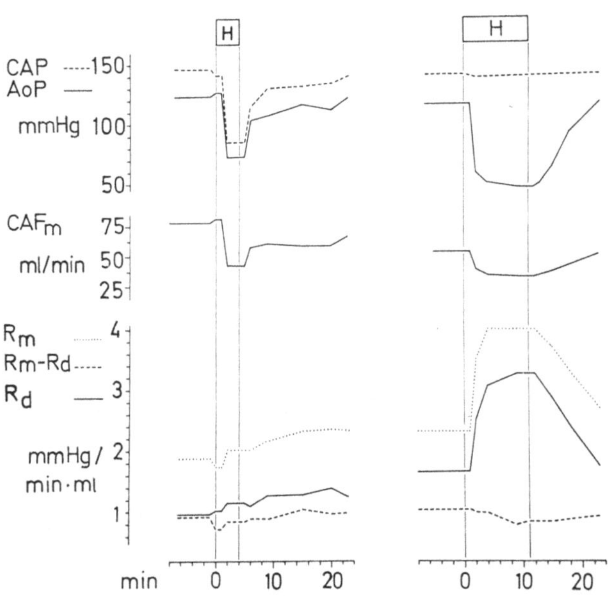


Abb. 6. Wirkung von Halothan 2% am belasteten Herzen nach Versuchsanordnung 1A. *Rechts* bei konstantem Coronararteriendruck; *links* ist der Coronararteriendruck dem Aortendruck laufend angeglichen. Symbole wie Abbildungen 4 u. 5. Siehe Text

Wir fassen zusammen:

- Halothan selbst löst keine coronare Vasoconstriction aus, aber
- die myokardiale Contractilität sinkt unter Halothan
- demzufolge nimmt die geleistete Herzarbeit ab
- damit sinkt die Sauerstoffaufnahme
- eine coronare Vasoconstriction tritt nur bei konstant gehaltenem Coronararteriendruck auf; sie verhindert eine „unnötig hohe" Coronarperfusion, d. h. die coronare Vasoconstriction unter Halothan ist ein autoregulativer Vorgang.

## Schlußfolgerungen

Wir übersehen nicht die Schwierigkeiten, aus Experimenten am gesunden Hundeherzen Schlüsse auf das Verhalten eines gesunden oder sogar erkrankten Herzens eines Patienten zu ziehen, doch mögen bei der Diskussion klinischer Probleme folgende Punkte erwogen werden.

1. Der Abfall des arteriellen Druckes unter Halothan wird hervorgerufen durch Erniedrigung der Contractilität des Myokardes und durch systemische Vasodilatation (sowie durch den in diesen Versuchen mit Pacemaker verhinderten Abfall der Pulsfrequenz). Wird mit Transfusion das intravasculäre Volumen erhöht in der Absicht, die systemische Vasodilatation zu kompensieren, so kann ein gefährlicher Anstieg des linksventriculären enddiastolischen Druckes anstelle der erwarteten Normalisierung des Blutdrucks auftreten. Linksherzversagen während Halothan kann auch ohne Änderung des Rechtsvorhofdruckes auftreten und sogar ohne vorbestehende linkksventriuläre Krankheit.

2. Wird Halothan benützt, um durch systemische Vasodilatation eine arterielle Hypotension zu erreichen (z. B. bei peripherer Vasoconstriction während extracorporalem Kreislauf), so kann nach Absetzen des Halothans die Wiedernormalisierung der myokardialen Contractilität mehr als 30 min beanspruchen.

3. Die im Experiment beobachteten Effekte von Halothan sind denen von $\beta$-Blockern sehr ähnlich. Stehen Patienten unter Behandlung mit $\beta$-Blockern, so könnte Halothan bei ihnen synergistisch eine relativ stärkere Herzinsuffizienz hervorrufen.

4. Da die coronare Vasoconstriction unter Halothan sekundäre Folge des erniedrigten Sauerstoffverbrauchs ist, muß nicht erwartet werden, daß unter Halothan eine myokardiale Hypoxie auftritt. Selbst bei coronarer Herzkrankheit wäre nicht mit myokardialer Hypoxie infolge Vasoconstriction zu rechnen. Erst wenn der Blutdruckabfall so ausgeprägt ist, daß eine weitere kompensierende Widerstandserniedrigung nicht mehr möglich ist, könnte eine coronare Minderdurchblutung entstehen. Eine Herzinsuffizienz aufgrund einer coronaren Herzkrankheit könnte verstärkt werden.

## Literatur

1. Denison, A. B., Green, H. D.: Effects of autonomic nerves and their mediators on the coronary circulation and myocardial contraction. Circulat. Res. **6**, 633 (1958).
2. Wolff, G., Grädel, E., Niederer, W.: Changes of Coronary Arteriolar Tone, Mean Coronary Flow and Aortic Pressure under Halothane and Ether Anaesthesia in the Dog. Brit. J. Anaesth. **40**, 810 (1968).

# Methoxyfluran: Die Coronardurchblutung, der Sauerstoffverbrauch, die Contractilität sowie die Rhythmusstabilität und die Ischämietoleranz des Herzens*

Von **U. Braun, L. A. Cott, G. Hellige, I. Hensel, D. Kettler, D. Knoll, B. Lohr, J. Martel** und **P. G. Spiekermann**

Sehr hohe Lipoidlöslichkeit, geringer Sättigungsdampfdruck bei Raumtemperaturen sowie gute Blutlöslichkeit sind einige der physikalischen Merkmale des Methoxyfluran (Penthrane), eines halogenierten Äthers. Daraus ergeben sich eine sehr starke anaesthetische Wirksamkeit bei verzögerter Geschwindigkeit von Ein- und Ausleitung der Narkose. Die in eigenen Untersuchungen gefundene erhebliche Reduktion des Gesamtsauerstoffverbrauchs unter dieser Narkose [1, 2] wirft die Frage nach dem myokardialen Energiebedarf auf. Dieser steht in einem engen Zusammenhang zu Hämodynamik und Ischämietoleranz des Herzens.

## Methodik

Die coronarphysiologischen Untersuchungen sowie die biochemischen Analysen erfolgten an 10 bzw. 4 Bastardhunden mit einem Gewicht zwischen 20 und 35 kg. Die Tiere wurden mit dem Engström-Respirator kontrolliert beatmet. Die intravasalen und intrakardialen Drucke wurden neben anderen Parametern direkt auf einem Hellige-Zehnfachschreiber registriert. Die Messung der Coronardurchblutung erfolgte im Coronarsinus mit dem Druckdifferenzkatheter nach BRETSCHNEIDER [3]. Das Herzzeitvolumen wurde durch das Thermodilutionsverfahren ermittelt. Zur Bestimmung der Ischämietoleranz des Herzens entnahmen wir nach einer plötzlichen Unterbrechung der Coronardurchblutung in regelmäßigen Abständen Proben aus dem ischämischen Myokard. In diesen wurden nach entsprechender Vorbehandlung der Abfall der Konzentrationen an Phosphokreatin (Pkr) und Adenosintriphosphat (ATP) bzw. die Zunahme von Milchsäure untersucht.

Da Methoxyfluran sich in seinen Kreislaufwirkungen ähnlich wie Halothan verhält, haben wir den mittleren Aortendruck in dieser Narkose gezielt in einem Bereich zwischen 85 und 95 mmHg gehalten und entsprechende

* Mit Unterstützung der Deutschen Forschungsgemeinschaft – im Rahmen des SFB 89 – Kardiologie Göttingen.

Bedingungen unter Halothan zum Vergleich herangezogen. Die inspiratorisch eingestellte Methoxyflurankonzentration betrug 0,3–1,0, die Halothankonzentration 0,5–1,5 Vol.-%.

## Ergebnisse

### *A. Hämodynamik*

Abb. 1 gibt die Mittelwerte der Meßergebnisse aus 10 Penthrane- bzw. 9 Halothanversuchen wieder. Unter Methoxyfluran wird ein etwas geringeres HZV und bei gleicher Herzfrequenz auch ein kleineres Schlagvolumen ausgeworfen als unter Halothan. Der Gesamtkreislaufwiderstand als Quotient aus der Differenz von arteriellem Mitteldruck und der critical closing pressure und dem HZV übertrifft denjenigen in Halothannarkose geringfügig. Die Blutdruckamplitude wird unter Penthrane stärker eingeschränkt als unter Halothan (vergleiche Abb. 3a und 3b, Aortendruck).

Auffällig ist bei beiden Narkosen ein Anstieg des enddiastolischen Ventrikeldruckes auf 10 bzw. 8 mmHg. Dies entspricht einer Steigerung des enddiastolischen Ventrikelvolumens sowie einer Zunahme der Vordehnung der Myokardfaser. In diesem Bereich einer Ruhedehnungskurve erzeugt der linke Ventrikel unter physiologischen Bedingungen maximale Drucke. Wie man sieht, werden jedoch nur systolische Spitzendrucke von 98 bzw. 108 mmHg erreicht. Dieses Verhalten des Herzens unter Methoxyfluran bzw. Halothan muß als narkosespezifische, reversible Beeinträchtigung der Herzfunktion angesehen werden.

Die Coronardurchblutung ist unter beiden Narkosen im Vergleich zur Ruhedurchblutung etwas vermindert.

Der myokardiale Sauerstoffbedarf ergibt sich aus dem Produkt von $\dot{V}$cor/min/100 g und der Differenz des $O_2$-Gehaltes von arteriellem und coronarvenösem Blut. Es zeigt sich, daß der linke Ventrikel unter Methoxyfluran im Mittel etwas weniger Sauerstoff verbraucht als unter Halothan. Gegenüber dem mittleren Ruhesauerstoffverbrauch des linken Ventrikels von 10 ml/min/100 g ist der myokardiale Sauertoffbedarf unter beiden Narkosen vermindert.

Als relativer Parameter für die Contractilität des Myokards am intakten Tier gilt das dp/dt max, d. h. die maximale Druckanstiegsgeschwindigkeit in der isometrischen Phase der Ventrikelcontraction. Der enddiastolische Ventrikeldruck, der mittlere arterielle Druck und die Herzfrequenz variieren das dp/dt max, so daß diese Größen bei der Beurteilung der Einwirkung von Pharmaka auf die Contractilität in Betracht gezogen werden müssen. Da in unseren Versuchen der mittlere arterielle Druck gezielt und der enddiastolische Ventrikeldruck sowie die Herzfrequenz zufällig bei beiden Narkosen in der gleichen Größenordnung liegen, und beide Narkosen jeweils am gleichen Tier durchgeführt wurden, wäre eine statistisch

| | | $\bar{P}$ Aorta (mmHg) | p max syst. (mmHg) | $\bar{P}$ diast (mmHg) | H-Frequenz (n/min) | LVED (mmHg) | HZV/kg (ml/min) | W gesamt $\frac{mmHg}{ml/min \cdot kg}$ | $\dot{V}$ cor/100 g (ml/min · 100 g) |
|---|---|---|---|---|---|---|---|---|---|
| Methoxyfluran $N_2O$ n = 10 | $\bar{x}$ | 85 | 98 | 79 | 117 | 10 | 85 | 1,00 | 68 |
| Halothan $N_2O$ | $\bar{x}$ | 92 | 108 | 86 | 116 | 8 | 97 | 0,93 | 80 |

| | | Wcor $\frac{mmH}{ml/min \cdot 100g}$ | SV/kg (ml/min) | Herzarbeit ($\bar{P}$ syst · HZV/kg) | dp/dt max (mmHg/sec) | $O_2$-Verbr. li. Ventr. (ml/min · 100 g) | $O_2$-Verbr. gesamt (ml/min · kg) |
|---|---|---|---|---|---|---|---|
| Methoxyfluran $N_2O$ n = 10 | $\bar{x}$ | 1,09 | 0,73 | 7676 | 1604 | 6,8 | 3,9 |
| Halothan $N_2O$ n = 9 | $\bar{x}$ | 1,05 | 0,86 | 9469 | 2053 | 7,5 | 4,5 |

Abb. 1. Vergleich der Mittelwerte der Meßergebnisse für Methoxyfluran und Halothan aus 10 bzw. 9 Versuchen. Die Abkürzungen bedeuten von links nach rechts (obere Spalte): $\bar{P}$ Aorta: Aortenmitteldruck, p max syst.: maximaler systolischer Druck, $\bar{P}$ diast.: mittlerer diastolischer Aortendruck, H-Frequenz: Herzfrequenz, LVED: enddiastolischer Druck im linken Ventrikel, HZV/kg: Herzzeitvolumen pro kg Tiergewicht, W gesamt: Gesamtkreislaufwiderstand, $\dot{V}$cor/100 g: Coronardurchblutung pro 100 g linker Ventrikel, untere Spalte: W cor: Coronarwiderstand, SV/kg: Schlagvolumen pro kg Tiergewicht, dp/dt max: maximale Druckanstiegsgeschwindigkeit in der isometrischen Phase der Kontraktion des linken Ventrikels, $O_2$-Verbrauch li. Ventr.: Sauerstoffverbrauch des linken Ventrikels, $O_2$-Verbrauch gesamt: Sauerstoffverbrauch des Gesamtorganismus. Die Ergebnisse für den Gesamtsauerstoffverbrauch sind einer größeren Serie entnommen: Methoxyfluran n = 17, Halothan n = 25. Interpretation der Ergebnisse: siehe Text

gesicherte Differenz im dp/dt max auf eine unterschiedliche Wirkungsweise von Methoxyfluran und Halothan zu beziehen. Die vorhandenen Differenzen lassen sich jedoch nicht statistisch sichern, so daß eine unterschiedliche Beeinflussung der Contractilität anhand dieser Versuche nicht nachzuweisen ist.

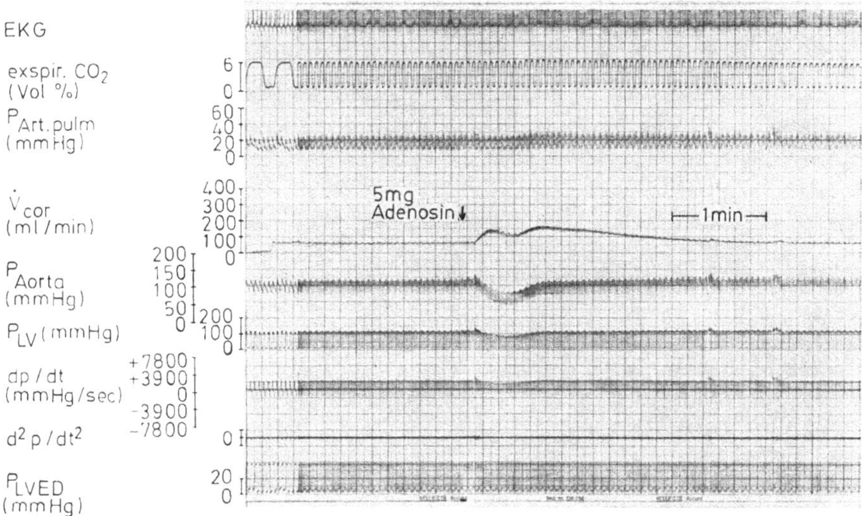


Abb. 2. Originalregistrierung eines Penthrane-Versuches. Folgende Parameter sind registriert, von oben nach unten: EKG, exspiratorischer $CO_2$-Gehalt, Druck in der A. pulmonalis, Coronardurchblutung, Aortendruck, Druck im linken Ventrikel, Druckanstiegsgeschwindigkeit im linken Ventrikel, Druckanstiegsbeschleunigung im linken Ventrikel, enddiastolischer linksventriculärer Druck. Eine einmalige Testdosis von 5 mg Adenosin führt zu einer kurzfristigen deutlichen Steigerung der Coronardurchblutung. Die Treppe im Anstieg der Coronardurchblutung ist druckpassiv mit einem Absinken des Aortendruckes zu erklären

Zusammenfassend können wir sagen, daß die hämodynamischen Bedingungen unter Methoxyfluran denjenigen unter Halothan weitgehend gleichen. Entscheidend ist, daß die Coronardurchblutung, der Energiebedarf und die Contractilität des Myokards sowie der Umsatz des Gesamtorganismus, der in einer größeren Serie untersucht wurde [1, 2], unter der Wirkung beider Anaesthetica gegenüber dem Normbereich reduziert sind.

Abb. 2 zeigt die Originalregistrierung eines Penthrane-Versuches mit den Kurven von EKG, exspiratorischem $CO_2$-Gehalt, Druck in der A. pulmonalis, Coronardurchblutung, Aortendruck, linksventrikulärem Druck, dp/dt und Druckanstiegsbeschleunigung im linken Ventrikel, die uns jedoch in diesem Zusammenhang nicht interessiert. Der enddiastolische

Druck wird einer speziellen Registrierung des Ventrikeldruckes am unteren Bildrand entnommen. Wie man sieht, hat sich die Coronardurchblutung in diesem Fall bei 70 ml/min eingestellt. Eine einmalige Testdosis von 5 mg Adenosin zur Prüfung der Ansprechbarkeit des Coronarsystems führt zu einer kurzfristigen Steigerung der Durchblutung. Diese deutliche Reaktion entspricht durchaus derjenigen in Halothannarkose.

### *B. Rhythmusstabilität des Herzens*

Unterschiede finden sich jedoch in der Empfindlichkeit des Herzens für spezielle mechanische und pharmakologische Reize. Das Einführen der Katheter in die A. pulmonalis, den linken Ventrikel und den Coronarsinus ist als ein Modell anzusehen, mit dem die Empfindlichkeit des Herzens für mechanisch auslösbare Rhythmusstörungen geprüft werden kann. Unter Methoxyfluran traten im Gegensatz zu Halothan und anderen Narkosen außer gelegentlichen Extrasystolien keine länger dauernden Arrhythmien auf.

Eine Testdosis von 5 Gamma Arterenol in Halothannarkose (Abb. 3a) führt zu einer sofort einsetzenden Arrhythmie mit den Zeichen eines kurzfristigen Herzversagens, wie Anstieg des Druckes in der A. pulmonalis, Abfall von Aorten- und linksventrikulärem Druck und erhöhtem enddiastolischen Ventrikeldruck. Die gleiche Dosis Arterenol am selben Tier in Penthranenarkose (Abb. 3b) bewirkt eine Steigerung der Contractilität mit einer Abnahme des enddiastolischen Druckes und der entsprechenden Druckzunahme im linken Ventrikel und in der Aorta. Dieser Effekt läßt sich sehr gut reproduzieren. Es zeigt sich, daß unter Methoxyfluran im Gegensatz zu Halothan die Reaktion des Herzens auf $\alpha$- und $\beta$-stimulierende Pharmaka weitgehend intakt ist.

### *C. Ischämietoleranz des Herzens*

Zur Prüfung der Ischämietoleranz des Herzens haben wir nach einer plötzlichen experimentellen Unterbrechung der Coronardurchblutung den Metabolitstatus des normothermen ischämischen Myokards bestimmt. Abb. 4 zeigt die Ergebnisse für Methoxyfluran. Der nach Sistieren der Durchblutung noch vorhandene Sauerstoff reicht für etwa 10 sec. Da die anaerobe Energiebereitstellung, kenntlich an der Milchsäureproduktion, nicht in der Lage ist, den Energiebedarf des ischämischen Myokards zu decken, folgt eine Phase zunehmenden Energiedefizits. Es kommt zu einer Abnahme der Phosphokreatin- und Adenosintriphosphatkonzentration. Die Wiederbelebbarkeit des ischämischen Herzens ist eng mit seinem Metabolitstatus verknüpft. Erreicht die Konzentration an ATP eine kritische Grenze, so ist die Wiederbelebung nicht oder nur mit der Inanspruchnahme einer Erholungszeit möglich. Als kritische Grenze für die Wieder-

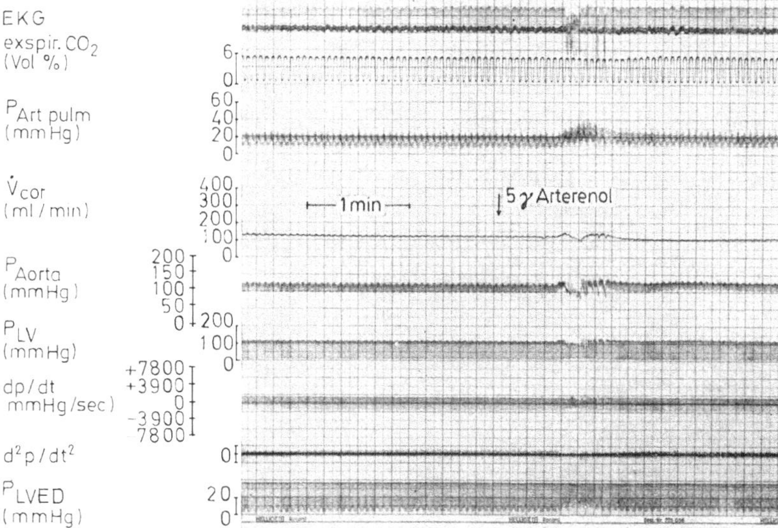


Abb. 3a. Halothannarkose, Originalregistrierung des gleichen Versuches wie in Abbildung 2. 5 Gamma Arterenol bewirken eine ventriculäre Arrhythmie mit den Zeichen eines kurzfristigen Herzversagens: Anstieg des Pulmonalisdruckes, Abfall von Aorten- und linksventriculärem Druck, Anstieg des enddiastolischen Druckes

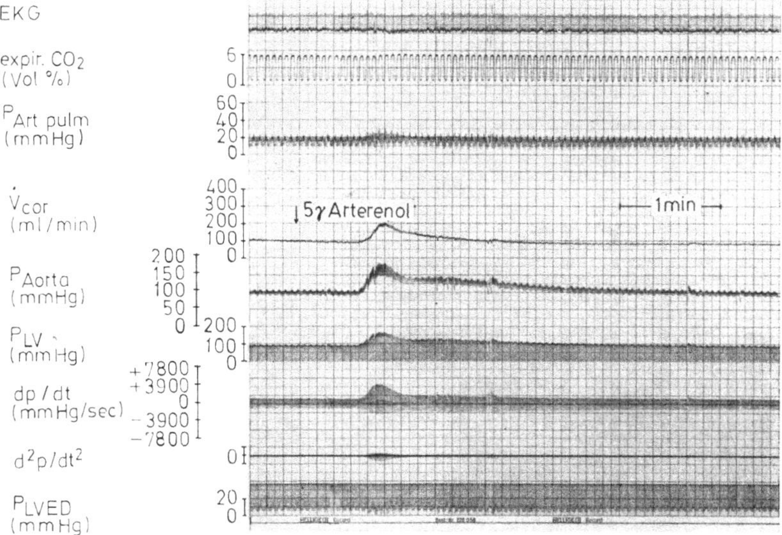


Abb. 3b. Wie Abbildung 3a, Methoxyflurannarkose, gleicher Versuch wie Abbildung 2 u. 3a. Das Herz reagiert auf die Gabe von 5 Gamma Arterenol mit einem Anstieg von dp/dt max. Der linksventriculäre sowie der Aortendruck und die Coronardurchblutung nehmen ebenfalls zu. Der enddiastolische Druck sinkt kurzfristig ab. Die Ansprechbarkeit des intrakardialen $\beta$-Receptorensystems ist weitgehend intakt

belebbarkeit des Hundeherzens vom biochemischen Standpunkt aus ohne Inanspruchnahme einer Erholungszeit fanden KÜBLER u. SPIECKERMANN [7, 10] eine ATP-Konzentration von 4 μmol/g Feuchtgewicht. Die Zeit, die vom Einsetzen der Ischämie bis zum Erreichen dieses Metabolitstatus vergeht, bezeichnen wir als t-ATP. Das t-ATP hängt maßgeblich vom präischämischen Energiebedarf des Herzens ab. Narkotica, die einen Einfluß auf die Hämodynamik und damit auf den myokardialen Energiebedarf ausüben, variieren auch die Wiederbelebungszeit bzw. das t-ATP. Unter Meth-

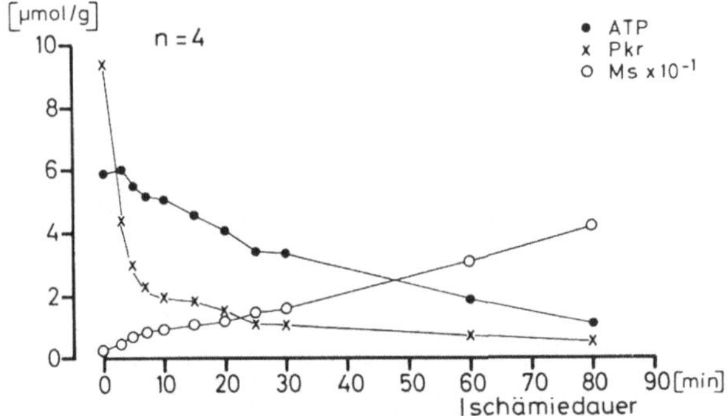


Abb. 4. Der Zerfall von Adenosintriphosphat (ATP) und Phosphokreatin (Pkr) sowie die Milchsäurebildung im normothermen ischämischen Myokard nach Anwendung von Methoxyfluran. Die Herzmuskelproben wurden jeweils 3, 5, 8, 10, 15, 20, 25, 30, 60 und 80 min nach Ischämiebeginn entnommen. Es sind die Mittelwerte aus 4 Versuchen dargestellt. Aus Gründen der Übersichtlichkeit ist die Milchsäure nur mit $^1/_{10}$ der gemessenen Konzentrationen aufgetragen

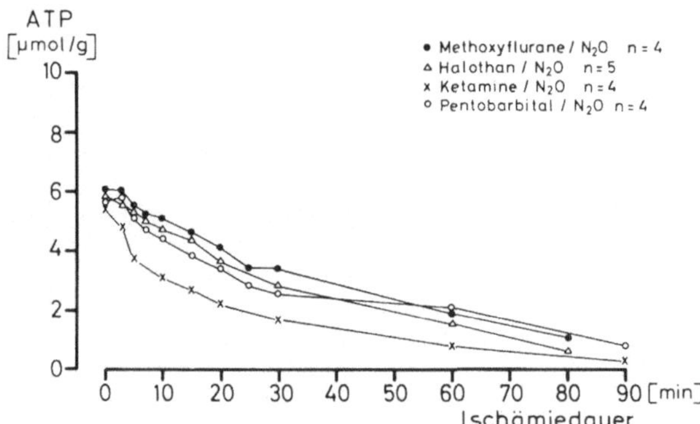


Abb. 5. Der Zerfall von ATP im normothermen ischämischen Myokard unter 4 verschiedenen Narkosen. Dargestellt sind jeweils die Mittelwerte der ATP-Konzentration aus n-Einzelbestimmungen. Unter Methoxyfluran wurde eine ATP-Konzentration von 4 μmol/g Feuchtgewicht nach 22 min, unter Halothan nach 16 min erreicht. In Pentobarbital- und Ketaminnarkose sind diese Zeiten erheblich kürzer

oxyfluran betrug die Wiederbelebungszeit 22 min. Dieses Resultat wurde von keiner anderen Narkose erreicht (Abb. 5). Halothan liegt mit 16 min etwas darunter, wie sich anhand des Abfalls der ATP-Konzentration im ischämischen Myokard erkennen läßt. Beide Narkotica vermindern jedoch den myokardialen Sauerstoffverbrauch. Pentobarbital und Ketamin, deren Anwendung mit einem höheren myokardialen Sauerstoffverbrauch einhergeht, bedingen eine schnellere Abnahme der ATP-Konzentration im ischämischen Myokard und damit eine kürzere Wiederbelebungszeit.

## Diskussion

Messungen der Coronardurchblutung unter Methoxyfluran sind uns außer Ansätzen dazu von EBERLEIN aus der eigenen Gruppe [5] nicht bekannt. Die Erfassung der Coronardurchblutung ist die Voraussetzung zur Bestimmung des myokardialen $O_2$-Verbrauchs nach dem Fielckschen Prinzip. Die Einschränkung der Coronardurchblutung unter Methoxyfluran ist nicht als ungünstig für die myokardiale Sauerstoffversorgung anzusehen, da der $O_2$-Bedarf des Herzens ebenfalls reduziert wird, so daß die coronarvenöse Sättigung sich nicht wesentlich ändert. Anders formuliert: Die Beeinflussung der Hämodynamik durch Methoxyfluran bewirkt einen niedrigen myokardialen Sauerstoffverbrauch. Da die Coronardurchblutung immer weitgehend dem Sauerstoffbedarf des Herzens angepaßt ist, wird auch sie vermindert.

An isolierten Herzmuskelpräparationen konnte ein deutlicher dosisabhängiger negativ-inotroper Effekt für Methoxyfluran nachgewiesen werden [9]. Die gleichen Untersucher fanden am intakten Tier Hinweise für eine erhaltene Reaktionsfähigkeit intrakardialer Receptoren [8]. Dies deckt sich mit den eigenen Befunden und mit der klinischen Beobachtung einer guten Rhythmusstabilität in Penthranenarkose [6, 11]. Ob die Unterschiede in der kardialen Rhythmusstabilität zwischen der Halothan- und der Methoxyfluranwirkung das Resultat einer gegensätzlichen Beeinflussung der Membranfunktion darstellen, sollte Gegenstand weiterer Untersuchungen sein.

Unterschiede gegenüber der Wirkungsweise von Halothan finden sich für Methoxyfluran außer in der Reaktivität intrakardialer Receptoren auch in einer etwas besseren Ischämietoleranz des Herzens. Noch deutlicher werden die Unterschiede in der Ischämietoleranz jedoch im Vergleich zum Einfluß von Pentobarbital und Ketamin.

Aufgrund seiner besonderen Eigenschaften, wie Reduktion von Gesamt- und myokardialem Sauerstoffverbrauch, geringer Irritabilität des Herzens und guter Reaktivität auf $\alpha$- und $\beta$-stimulierende Pharmaka, muß Methoxyfluran u. a. als besonders geeignetes Anaestheticum für die Operation eines Phäochromocytoms angesehen werden. Der Wert dieser speziellen Indikation für Penthrane konnte bereits bestätigt werden [4].

## Zusammenfassung

Die Hämodynamik unter Methoxyfluran gleicht weitgehend derjenigen unter der Einwirkung von Halothan. Bei beiden Narkosen werden die Coronardurchblutung, der myokardiale Sauerstoffverbrauch, die Contractilität des Herzens und der Gesamtsauerstoffverbrauch im negativen Sinne beeinflußt. Deutliche Unterschiede zwischen beiden Narkotica finden sich in der Reaktionsweise des Herzens auf spezifische mechanische und pharmakologische Reize. Unter Methoxyfluran zeigte das Herz eine größere Rhythmusstabilität und eine im Gegensatz zur Halothanwirkung weitgehend intakte Reaktion auf $\alpha$- und $\beta$-stimulierende Pharmaka. Die Ischämietoleranz des Herzens unter Methoxyfluran, gemessen an einer Wiederbelebungszeit (t-ATP) von 22 min, wurde von keiner anderen Narkose erreicht.

## Summary

The effect of methoxyflurane on hemodynamics is quite similar to that of halothane. Coronary blood flow, myocardial oxygen consumption, the inotropic state of the myocardium and total body oxygen consumption are decreased by both anesthetics. Differences between the effects of the two anesthetics are found in the reactivity of the heart in the response to specific mechanical and pharmacological stimulation. Compared to halothane there was a better stability of heart rate and a rather unaffected reaction of the heart towards alpha- and beta-stimulating agents under the influence of methoxyflurane anesthesia. The capability of tolerance of ischemia for the heart after methoxyflurane anesthesia was 22 min. This was estimated by a cardiaque survival time (t-ATP) and could not be attained under the influence of any other anesthetic.

## Literatur

1. BRAUN, U., HENSEL, I., KETTLER, D., LOHR, B.: Der Einfluß von Methoxyflurane, Halothane, Dipiritramide, Barbiturat und Ketamine auf den Gesamtsauerstoffverbrauch des Hundes. Der Anästhesist **20**, 369 (1971).
2. — GETHMANN, J. W., HENSEL, I., KETTLER, D., LOHR, B.: Der Gesamtsauerstoffverbrauch des Hundes in Neuroleptanalgesie im Vergleich zu anderen Narkoseverfahren. 5. Bremer Neuroleptanalgesie-Symposion, 21. bis 23. Mai 1971, Bremen.
3. BRETSCHNEIDER, H. J.: In: HENSEL, I., BRETSCHNEIDER, H. J. (Hrsg.): Pitot-Rohr-Katheter für die fortlaufende Messung der Koronar- und Nierendurchblutung im Tierexperiment. Arch. Kreisl.-Forschg. **62**, 249 (1970).
4. CROUT, J. R., BROWN, B. R.: Anesthetic management of pheochromocytoma: The value of Phenoxybenzamine and methoxyflurane. Anesthesiology **30**, 29 (1969).

5. Eberlein, H. J.: Koronardurchblutung und Sauerstoffversorgung des Herzens unter verschiedenen $CO_2$-Spannungen und Anästhetica. Arch. Kreisl.-Forschg. **50**, 18 (1966).
6. Knox, P. R., North, W. C., Stephen, C. R.: Methoxyflurane – a clinical evaluation. Anesthesiology **23**, 238 (1962).
7. Kübler, W.: Tierexperimentelle Untersuchungen zum Myokardstoffwechsel im Angina pectoris-Anfall und beim Herzinfarkt. Biblotheca cardiologica **22**, 1969.
8. Shimosato, S., Shanks, C., Etsten, B. E.: The effects of methoxyflurane and sympathetic-nerve stimulation on myocardial mechanics. Anesthesiology **29**, 538 (1968).
9. — Sugai, N., Etsten, B. E.: The effect of methoxyflurane on the inotropic state of myocardial muscle. Anesthesiology **30**, 506 (1969).
10. Spieckermann, P. G.: Überlebens- und Wiederbelebungszeit des Herzens. Habilitationsschrift, Göttingen 1970.
11. Tomlin, P. J.: Methoxyflurane. Brit. J. Anaesth. **37**, 706 (1965).

# Änderungen des venösen Rückflusses in Halothan- und Cyclopropan-Anaesthesie

Von **W. Dietzel**

Das Herzzeitvolumen (HZV) wird neben der myokardialen Contractilität vor allem von der Höhe des venösen Rückflusses (VR) bestimmt.

Normalerweise entspricht das HZV genau der Blutmenge, die in der Zeiteinheit in das rechte Herz fließt, also dem VR. Nur wenn Blutverschiebungen vom systemischen in den zentralen Kreislauf oder umgekehrt stattfinden, kann für wenige Systolen VR und HZV verschieden sein.

Der VR wird außer vom Blutvolumen vom venösen Gefäßtonus bestimmt. Aufgrund der hohen Capacitance (Capacitance ist definiert als Volumenänderung pro Einheit Druckänderung) des Niederdrucksystems bewirkt eine geringe Druckänderung eine große Volumenänderung.

Durch Zu- oder Abnahme der Kapazität des Niederdrucksystems infolge venöser Constriction oder Dilatation wird das HZV deshalb erheblich verändert. Bisher lagen direkte Messungen des venösen Rückflusses unter der Einwirkung klinisch so bedeutsamer Anaesthetica wie Cyclopropan und Halothan nicht vor.

Im folgenden wird über Experimente berichtet, die an 10 nicht prämedizierten Bastard-Hunden mit einem mittlerem KG von 14,7 kg durchgefühıt wurden.

Als Basisnarkoticum wurde Nembutal (30 mg/kg KG) verabreicht. Die Tiere wurden nach endotrachealer Intubation volumenkonstant mit intermittierendem Überdruck beatmet und zwar mit einem Helium-Sauerstoffgemisch im Verhältnis 1:1. Die Versuchsanordnung zeigt Abbildung 1.

Nach medianer Sternotomie wurden obere und untere Hohlvene mit großlumigen Kunststoffkathetern kanüliert. Auf diese Weise wurde, mit Ausnahme des Coronarvenenblutes, der gesamte VR in einem Reservoir aufgefangen. Vom Boden des Reservoirs wurde das Blut mit einer Pumpe mit konstantem Durchfluß in den rechten Vorhof zurückgebracht. Das extracorporale Kreislaufsystem wurde vorher mit 500 ml frischem, heparinisiertem Blut eines Spenderhundes gefüllt. Wenn ein Gleichgewicht zwischen der Blutmenge, die zum Herzen gepumpt wurde und dem cavalen Rückfluß erreicht war, war der Spiegel im Reservoir gleichbleibend. Pumpvolumen, HZV und cavaler Durchfluß waren dann konstant und identisch. Durch Messungen des hydrostatischen Drucks am Boden des Reservoirs konnten Änderungen des VR kontinuierlich registriert werden. Zusätzlich wurde der VR getrennt, aber gleichzeitig aus der oberen bzw. unteren Hohlvene mit Meßzylinder und Stoppuhr im 2 min-Abstand bestimmt.

Halothan wurde dem $O_2$-Heliumgemisch in einer Konzentration von 1 Vol.-% zugesetzt, Cyclopropan wurde in einer Konzentration von 20% zusammen mit 50% $O_2$ und 30% Helium verabreicht.

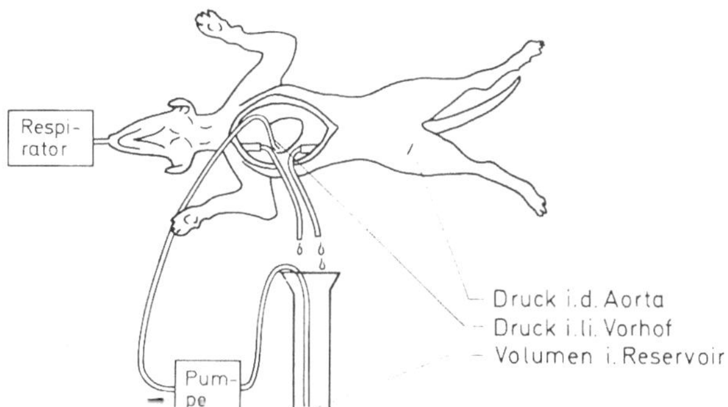


Abb. 1. Versuchsanordnung zur Messung des cavalen venösen Rückflusses

*Ergebnisse :* Abbildung 2 stellt die Änderungen des VR unter Halothan- bzw. Cyclopropaneinwirkung graphisch dar. Es wurden zusätzlich 5 Kontrollversuche unternommen, um das durchschnittliche Blutvolumen, das durch Sickerblutung und durch mögliches spontanes „blood pooling" nicht mehr als VR erschien, zu erfassen.

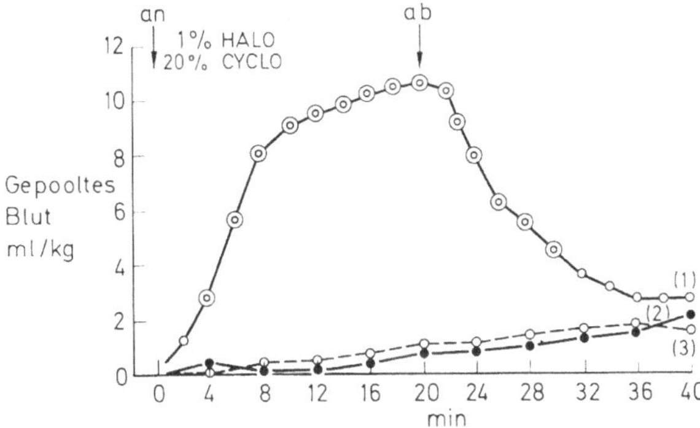


Abb. 2. Höhe des im Organismus gepoolten Blutvolumens unter Halothan(1)- bzw. Cyclopropan(2)-Einwirkung (n = 10) und bei Kontrollversuchen(3) (n = 5). Die eingekreisten Punkte zeigen einen signifikanten Unterschied des gepoolten Blutvolumens im Vergleich zu den Kontrollversuchen an

Es zeigte sich, daß die Abnahme des VR bei Applikation von Cyclopropan im Laufe der Beobachtungszeit von 40 min eng mit dem spontanen Rückgang bei den Kontrolltieren korrelierte. Es fand sich also keine Veränderung des gesamten VR, der auf die Cyclopropanapplikation zurückzuführen gewesen wäre. Im Gegensatz dazu nahm der VR unter der Halothaneinwirkung ab.

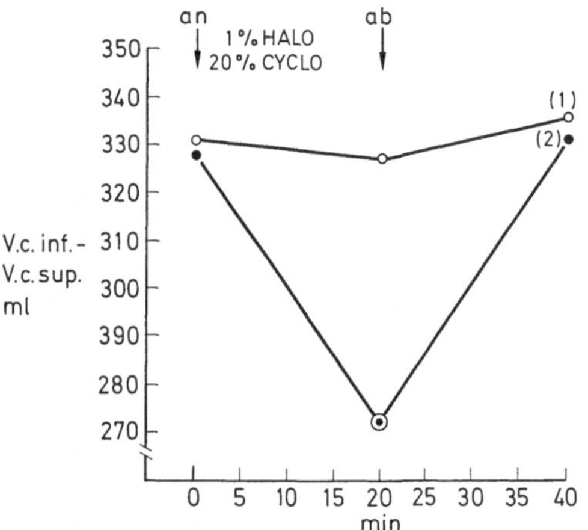


Abb. 3. Flußdifferenz aus unterer und oberer Hohlvene und deren Änderung bei Halothan(1)- bzw. Cyclopropan(2)-Applikation (n = 10). Der eingekreiste Punkt gibt die Signifikanz der Flußdifferenz-Änderung nach Cyclopropan an

Das Volumendefizit im Reservoir, entsprechend dem im Organismus retinierten Blutvolumen war, verglichen zu den Kontrollversuchen, bereits 4 min nach Beginn der Halothanzufuhr signifikant höher. Der Rückgang des VR hielt 12 min lang an. Die Menge des unter Halothaneinwirkung im Versuchstier gepoolten Blutes betrug dann im Mittel 9,1 ml/kg KG. Nach Absetzen des Halothans nahm der VR schnell wieder zu, so daß 12 min danach das Volumen im Reservoir sich von den Kontrollen quantitativ nicht mehr signifikant unterschied.

Der gesamte VR verteilte sich auf die obere Hohlvene mit durchschnittlich 30% und auf die untere Hohlvene mit 70%. Diese Flußverteilung erlitt unter Halothaneinfluß keine signifikante Änderung. Bei den Cyclopropanversuchen nahm der Fluß aus der Cava superior auf Kosten der Cava inferior regelmäßig und statistisch gesichert zu, so daß sich eine Neuverteilung von 34% für die obere Hohlvene und 66% für die untere Hohlvene ergab (s. Abb. 3).

Neben dem VR wurde in der Versuchsperiode gleichzeitig der arterielle Druck in der Aorta abdominalis gemessen (s. Abb. 4). Halothan führte zu einer signifikanten Abnahme des mittleren arteriellen Systemdrucks von 112 auf 93 mmHg. Da das HZV unter den Versuchsbedingungen konstant gehalten wurde, war diese Änderung des arteriellen Mitteldruckes direkter Ausdruck einer Herabsetzung des totalen peripheren Gefäßwiderstandes.

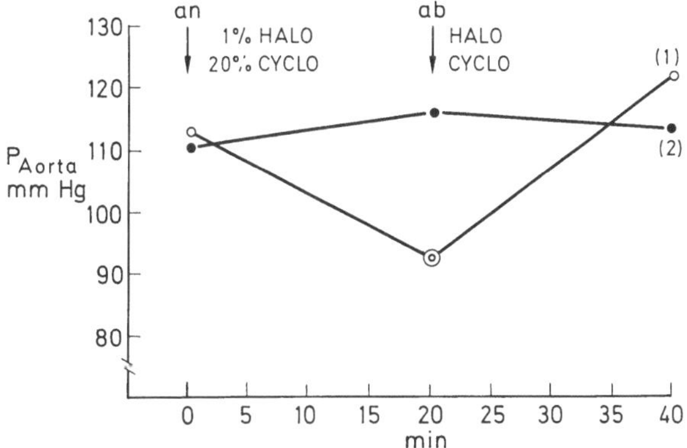


Abb. 4. Verhalten des aortalen Mitteldrucks unter Halothan(1)- bzw. Cyclopropan(2)-Zufuhr (n = 10). Die signifikante Änderung des Druckes unter Halothan ist durch die Einkreisung der Punkte auf der Kurve gekennzeichnet

Cyclopropan änderte den peripheren Widerstand nicht in einer statistisch zu sichernden Weise.

Der Mitteldruck im linken Vorhof stieg sowohl unter Cyclopropan als auch unter Halothan signifikant (s. Abb. 5). Bei konstantem Fluß und konstantem bzw. unter Halothan sogar erniedrigtem peripheren Gefäßwiderstand ist der Druckanstieg im Vorhof als Ausdruck einer myokardialen Contractilitätsminderung durch beide Anaesthetica anzusehen.

Die bei den Untersuchungen festgestellte Herabsetzung des VR durch Halothan wurde durch eine Erhöhung der Capacitance im Niederdrucksystem induziert. Ob dies auf nervalem oder humoralem Weg oder durch direkte Einwirkung des Anaestheticums auf die Gefäßmuskulatur geschah, konnte natürlich mit dieser Untersuchungstechnik nicht differenziert werden. In einer anderen Versuchsserie konnte ein Tonusverlust der *arteriellen* Gefäßmuskulatur als Folge rein lokaler Halothaneinwirkung nachgewiesen werden, sodaß ein gleichsinniges Verhalten der Venenmuskulatur denkbar wäre.

Die Verschiebung der Flußrelation in oberer und unterer Hohlvene durch Cyclopropan kann durch die Untersuchungsergebnisse von PRICE erklärt werden, der einen erhöhten Gefäßwiderstand im Splanchnicusgebiet durch Cyclopropananaesthesie nachweisen konnte. Stabilität des arteriellen Blutdrucks bei klinischer Anwendung von Cyclopropan ist auf einen konstant bleibenden peripheren Gefäßwiderstand und einen unveränderten gesamtvenösen Rückfluß zurückzuführen. Eine verminderte Durchblutung bestimmter Organe zugunsten anderer unter Cyclopropan ist möglich. Fällt der arterielle Druck in Cyclopropananaesthesie ab, so muß dieses Druckverhalten auf eine cyclopropanbedingte Verminderung der Herzmuskel-Contractilität und damit des HZV zurückgeführt werden.

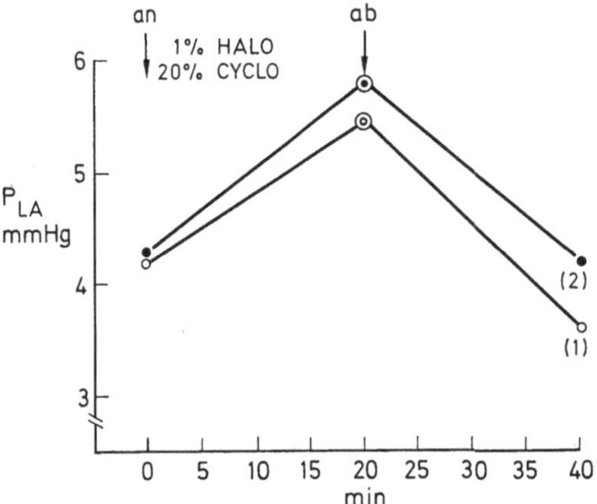


Abb. 5. Verhalten des Druckes im linken Vorhof ($P_{LA}$) unter Halothan(1) und Cyclopropan(2) (n = 10). Die Einkreisung der Punkte bedeutet die Signifikanz des Druckanstieges

Halothan führt über 3 Mechanismen zur Senkung des arteriellen Mitteldruckes: 1. Der gesamtperiphere Widerstand nimmt ab, 2. die myokardiale Contractilität wird herabgesetzt und 3. der VR nimmt infolge einer Zunahme der Capacitance im Niederdrucksystem ab.

Die Bedeutung des halothan-bedingten Rückgangs des VR für eine arterielle Hypotension wird unterstrichen durch die klinische Erfahrungstatsache, daß Patienten mit einer Hypovolämie gegenüber Halothan besonders empfindlich sind. Umgekehrt ist ein Abfall des arteriellen Blutdruckes als Reaktion auf eine Halothanapplikation mit Volumenzufuhr meist schnell und mit anhaltendem Erfolg zu behandeln.

## Literatur

Epstein, R. A., Wang, H. H., Bartelstone, H. J.: The effects of halothane on circulatory reflexes of the dog. Anesthesiology **29**, 867 (1968).

LURIE, A. A.: Anesthesia and the systemic venous circulation. Anesthesiology **24,** 368 (1963).

MORROW, D. H., PIERCE, G. E.: The effect of halothane on systemic venous reactivity. J. Surg. Res. **8**, 115 (1968).

PRICE, H. L., CONNER, E. H., DRIPPS, R. D.: Concerning the increase in central venous and arterial blood pressures during cyclopropane anesthesia in man. Anesthesiology **14**, 1 (1953).

— DEUTSCH, S., COOPERMAN, L. H., CLEMENT, A. J., EPSTEIN, R. M.: Splanchnic circulation during cyclopropane anesthesia in normal man. Anesthesiology **26,** 312 (1965).

GUYTON, A. C.: Circulatory Physiology: Cardiac output and its regulation. Philadelphia: W. B. Saunders 1963.

# Über die Kompensation der barbituratbedingten kardialen Insuffizienz durch Succinylmonocholin

Von **R. Droh, J. Horst** und **T. Kleinschmidt**

Bereits etwa $^1/_2$ min nach Injektion von Succinyldicholin (S-di-ch) zeigen Serumuntersuchungen einen Konzentrationsabfall dieser Substanz durch Verteilung und Abbau auf bis zu 15% der injizierten Substanzmenge [1].

Als erstes Spaltprodukt des enzymatischen und thermischen Abbaues von S-di-ch [2] erscheint im Serum *Succinylmonocholin* (S-m-ch), das seinerseits von der Pseudocholinesterase verzögert [3] und einer spezifischen Leberesterase [4] beschleunigt weiter zu Bernsteinsäure und Cholin abgebaut wird. Diese Hydrolyse des *S-m-ch* läuft wesentlich langsamer ab als die des S-di-ch.

Mit den vorliegenden Tier-Untersuchungen sollte geklärt werden, ob und inwieweit die durch S-di-ch-Injektion im Serum auftretenden S-m-ch-Anteile die *negativ inotrope Herzwirkung* der Barbiturate beeinflussen könnten, wie es vom Succinyldicholin durch eigene Untersuchungen bereits bekannt ist [5 u. 6]. In diesem Zusammenhang war es natürlich auch interessant, nebenbei die Haltbarkeit (Abbaugrad) von Fertigampullen des S-di-ch zu untersuchen.

## Experimenteller Teil

### *Methodik des Herz-Lungen-Präparates [HLP]*

Als Versuchstiere verwandten wir 15 Meerschweinchen beiderlei Geschlechts im Gewicht von 200–280 g, die mit Heu, Grünfutter und Altromin MS ernährt wurden.

Benutzt wurde die Versuchsanordnung von Starling [9] in der Modifikation nach von Bubnoff et al. [10].

Die Narkose zur Präparation der Tiere wurde mit 3,8–7,6 mg Thiopental (Trapanal)/100 g KG intraperitoneal durchgeführt.

Als Perfusionsflüssigkeit für den extracorporalen Kreislauf kamen 20–22 ml Vollblut zur Anwendung, das durch 5000 IE Heparin ungerinnbar gemacht worden war. Die Einflußtemperatur des Blutes betrug unmittelbar vor dem Herzen 36–37° C. Die Wirkstoffe wurden in 0,9 % NaCl gelöst und in das venöse Vorratsgefäß zugegeben (S–m–ch: Einzeldosis 5 mg in der Konzentration 20 mg/ml; Thiopental: Einzeldosis 1,75 mg in der Konzentration 5 mg/ml).

Die Beatmung erfolgte als intermittierende Überdruckbeatmung (Elektromotor mit nachgekoppelter durchbohrter Welle, Reduzier-, Ein- und Auslaßventil) über eine Trachealkanüle mit 95% $O_2$ und 5% $CO_2$ (Carbogen).

*Registriert wurden:*

a) der Aortendruck blutig in mmHg (physiologischer Durchschnittswert bei 50 mmHg),

b) das Herzminutenvolumen blutig in ml (elektronischer Tropfenzähler mit nachgekoppeltem Ordinatenschreiber nach FLEISCH), und

c) die Herzfrequenz wurde ausgezählt.

Weitere Einzelheiten zur Versuchsanordnung und Präparation der Tiere wurden in früheren Untersuchungen bereits ausführlich beschrieben [5 u. 6].

*Chromatographie*

Das S-di-ch wurde chromatographisch im Dünnschichtverfahren auf DC-Fertigplatten Cellulose ohne Fluoreszenzindikator der Firma Merck, Darmstadt, geprüft.

Hierbei wurden folgende S-di-ch-Präparate untersucht:

1. Trocken-Substanz unmittelbar nach der Auflösung in Kochsalzlösung,
2. 2%ige Lösung bei pH 4 und + 4° C unter Lichtabschluß 50 Tage aufbewahrt,
3. 2%ige Lösung bei pH 4 und + 22° C unter Lichtabschluß 50 Tage aufbewahrt.

Als Referenz wurden Cholin und S-m-ch verwendet.

Fließmittel: n-Butanol – Wasser – Eisessig (66 + 17 + 17). Sprühreagenz: Kaliumjodoplatinat [gleiche Teile 0,3%ige Hexachloroplatin(IV)-säure und 6%ige Kaliumjodidlösung]. S-di-ch gibt sofort eine blauschwarze, Cholin und S-m-ch nach wenigen Minuten eine blaue Färbung.

## Ergebnisse

Die handelsübliche in Ampullen abgefüllte S-di-ch-Trockensubstanz enthielt bei diesen chromatographischen Untersuchungen weniger als 1% Cholin und S-m-ch. *In* Lösung trat langsam eine Verseifung des S-di-ch ein, die durch Kühllagerung unter Lichtabschluß verzögert werden konnte. So enthielt eine bei + 22° C aufbewahrte S-di-ch-Lösung nach 50 Tagen etwa 5% Verseifungsprodukte. Die gleiche Lösung bei + 4° C gelagert enthielt dagegen nur etwa 2% Verseifungsprodukte.

Eine einmalige Injektion von 1,75 mg Thiopental führt (Abb. 1) im HLP zu einer stetig voranschreitenden Herzinsuffizienz (Abfall von Blutdruck Minutenvolumen und Schlagfrequenz). Die Zugabe von weiteren 1,75 mg Thiopental, z. B. nach 15–20 min bewirkt ein akutes Herzversagen des HLP.

Die Verschlechterung der Herzleistung nach Gabe von 1,75 mg Thiopental konnte durch die Zugabe von durchschnittlich 5 mg S-m-ch in einem Zeitintervall bis zu 30 sec nach der Thiopentalverabreichung vollständig abgefangen werden (Abb. 2). Der Ausgangswert der Schlagfrequenz konnte nicht mehr erreicht werden, jedoch war ihre Verminderung im Verhältnis zur Thiopentalgabe ohne S-m-ch-Zusatz geringer. Die maximale Verträglichkeit von S-m-ch verringerte sich nach Barbituratgabe auf 1,0–1,9 mg/ml (ohne Barbiturat 2,6–3,2 mg/ml) [5].

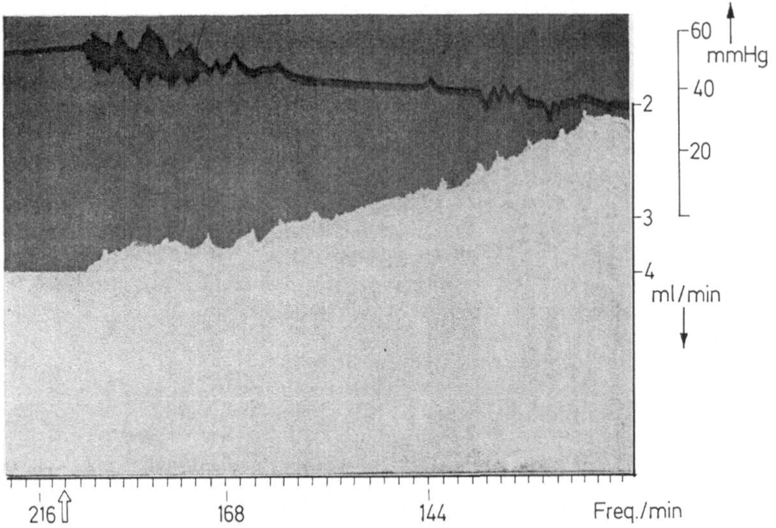


Abb. 1. Stetig voranschreitende Herzinsuffizienz nach 1,75 mg Thiopentalgabe bei Pfeil (s. Text). Oben: Aortendruck in mmHg, Mitte: Herzminutenvolumen in ml, Abszisse: Zeitmarkierung in min

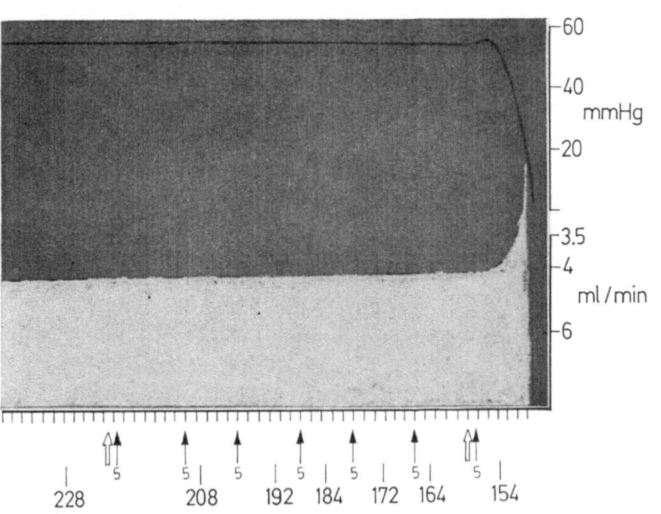


Abb. 2. Verabreichung von S-m-ch, etwa 10 sec nach Thiopentalgabe – Pfeil 1 – verhindert das Auftreten einer Herzinsuffizienz. Der negativ inotrope Effekt einer erneuten Barbituratgabe – Pfeil 8 – kann nach insgesamt 30 mg S-m-ch nicht mehr abgefangen werden

Eine zweite Thiopentalgabe (1,75 mg) nach Verabreichung von durchschnittlich insgesamt 30 mg S-m-ch wurde auch nicht mehr kompensiert und akutes Herzversagen war die Folge.

## Diskussion

S-m-ch kompensiert also wie S-di-ch die negativ inotrope Barbituratwirkung am isolierten Herzen des Meerschweinchens. Eine zweite Barbituratgabe läßt sich damit aber nicht mehr abfangen, wenn zuvor größere Mengen (1,0–1,9 mg/ml) S-m-ch verabreicht wurden.

Wie schon früher berichtet [5], zeigen Einzeldosen von 5–10 mg S-m-ch am HLP bis zu einer Gesamtdosis von etwa 70 mg (2,5 mg/ml Perfusionsflüssigkeit) einen schwach positiv inotropen Effekt, und erst höhere Dosen von S-m-ch wirken toxisch und führen dann sehr rasch zum Eintritt einer akuten Herzinsuffizienz. Thiobarbiturate setzen nach den hier vorgelegten Untersuchungen die toxische Dosis des S-m-ch um etwa 50% herab.

Die Erklärung für die Behebung der barbituratbedingten Herzinsuffizienz durch S-m-ch (wie auch durch S-di-ch in nur sehr viel ausgeprägterem Maße) wäre in einem entgegengesetzten Wirkungsmechanismus des Succinylcholins zu den Barbituraten an den Zellmembranen zu suchen. Wenn angenommen wird, daß die Barbiturate an den Zellmembranen die Kalium-Natrium-Fluxe erschweren und damit eine Depolarisation und Repolarisation der Membran beeinträchtigen oder gar unmöglich machen, müßten die Succinylcholine aufgrund ihrer depolarisierenden Wirkung einen gewissen antagonistischen Effekt zu den Barbituraten an der Membran ausüben und so die Natrium-Kalium-Fluxe in Gang halten.

Als Zeitpunkt, zu dem sich diese Vorgänge am Herzen abspielen könnten, käme die späte Phase der Repolarisation in Frage, in der der Herzmuskel besonders empfindlich gegenüber physikalischer oder chemischer Hemmung des Stoffwechsels und des aktiven Na-K-Transportes ist [11].

## Schlußfolgerungen

Succinylcholin (sowohl das S-di-ch als auch des S-m-ch) wirkt am HLP des Meerschweinchens dem direkten kardial dekompensierenden Effekt der Barbiturate entgegen und übernimmt dabei unter Berücksichtigung des Treppenphänomens eine Schutzfunktion, wie umgekehrt die Barbiturate Herzaffektionen (Arrhythmie, Asystolie etc.) durch Succinylcholin (S-di-ch und S-m-ch) verändern können. Die Veränderung der Kardiotoxität von S-m-ch durch vorherige Barbituratgabe dürfte bei klinischer Dosierung zu vernachlässigen sein, da es sich bei den Versuchen am HLP des Meerschweinchens um relativ extrem hohe S-m-ch Dosen handelt, die beim Menschen selbst beim Dauertropf nicht zur Anwendung kommen.

Im Vergleich zu den S-m-ch-Mengen, die im Serum durch Verseifung von S-di-ch entstehen, sind die S-m-ch-Anteile, die sich nach längerer Lagerung bei Zimmertemperatur bilden, wie wir gesehen haben, gering. Dennoch sollte eine Verwendung nicht kühl gelagerter S-di-ch Substanzen vermieden werden, da diese nach 1–2 Monate Lagerung bei Zimmertemperatur doch eine etwa 5%ige Verseifung zu S-m-ch und Cholin und bei Lagerungszeiten von etwa einem Jahr bei Zimmertemperatur bei einem pH von 3,5 schon eine Hydrolisation von etwa 20% [7, 8] aufweisen.

## Zusammenfassung

1. Ebenso wie durch Succinyldicholin wird durch Succinylmonocholin die negativ inotrope Wirkung von Thiopental auf das isolierte Herz des Herz-Lungen-Präparates des Meerschweinchens abgefangen.

2. Die für das isolierte Herz toxisch wirkende Succinylmonocholindosis wird durch Thiopental um etwa 50% herabgesetzt.

(In der Klinik kommen allerdings normalerweise nur Succinylcholindosen zur Anwendung, die im Plasma S-m-ch-Konzentrationen erwarten lassen, die bei weitem unterhalb der toxischen Dosis und damit im kompensatorischen Bereich liegen.)

3. Gelöstes Succinylbischolin verseift in etwa 2 Monaten unter Zimmertemperatur und Lichtabschluß gelagert bis zu 5%.

## Literatur

1. Kvisselgard, N., Moya, F.: Estimation of succinylcholine blood levels. Acta anaesth. scand. **5**, 1 (1961).
2. Pilz, W., Hörlein, H.: Untersuchungen über Fermente des menschlichen Blutes. X. Beitrag zur Kenntnis der Succinylcholinspaltung und deren möglicher Zusammenhang mit atypischen Serumesterasen. Hoppe-Seylers Z. physiol. Chem. **339**, 157 (1964).
3. Whittaker, V. P.: Specifity, mode of action and distribution of cholinesterases. Physiol. Rev. **3**, 312 (1951).
4. Greenway, R. M., Quastet, J. H.: Hydrolysis of succinylmonocholine by a liveresterase. Proc. Soc. exp. Biol. (N. Y.) **90**, 72 (1955).
5. Droh, R., Horst, J., Kuhn, F.: Die Wirkung von Succinylbischolin und Succinylmonocholin auf das isolierte Herz. Anaesthesist **16**, 71 (1967).
6. — — Der Einfluß von Succinylbischolin (Suxamethonium) auf die Herzinsuffizienz nach Barbituraten (Thiopental und Hexobarbitalnatrium). Anaesthesist **17**, 301 (1968).
7. Jordan, W. S.: Succinylmonocholine, its inadvertent administration. Anesth. Analg. Curr. Res. **45**, 843 (1966).

8. Earles, M. P.: Stability of injection of succinylcholine chloride. J. Pharm. Pharmacol. **6**, 773 (1954).
9. Starling, E. H.: Handbuch der biologischen Arbeitsmethoden. Berlin und Wien 1923.
10. Bubnoff, M. v., Krieg, J., Amiri, H.: Über die Wirkung von K-Strophanthin am Herz-Lungen-Präparat der Ratte und des Meerschweinchens. Naunyn-Schmiedeberg's Arch. exp. Path. Pharmak. **227**, 111 (1955).
11. Holland, R., Klein, L., Briggs, A. H.: Molekulare Pharmakologie. Stuttgart: Georg Thieme 1967.

# Kreislaufwirkungen einer Neuroleptanalgesie mit Piritramid (Dipidolor) bei herzchirurgischen Eingriffen

Von **G. Hempelmann** und **G. Karliczek**

## Einleitung

Das synthetische Morphinderivat Piritramid (Dipidolor, Janssen) wurde als Analgeticum bei herzchirurgischen Eingriffen in Neuroleptanalgesie an Stelle von Fentanyl eingesetzt.

Tierexperimentelle Befunde von KETTLER u. Mitarb. [4, 5] und eigene frühere Untersuchungen über Kombinationsnarkosen mit Piritramid [1, 2] veranlaßten uns, das wegen seiner nur flüchtigen Beeinträchtigung der Inotropie bei relativ geringem Sauerstoffverbrauch des Herzens und des Gesamtorganismus vorteilhafte Morphinderivat bei kardial vorgeschädigten Patienten auf seine Kreislaufwirkung hin zu untersuchen. Die von SPIECKERMANN u. Mitarb. [6] experimentell gefundene günstige Wiederbelebungszeit t-ATP ließ es weiterhin für kardiochirurgische Eingriffe mit vorübergehendem Herzstillstand geeignet erscheinen.

## Patientengut und Methodik

Bei den von uns untersuchten 10 Patienten (5 mit Mitralstenose, 2 mit kombinierten Mitralklappenvitien, 2 mit Aortenklappenvitien und 1 mit Vorhofseptumdefekt) im Alter von 20–52 Jahren ($\bar{x}$ = 38,2 Jahre) und mit einer Körperoberfläche von im Mittel 1,69 m² bestimmten wir am Tag vor der Operation, 30 min nach der Prämedikation, in den ersten 10 min der Narkoseeinleitung im Abstand von je 1 min und postoperativ den Blutdruck (RR), die Herzfrequenz (HF) und das Herzzeitvolumen (HZV; Kälteverdünnungsmethode). Weitere Parameter wie Herzindex (CI), Schlagvolumen (SV) und peripherer Kreislaufwiderstand (TPR) wurden errechnet. Mit radioaktivem Chrom-51 (Volēmetron-Gerät) wurden prä- und postoperativ Blutvolumen (BV), Erythrocytenvolumen (EV) und Plasmavolumen (PV) bestimmt.

Die Prämedikation der Patienten erfolgte mit einem Suppositorium Dimenhydrinat (Vomex A) sowie 15 mg Piritramid und 0,5 mg Atropin intramuskulär. Eingeleitet wurde die Narkose intravenös mit 0,15 mg/kg Dehydrobenzperidol und 0,1 mg/kg Piritramid. Über eine Maske wurden gleichzeitig Lachgas und Sauerstoff im Verhältnis 3:1 eingeatmet, und bei zunehmender Atemdepression erfolgte assistierte Beatmung. Erst nach Abschluß der Kreislaufuntersuchungen relaxierten und intubierten wir die Patienten. Unter der Operation wurden sie mit einem Engström-Respirator (60% Lachgas, 40% Sauerstoff) beatmet. Durch weitere Einzeldosen von Piritramid (Gesamtdosis bis zu 30 mg intravenös) wurde für eine ausreichende Analgesie gesorgt.

## Ergebnisse

Die Abbildung 1 zeigt die Veränderungen von Blutdruck, Herzfrequenz und Herzzeitvolumen. 30 min nach der Prämedikation war der systolische Druck unverändert, während der diastolische gering angestiegen

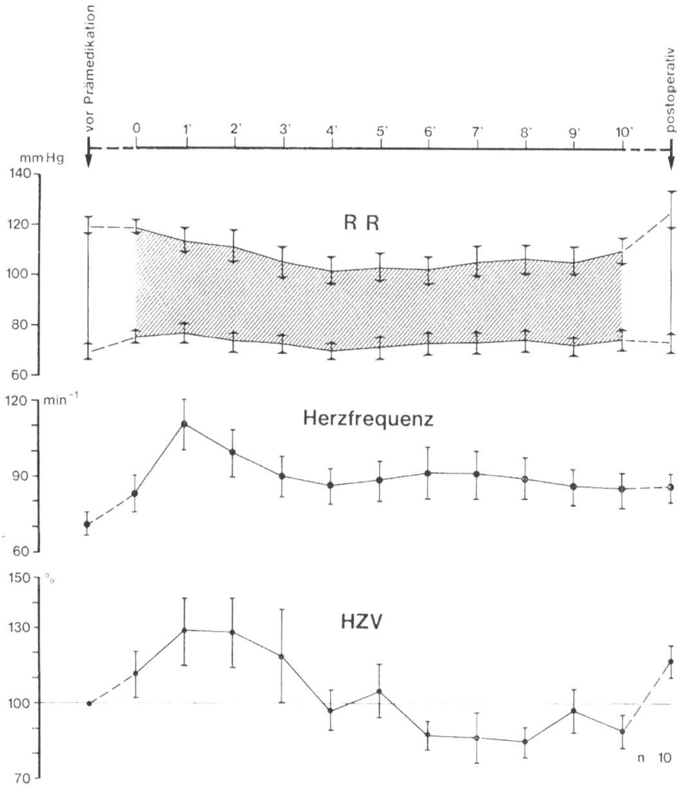


Abb. 1. Blutdruck (RR), Herzfrequenz und Herzzeitvolumen (HZV) vor, während und nach einer Neuroleptanalgesie mit Piritramid bei 10 herzchirurgischen Eingriffen (Mittelwert ± Standardabweichung des Mittelwertes)

war. Die Herzfrequenz erhöhte sich von 71/min auf 83/min, und das Herzzeitvolumen war um 11,6% angestiegen. Bis zur 6. Minute nach Narkosebeginn fiel der Blutdruck von im Mittel 118,5/76 mmHg auf 101/73 mmHg und war nach der 10. Minute wieder bei 109/74 mmHg. Die postoperativen Werte lagen mit 125/73 mmHg über dem Ausgangswert. Die Herzfrequenz

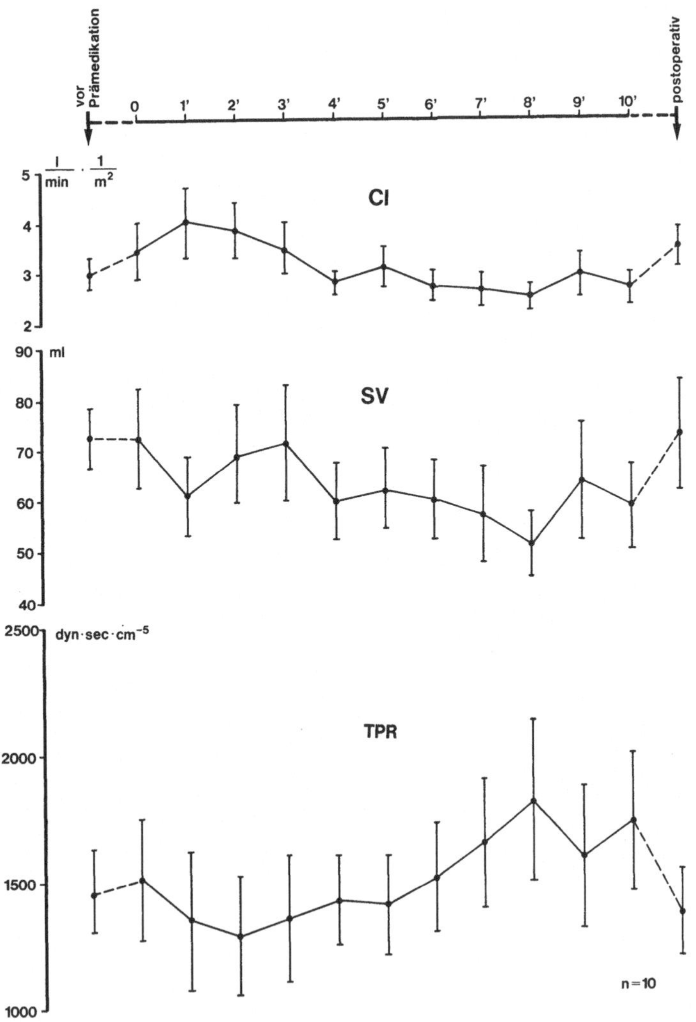


Abb. 2. Herzindex (CI), Schlagvolumen (SV) und peripherer Kreislaufwiderstand (TPR), vor, während und nach einer Neuroleptanalgesie mit Piritramid bei 10 herzchirurgischen Eingriffen (Mittelwert ± Standardabweichung des Mittelwertes)

stieg in der ersten Minute nach Narkosebeginn auf 110/min, um dann sukzessiv auf Werte um 85/min abzufallen; postoperativ fand sich ebenfalls ein Mittelwert von 85/min. Einer initialen Zunahme des HZV in der ersten Minute um 29% folgte eine langsame Abnahme bis zu —16% in der 8. Minute nach Narkosebeginn. Postoperativ lag das Herzzeitvolumen 16% über dem Ausgangswert.

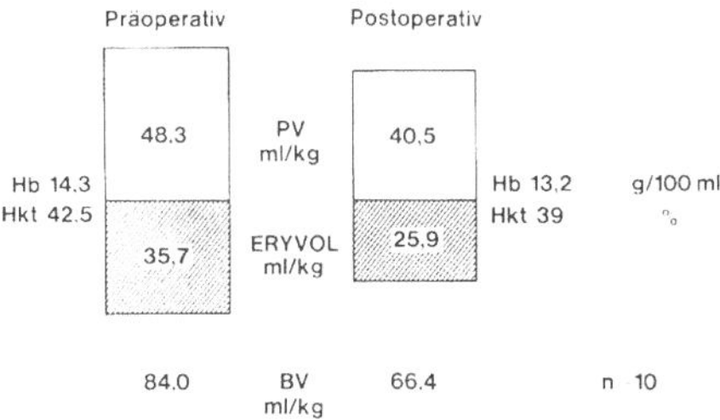


Abb. 3. Blutvolumen (BV), Plasmavolumen (PV), Erythrocytenvolumen (Ery. vol.), Hämoglobingehalt (Hb) und Hämatokrit (Hkt) vor und nach einer Neuroleptanalgesie mit Piritramid bei 10 herzchirurgischen Eingriffen (Mittelwerte)

Die mit dem in der thorakalen Aorta liegenden Thermistor gemessene Körpertemperatur lag am Tag vor der Operation und 30 min nach der Prämedikation mit 37,0° C im Normbereich; postoperativ fanden wir einen Mittelwert von 37,3 °C.

Abbildung 2 zeigt das Verhalten von Herzindex, Schlagvolumen und peripherem Widerstand. Der Herzindex mit 3,0 l/m² am Tag vor der Operation stieg 30 min nach der Prämedikation auf 3,45 l/m² Körperoberfläche an. Der Minimalwert während der Narkoseeinleitung war in der 8. Minute mit 2,49 l/m² KO erreicht. Der postoperative Wert entsprach dem Ausgangswert.

Die nach der Prämedikation aufgetretene HZV bzw. Herzindexsteigerung ist möglicherweise durch eine Atropinbedingte Frequenzzunahme bei unverändertem Schlagvolumen zu erklären.

Unter der Narkoseeinleitung kam es zu einer deutlichen Schlagvolumenverminderung, die parallel zur HZV- Abnahme verlief, während der periphere Widerstand sich reziprok verhielt.

Mit Chrom$^{51}$ haben wir präoperativ ein Blutvolumen von 84,0 ml/kg gemessen (Abb. 3) (Plasmavolumen 48,3 ml/kg; Erythrozytenvolumen 35,7 ml/kg; Hb 14,3 g%; Hkt 42,5%). Nach der Operation fanden sich im Mittel folgende Werte: Blutvolumen 66,4 ml/kg; Plasmavolumen 40,5 ml/kg; Erythrocytenvolumen 25,9 ml/kg; Hb 13,2 g% und Hkt 39%.

Eine Prämedikation mit Piritramid in der angegebenen Dosierung hat keinen negativen Einfluß auf die Hämodynamik. Wie wir in früheren Untersuchungen zeigen konnten, ist ein atemdepressorischer Effekt erst ab

30 mg i.m. klinisch relevant [3]. Die negative Beeinträchtigung der Inotropie unter dei Narkose ist auch beim Menschen kurzfristig und nur in den ersten 6–8 min nach Narkosebeginn deutlich. Unter der Operation fanden wir systolisch und diastolisch gering erhöhte Blutdruckwerte. Die Defibrillation nach induziertem Kammerflimmern in extracorporaler Zirkulation war in keinem Fall problematisch.

## Zusammenfassung

Aufgrund der stabilen hämodynamischen Verhältnisse mit nur flüchtiger Beeinträchtigung der Inotropie bei relativ geringem Sauerstoffverbrauch des Herzens [4, 5] und der günstigen Wiederbelebungszeit t-ATP [6] setzen wir Piritramid bevorzugt bei Herzoperation, besonders bei Eingriffen zur Revaskularisation des Myokards ein. Piritramid hat nach unseren Erfahrungen nicht nur als postoperatives Analgeticum, sondern sowohl bei der Prämedikation als auch als Bestandteil einer Neuroleptanalgesie anstelle von Fentanyl seine Bedeutung.

## Literatur

1. Hempelmann, G., Kettler, D., Holzhäuser, H., Hempelmann, W., Hensel, I., Karliczek, G., Kirchner, E.: Kombination von Piritramid und $N_2O$ – ein neues Narkoseverfahren. Teil II: Untersuchungen am Menschen. Z. prakt. Anästh. Wiederbeleb. **5**, 339 (1971).
2. — — — — — — — — Kombinationsnarkose mit Piritramid (Dipidolor) am Menschen. Internationales Symposion über die postoperative Schmerzbekämpfung und 5. Bremer Neuroleptanalgesie-Symposion, 21.–23. 5., Bremen 1971. In: Neuroleptanalgesie, Bd. II, S. 209, Schattauer, Stuttgart (1972).
3. Karliczek, G., Hempelmann, G., Kirchner, E.: Piritramid zur Prämedikation bei herzchirurgischen Eingriffen. Internationales Symposion über die postoperative Schmerzbekämpfung und 5. Bremer Neuroleptanalgesie-Symposion, 21.–23. 5., Bremen 1971. In: Neuroleptanalgesie, Bd. II, S. 203, Schattauer, Stuttgart (1972).
4. Kettler, D., Cott, L., Hensel, I., Spieckermann, P. G., Eberlein, H. J., Bretschneider, J. H.: Narkosebedingte Veränderungen hämodynamischer Parameter, die den Sauerstoffverbrauch und die Überlebens- und Wiederbelebungszeit des Herzens beeinflussen. III. Congressus Anaesthesiologicus Europaeus, 31. 8.–4. 9., Prag 1970.
5. — — — Martel, J., Bretschneider, H. J.: Kombination von Dipiritramide und $N_2O$, ein neues Narkoseverfahren zur Untersuchung von Herz- und Kreislauffunktionen am Hund. 38. Tagung der Deutschen Physiologischen Gesellschaft, 29. 9.–2. 10, Erlangen 1970.
6. Spieckermann, P. G., Braun, U., Hellberg, K., Kettler, D., Lohr, B., Nordeck, E., Bretschneider, H. J.: Überlebens- und Wiederbelebungszeit des Herzens während verschiedener Narkosen: Stoffwechsel der energiereichen Phosphate im normothermen ischämischen Myokard. III. Congressus Anaesthesiologicus Europaeus, 31. 8.–4. 9., Prag 1970.

# Tierexperimentelle und klinische Untersuchungen über die hämodynamische Reaktion bei Anwendung von Ketamin

Von **K. Peter, H. Lutz** und **R. Klose**

Die Einleitung einer Narkose stellt für den Patienten eine der kritischen Phasen dar [3]. Die Wirkung der in dieser Zeit angewendeten Medikamente beeinflußt entscheidend das Narkose-Risiko. Im Idealfall sind Einschlafen und Analgesie ohne Beeinflussung der Vitalfunktionen, insbesondere des Herz-Kreislaufsystems, anzustreben. Spezielle Bedeutung gewinnt diese Forderung bei ausgesprochenen Risikofällen, z. B. für Patienten im hämorrhagischen und traumatischen Schock [9]. Hier kann eine durch das Einleitungsnarkoticum bewirkte Hypotension deletäre Folgen haben.

Neben den bisher bekannten Möglichkeiten, diese für den Patienten kritische Phase erfolgreich zu überwinden [4], kommt der Anwendung von Ketamin immer mehr Bedeutung zu, insbesondere nachdem man heute durch Kombination mit anderen Narkotica die negativen psychischen Erscheinungen vermeiden kann, die bei der Anwendung dieser Substanz als Mononarkoticum bekannt wurden [6].

In klinischen Versuchen wird bei Anwendung von Ketamin immer wieder die Frequenzsteigerung um 20 und mehr Prozent über den Ausgangswert nach intravenöser Injektion beschrieben [1, 5, 8, 11, 12, 13]. Auch der damit einhergehende Blutdruckanstieg sowie die Erhöhung des Herzminutenvolumens wird beim Menschen sehr häufig beobachtet [5, 7, 12, 13]. Dabei kann das Schlagvolumen erhöht sein [5, 13] oder auch, wie andere Untersuchungen gezeigt haben, unbeeinflußt bleiben [13]. Diese gegenüber anderen Narkotica gegenteiligen Reaktionen prädestinieren Ketamin auf den ersten Blick als Einleitungsnarkoticum bei der Risikonarkose. In einer statistisch geplanten Vergleichsuntersuchung haben wir vor einiger Zeit die Wirkung von Ketanest mit derjenigen eines Barbituratsäurepräparates (Trapanal) anhand bestimmter Parameter während und kurz nach Narkoseeinleitung bei Patienten im hämorrhagischen und ausgeprägten traumatischen Schock verglichen. Diese Untersuchung wurde bereits publiziert [9], ich darf deshalb nur kurz die Ergebnisse demonstrieren. Die arteriellen Blutdruckwerte blieben in den ersten 4 min konstant und stiegen dann an, um 10 min post injektionem einen Höhepunkt zu erreichen (Abb. 1). Der maximale Anstieg betrug rund 18% des Ausgangswertes. Die Blutdruckwerte der mit dem Barbiturat eingeleiteten Patienten blieben in den ersten beiden Minuten konstant, in der 3. und 4. Minute fiel der Blutdruck ab, erreichte nach 5 min im allgemeinen seinen niedrigsten Wert und stieg dann langsam wieder an (Abb. 2). Im Ketanest-Kollektiv lag die Herzfrequenz nach 5 min höher als nach Barbiturat-Einleitung, dabei waren die Unterschiede zwischen den beiden Kollektiven nur innerhalb der ersten 10 min auf einer Signifikanzstufe von $P < 0{,}01$ zu sichern (Abb. 3).

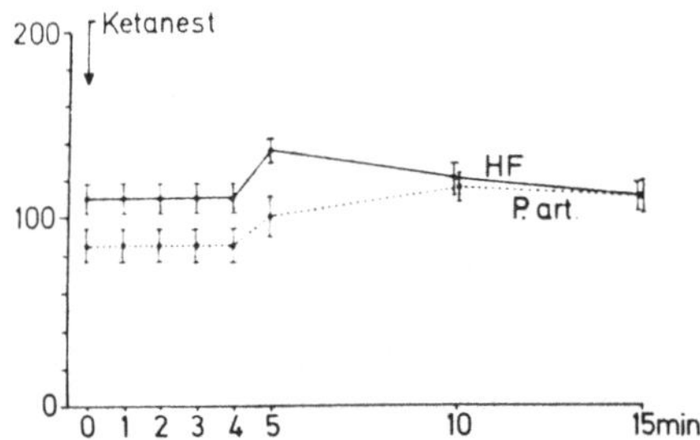


Abb. 1. Verhalten des arteriellen Blutdruckes (P. art.) und der Herzfrequenz (HF) nach i.v. Injektion von 1 mg/kg KG Ketanest bei Patienten im Schock

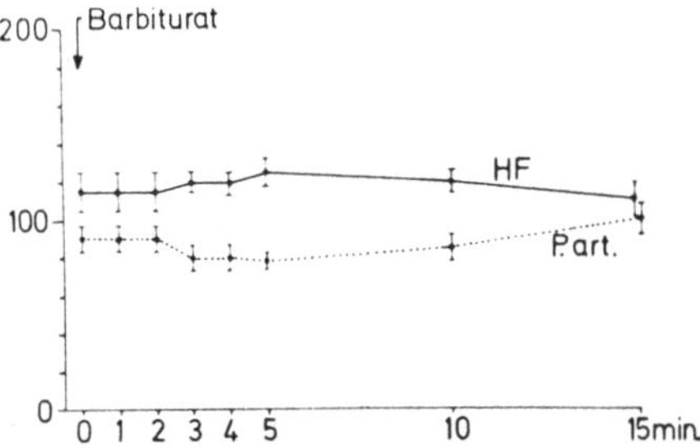


Abb. 2. Verhalten des arteriellen Blutdruckes (P. art) und der Herzfrequenz (HF) nach i.v. Injektion von 1,5 mg/kg KG Barbiturat bei Patienten im Schock

Führender Parameter bei diesen Untersuchungen war der arterielle Blutdruck. Es liegt auf der Hand, daß hiermit allein unsere These von der Anwendbarkeit von Ketamin bei Schockpatienten nicht gestützt werden kann. Auch die übrigen bislang vorliegenden Untersuchungsergebnisse aus Tierexperimenten und Versuchen am Herz-Lungen-Präparat lassen keine sichere Aussage zu. Wir haben deshalb versucht, in einer speziellen Versuchsanordnung an Hunden die Kreislaufwirkung von Ketamin in der Einleitungsphase aufzuklären. Insbesondere kam es uns darauf an, Aufschlüsse über das Verhalten des Herzminutenvolumens zu bekommen.

| Zeit in Minuten | | 0 | 1 | 2 | 3 | 4 | 5 | 10 | 15 |
|---|---|---|---|---|---|---|---|---|---|
| P. art. | Ketanest | 85 ± 9 | 85 ± 9 | 85 ± 9 | 85 ± 9 | 85 ± 9 | 100 ± 11 | 115 ± 8 | 110 ± 9 |
| | Barbiturat | 90 ± 7 | 90 ± 7 | 90 ± 7 | 80 ± 7 | 80 ± 7 | 78 ± 4 | 85 ± 7 | 100 ± 8 |
| HF | Ketanest | 110 ± 8 | 110 ± 8 | 110 ± 8 | 110 ± 8 | 110 ± 8 | 135 ± 6 | 120 ± 9 | 110 ± 8 |
| | Barbiturat | 115 ± 11 | 115 ± 11 | 115 ± 11 | 120 ± 5 | 120 ± 5 | 125 ± 7 | 120 ± 6 | 110 ± 9 |

Abb. 3. Verlauf von arteriellem Druck (P. art) und Herzfrequenz (HF) bei Narkoseeinleitung von Schockpatienten mit Ketanest und Barbiturat (Mittelwerte von 83 Patienten)

Methodisch gingen wir folgendermaßen vor:

Einige Tage vor Versuchsbeginn narkotisierten wir Bastardhunde. Unter endotrachealer Beatmung wurde eine linksseitige Thorakotomie durchgeführt. Zur Messung der Durchblutung implantierten wir entsprechend dimensionierte elektromagnetische Durchflußsonden (IVM = In Vivo Metric Systems, Los Angeles) am Ramus circumflexus der Arteria coronaria sinistra sowie am Anfangsteil der Aorta (Abb. 4).

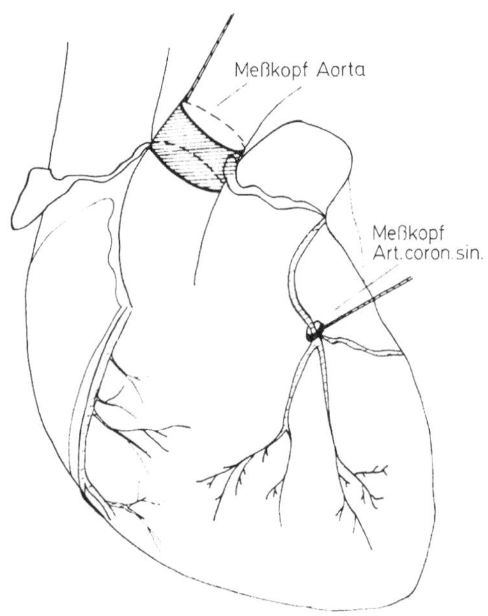


Abb. 4. Anordnung der elektromagnetischen Durchflußsonden zur Bestimmung des Aortenflusses sowie Coronarflusses

Zur Bestimmung des arteriellen Blutdruckes mit elektromagnetischen Druckwandlern wurde ein PVC-Katheter über die Arteria femoralis bis in Zwerchfellhöhe in die Aorta vorgeschoben, intravenöse Injektionen und Infusionen applizierten wir über einen in die Vena femoralis eingebrachten Katheter.

Ein elektronischer Frequenzintegrator, der von der Aortendruckamplitude angesteuert wurde, ermöglichte uns die fortlaufende Registrierung der Herzfrequenz. Blutstromgeschwindigkeit, Blutdruck und Herzfrequenz registrierten wir simultan auf einem Direktschreiber (Schwarzer).

Zur Bestimmung der arterio-coronarvenösen Sauerstoffsättigungsdifferenz implantierten wir nach dem Prinzip von RAYFORD, HUVOS u. GREGG einen Kunststoffkatheter in den Sinus coronarius. Diesen Katheter führten wir dann zwischen den Schulterblättern durch die Brustwand nach außen und fixierten das Katheterende an der Haut. Die übrigen freien Katheterenden wurden subcutan durch einen Hauttunnel über den Rücken der Tiere ebenfalls in Höhe der Schulterblätter nach außen geführt und dort fixiert (Abb. 5).

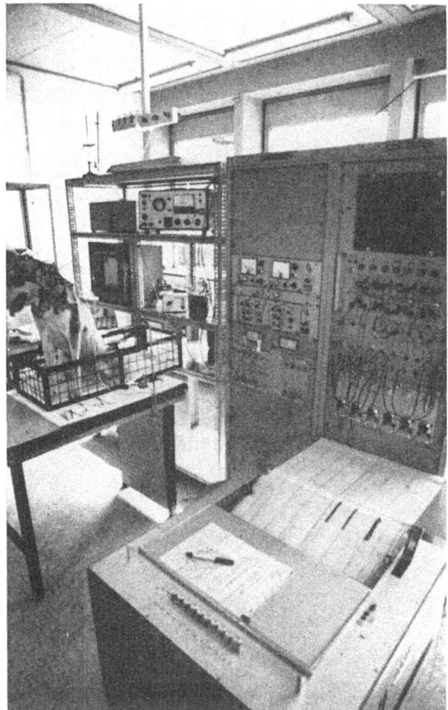

Abb. 5. Versuchsanordnung zur Bestimmung verschiedener Kreislaufparameter bei wachen Hunden

Den mittleren und peripheren Gefäßwiderstand errechneten wir als Quotienten aus arteriellem Mitteldruck und coronarem bzw. aortalem Stromvolumen. Die Ausgangswerte der ruhenden trainierten Tiere dienten als Kontrolle.

Ketamin injizierten wir den wachen Tieren in der handelsüblichen Zubereitung in Dosierungen von 2,5; 4,0; 12,5 sowie 25 mg/kg KG. Es ergaben sich im Untersuchungskollektiv, das mit 12,5 mg/kg KG intravenös eingeleitet worden ist, folgende Ergebnisse. Der mittlere Aortenmitteldruck steigt von 91 mmHg in der ersten Minute bereits auf 120 mmHg an.

In den nächsten Minuten erfolgt ein geringer Abfall auf Werte zwischen 110–117 mmHg. Im weiteren Beobachtungszeitraum wird dann ein nahezu konstanter Verlauf registriert. Die Blutdruckamplitude, die anfangs im Mittel 50 mm Quecksilbersäule beträgt, wird in den ersten 10 min kleiner und erreicht danach wieder den Ausgangswert (Abb. 6).

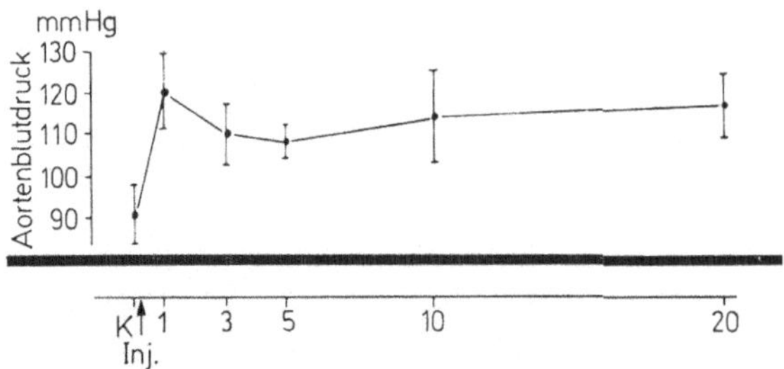


Abb. 6. Verlauf des Aortenmitteldruckes bei Injektion (i.v.) von 12,5 mg/kg KG bei wachen Hunden

Die Herzfrequenz erhöht sich in der ersten Minute bereits auf Maximalwerte von 143 gegenüber der mittleren Ausgangsfrequenz von 89 in der Minute. Nach 20 Minuten ist die Frequenz, mit 136/min noch immer nahezu unverändert erhöht (Abb. 7).

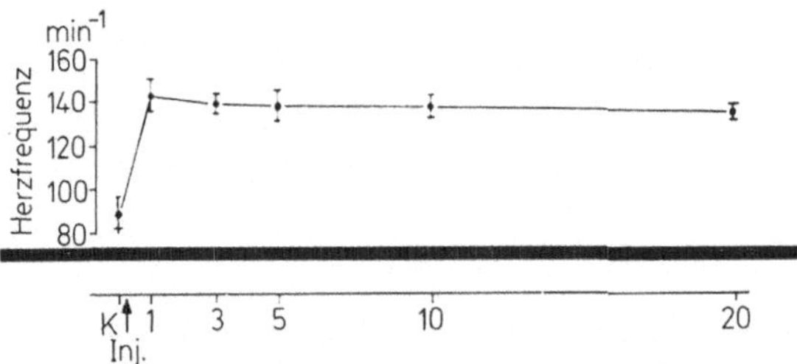


Abb. 7. Verlauf der Herzfrequenz bei Injektion (i.v.) von 12,5 mg/kg KG Ketanest bei wachen Hunden

Das Herzminutenvolumen verringert sich in der ersten Minute um 10% und bleibt in der folgenden Zeit nahezu konstant (Abb. 8). Das Schlagvolumen fällt unmittelbar nach Injektion um 40% auf 60% des Ausgangswertes ab und bleibt bei nur geringer Abweichung bis zum Ende der Messungen auf dem niedrigen Wert (Abb. 9).

Der periphere Gefäßwiderstand, zu Versuchsbeginn gleich 100% gesetzt, erhöht sich bereits maximal in der ersten Minute um 64%. Es kommt in den folgenden Minuten zu einem geringen Abfall bis auf Werte, die je-

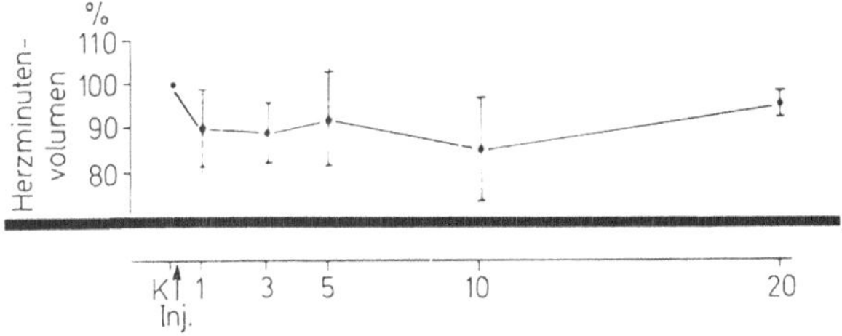


Abb. 8. Verlauf des Herzminutenvolumens bei Injektion (i.v.) von 12,5 mg/kg KG Ketanest bei wachen Hunden

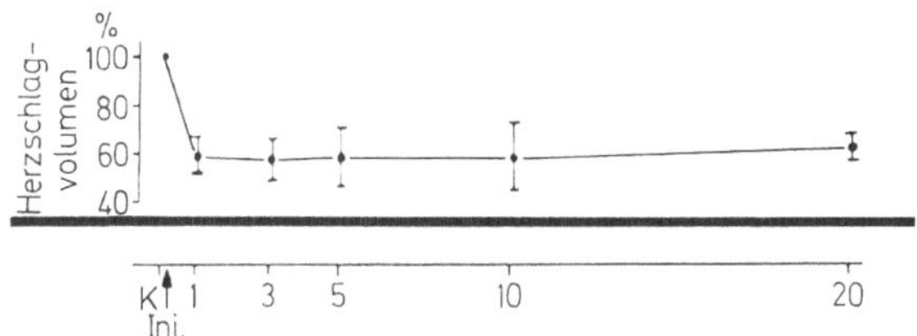


Abb. 9. Verlauf des Schlagvolumens bei Injektion (i.v.) von 12,5 mg/kg KG Ketanest bei wachen Hunden

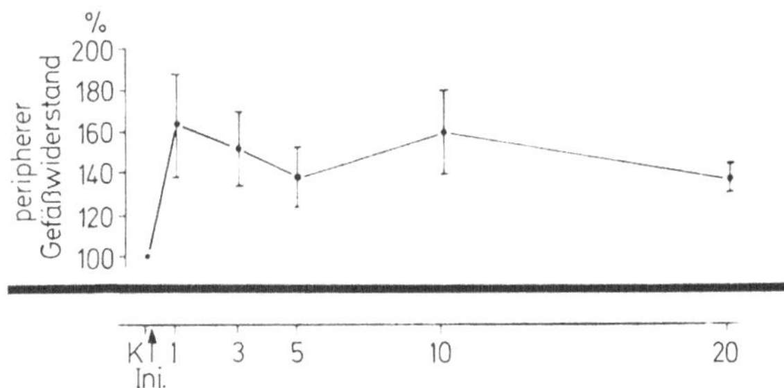


Abb. 10. Verlauf des peripheren Gefäßwiderstandes bei Injektion (i.v.) von 12,5 mg/kg KG Ketanest bei wachen Hunden

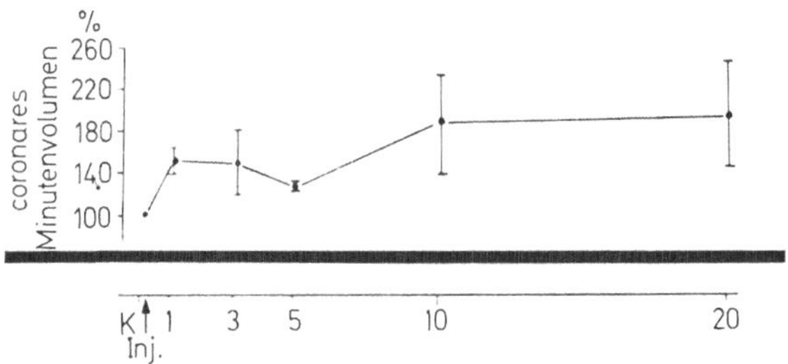


Abb. 11. Verlauf des coronaren Minutenvolumens bei Injektion (i.v.) von 12,5 mg/kg KG Ketanest bei wachen Hunden

doch noch immer nahezu 40% über dem Ausgangswert liegen (Abb. 10). Das coronare Minutenvolumen steigt initial um 54% an. Bis zur 5. Minute fällt es auf 128% ab und stabilisiert sich dann bei Werten, die zwischen 80 und 90% über dem Ausgangswert liegen (Abb. 11). Der Coronargefäßwiderstand bleibt während der 1. Minute unverändert. Danach zeigt er leicht abfallende Tendenz. Nach 10 und 20 min hat sich der Coronargefäßwiderstand um durchschnittlich 20% reduziert (Abb. 12).

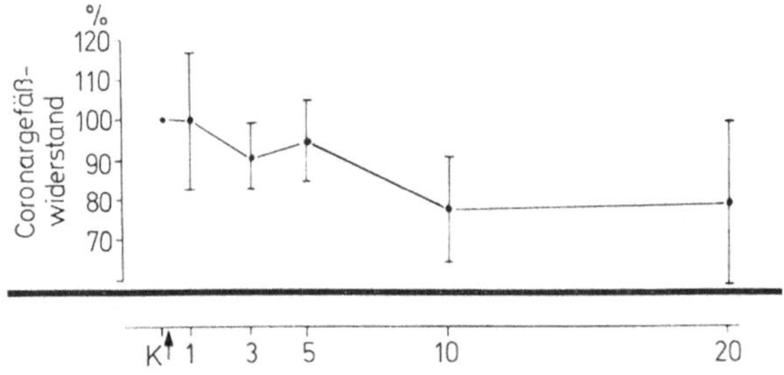


Abb. 12. Verlauf des coronaren Gefäßwiderstandes bei Injektion (i.v.) von 12,5 mg/kg KG Ketanest bei wachen Hunden

Die tierexperimentellen Ergebnisse zeigen also, daß Ketamin bereits in der 1. Minute die Funktion von Herz und Kreislauf stark beeinflußt. Mit großer Wahrscheinlichkeit steht dabei eine direkte oder indirekte katecholaminartige Wirkung mit überwiegender $\alpha$-Receptorenstimulation im Vordergrund. Dafür spricht die auffällige periphere Widerstandszunahme. Die Tachykardie dürfte Folge einer Erregung der $\beta$-1-Receptoren am Herzen sein. Die starke Abnahme des Schlagvolumens ist einmal auf die gestiegene Nachbelastung (afterload) und zum anderen auf die tachykardiebedingte Verkürzung der Füllungszeit des Herzens zurückzuführen. Die Förderleistung des Herzens wurde über die Frequenzzunahme nur unzureichend ausgeglichen, es kommt deshalb zu einem geringen Abfall des Herzminutenvolumens.

Es wird deutlich, daß die entscheidenden Veränderungen am kardiovaskulären System in den ersten Minuten erfolgen. Danach stabilisieren sich die Kreislaufparameter weitgehend auf den veränderten Werten (Abb. 13).

Wie sich durch Bildung des tension-time-Index zeigen läßt, führt die unter der hohen Prüfdosis zunehmende Herzbelastung unter Ketamin zweifellos zu einem Anstieg des myokardialen Sauerstoffverbrauchs und damit zu einer adaptiven Zunahme des coronaren Stromvolumens. Es wäre denkbar, daß der Anstieg der Coronardurchblutung größer ist, als es dem augenblicklichen Sauerstoffbedarf des Herzens entspricht, mithin also darüber hinaus eine Luxusperfusion der Coronargefäße vorliegt. Wir haben deshalb an Hunden zur Klärung dieser Frage die Sauerstoffsättigung im arteriellen und coronarvenösen Blut bestimmt. Die Sättigung im coronarvenösen Blut lag durchschnittlich bei 37%. Für die Testung der Versuchstiere induzierten wir zunächst unter intravenöser Infusion von 2 mg/kg KG und Minute Adenosin, eine starke coronare Gefäßerweiterung mit einer auffälligen Abnahme des coronaren Gefäßwiderstandes [2, 10]. Nach 5 min hatte sich ein steady state eingestellt und die Sauerstoffsättigung wurde mit

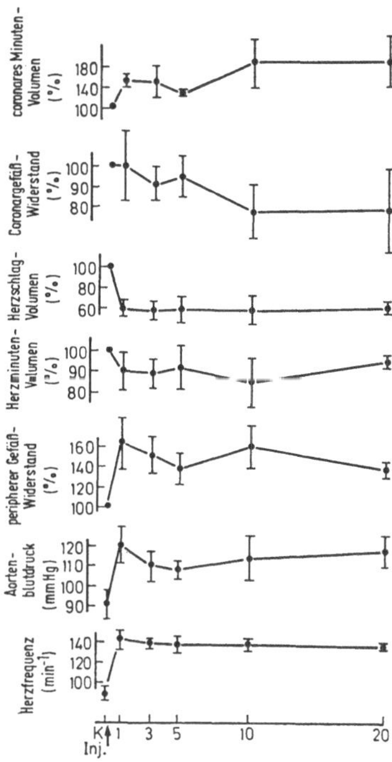


Abb. 13. Zusammenfassung aller gemessener Kreislaufgrößen bei Injektion (i.v.) von 12,5 mg/kg KG Ketanest bei wachen Hunden

77% gemessen. Unter Ketamin-Injektion (12,5 mg/kg KG) kam es zu einem mäßigen Abfall der Sauerstoffsättigung auf 30–31% (Abb. 14). Entsprechend änderten sich die Werte der arterio-coronarvenösen Sauerstoffdifferenz (Abb. 15). Die $AvDO_2$ des Herzens verminderte sich in diesen Versuchen unter Adenosin von 14,6 Vol.-% auf 4,7 Vol.-% und stellte sich nach beendeter Infusion auf Werte zwischen 10 und 12 Vol.-% ein. Unter Ketamin konnten wir keine auffällige Veränderung in der einen oder anderen Richtung feststellen.

Aufgrund dieser Befunde ist der Anstieg des coronaren Minutenvolumens als eine notwendige Erhöhung anzusehen; eine Luxusperfusion kann ausgeschlossen werden.

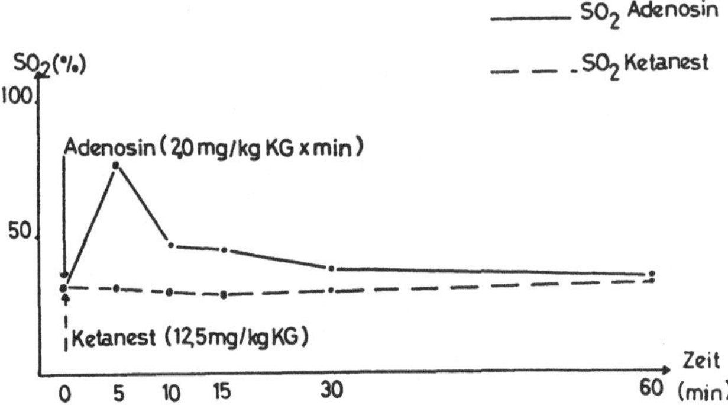


Abb. 14. Verhalten der Sättigung im coronarvenösen Blut bei i. v. Infusion von 2 mg/kg KG und Minute Adenosin sowie von 12,5 mg/kg KG Ketanest

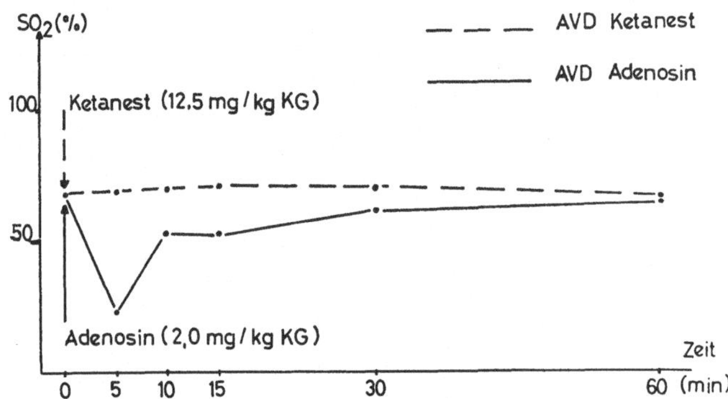


Abb. 15. Verhalten der arterio-coronarvenösen Sauerstoffdifferenz bei i. v. Infusion von 2 mg/kg KG und Minute Adenosin sowie von 12,5 mg/kg KG Ketanest

In den übrigen Untersuchungen mit Ketamin konnten wir an den wachen Tieren keine sehr ausgeprägten dosisabhängigen Kreislaufwirkungen feststellen. Teilweise scheiterte es einfach daran, daß die Tiere mit niedrigen Dosen (2,5 und 4 mg/kg KG) nicht zum Schlafen gebracht werden konnten und die auftretenden Exitationen eine Messung nicht zuließen. Höhere Dosen als die referierten brachten nur geringe zusätzliche Effekte.

Bei kritischer Abwägung der bislang bekannten experimentellen und klinischen Untersuchungen und unserer eigenen Ergebnisse muß man die Ketaminwirkung als eine durch Überwiegen des Sympathicus zustande kommende Reaktion auffassen, bei der es über eine Erhöhung des peripheren Widerstandes zu einer Erhöhung des Systemdruckes kommt, einhergehend mit einer Anhebung der Herzfrequenz als Ausdruck einer positiv-chronotropen Wirkung. Das Ausmaß der sympatotonen Reaktion anhand von quantitativen Katecholaminmessungen im Blut zu bestimmen, gibt sicher noch weitere Hinweise auf den Wirkmechanismus dieser Substanz.

Eigene Untersuchungen dazu sind noch nicht abgeschlossen, doch scheinen die bis jetzt erhobenen Befunde eine negative Korrelation zwischen den im Blut gemessenen Katecholaminkonzentrationen und den Kreislaufeffekten anzudeuten.

Die Ergebnisse unserer tierexperimentellen und klinischen Untersuchungen zeigen uns, daß man Ketamin in geringer Dosierung als Einleitungsnarkoticum unter strenger Kontrolle des Blutdruckes und der Pulsfrequenz, einsetzen kann. Gegenüber den üblichen Narkosemitteln bietet es den Vorteil, einem weiteren Absinken des Blutdruckes entgegenzuwirken und damit die Perfusion lebenswichtiger Organe in der kritischen Phase der Narkoseeinleitung sicherzustellen.

## Literatur


1. Corssen, G., Domino, E. F.: Dissociative Anesthesia: Further Pharmacologic Studies and First Clinical Experience with the Phencyclidine Derivative CI-581. Anesth. et Analg. **45**, 29–40 (January–February) (1966).
2. Dietmann, K., Juhran, W., Schaumann, W.: Die Bedeutung des Adenosin/Theophyllin-Antagonismus für die Wirkung von Coronartherapeutika. Herz/Kreisl. 1. Jg., Nr. **6**, 302–307 (1969).
3. Goldstein, A., Keats, A. S.: The Risk of Anesthesia. Anesthesiology **33**, 2 (1970).
4. Henschel, W. F.: Neuroleptanalgesie. In: Peter, K.: Ketanest zur Narkoseeinleitung beim Schock. Z. prakt. Anästh. Wiederbeleb. **6**, 5 (1970).
5. Kreuscher, H., Gauch, H.: Die Wirkung des Phencyclidinderivates Ketamine (CI 581) auf das kardiovasculäre System des Menschen. Anästhesist **16**, 8 (1967).
6. Langrehr, D., Kluge, I., Neuhaus, R.: Cinq ans d'expérience d'anesthésie avec le Katalar dissociée. Médicine et Hygiene XXVIII, 936 (1970).
7. — Dissoziative Anästhesie durch Ketamine. actuelle chirurgie **4**, 2 (1969).
8. McCarthy, D. A. et al.: General Anesthetic and Other Pharmacological Properties of 2-(0-Chlorphenyl-)2-Methylamino Cyclohexanone HCI (CI-581). The Journal of New Drugs, January–February 1965.
9. Peter, K., Klose, R., Lutz, H.: Ketanest zur Narkoseeinleitung beim Schock. Z. prakt. Anästh. Wiederbeleb. **6**, 5 (1970).
10. Schaumann, W., Juhran, W., Dietmann, K.: Antagonismus der Kreislaufwirkungen von Adenosin durch Theophyllin. Arzneimittel-Forsch. **20**, 3 (1970).
11. Stanley, V. et al.: Cardiovascular and Respiratory Function with CI-581. Anesth. Analg. Curr. Res. **47**, 6 (1968).
12. Traber, D. L. et al.: Differentiation of the Cardiovascular Effects of CI-581. Anesth. Analg. Curr. Res. **47**, 6 (1968).
13. Virtue, R. W. et al.: An Anesthetic Agent: "-Orthochlorophenyl, 2-Methylamino Cyclohexanone HCI (CI-581)."Anesthesiology **28**, 5 (1967).

# Coronardurchblutung und myokardialer Sauerstoffverbrauch bei Patienten unter Ketamin*

Von **H. Sonntag, D. Kettler, H. W. Heiss, M. Tauchert, D. Regensburger, K. Paschen** und **H. J. Bretschneider**

Seit Einführung des Phencyclidin-Derivates Ketamin zur Mono- oder Kombinationsnarkose ist der Einfluß dieser Substanz auf das kardiovasculäre System untersucht worden.

Übereinstimmend fanden Kreuscher et al., Chen et al., Gemperle et al., Langrehr, Podlesch et al., Stöcker, Westhues u. a., daß Ketamin in einer Dosierung von 1–5 mg/kg KG meist zu einem Anstieg der Herzfrequenz, somit des systolischen und diastolischen Blutdruckes führt. Bisher blieb jedoch offen, ob und in welchem Ausmaß beim Menschen der Sauerstoffverbrauch des Myokards durch Ketamin beeinflußt wird.

Die entscheidenden Determinanten für den $O_2$-Bedarf des linken Ventrikels sind nach Sonnenblick (1968): 1. die myokardiale Wandspannung, 2. die Contractilität und 3. die Herzfrequenz. 4. die Aktivierungsenergie, 5. „die externe Verkürzungsarbeit", 6. der Basalstoffwechsel.

Der Energiebedarf des Herzens hängt unter den meisten physiologischen und pathologischen Bedingungen überwiegend von den ersten drei der oben genannten Größen ab.

Aufgrund der engen Korrelation zwischen hämodynamischen Parametern und $O_2$-Verbrauch müssen Narkotica, die direkt oder indirekt einen Anstieg von Herzfrequenz und Blutdruck bewirken, den $O_2$-Verbrauch des Herzens erhöhen. Eine erhebliche Steigerung des $O_2$-Angebotes ist im wesentlichen nur durch eine Zunahme der Coronardurchblutung, im beschränkten Umfang auch durch eine bessere $O_2$-Ausschöpfung des Coronarblutes zu erreichen (Bretschneider, 1961).

In vorangegangenen Untersuchungen haben Kettler et al. (1970), Spieckermann et al. (1970) und Hensel et al. (1971) an unserem Institut die hämodynamischen und metabolischen Wirkungen von Ketamin tierexperimentell geprüft. Sie fanden, daß unter dem Präparat der $O_2$-Verbrauch des Myokards und der $O_2$-Verbrauch des Gesamtorganismus gesteigert und die myokardiale Ischämietoleranz herabgesetzt wird. Diese ungünstigen Befunde stehen z. T. im Widerspruch zu den Erfahrungen, die die

* Mit Unterstützung der Deutschen Forschungsgemeinschaft im Rahmen des SFB 89 – Kardiologie Göttingen.

klinische Anwendung von Ketamin erbrachte (LANGREHR, KREUSCHER, PODLESCH u. a.). Wir haben deshalb bei überwiegend thoraxchirurgischen Patienten die Wirkung von Ketamin auf die Coronardurchblutung, den myokardialen Sauerstoffverbrauch und die Hämodynamik untersucht. Über die ebenfalls analysierten metabolischen Veränderungen soll an anderer Stelle berichtet werden.

## Methodik

Für die Messung der Coronardurchblutung verwendeten wir die von BRETSCHNEIDER et al. entwickelte Argon-Methode, die auf einer Weiterentwicklung des von KETY u. SCHMIDT angegebenen indirekten Verfahrens für die Organdurchblutungsmessung mittels Fremdgasen beruht. Diese Methode setzt ein relativ homogenes Organgewebe und ein Äquilibrium für Argon zwischen Gewebe und Blut am Ende der Messung voraus; dieses trifft aufgrund tierexperimenteller Untersuchungen für die Coronardurchblutungsmessung mit dieser Methode zu. Die Bestimmung der arteriovenösen Differenzen (Indikatorgas und Sauerstoff) erfordert die Katheterisierung des Coronarsinus. Wir verwendeten dafür einen Goodale-Lubin

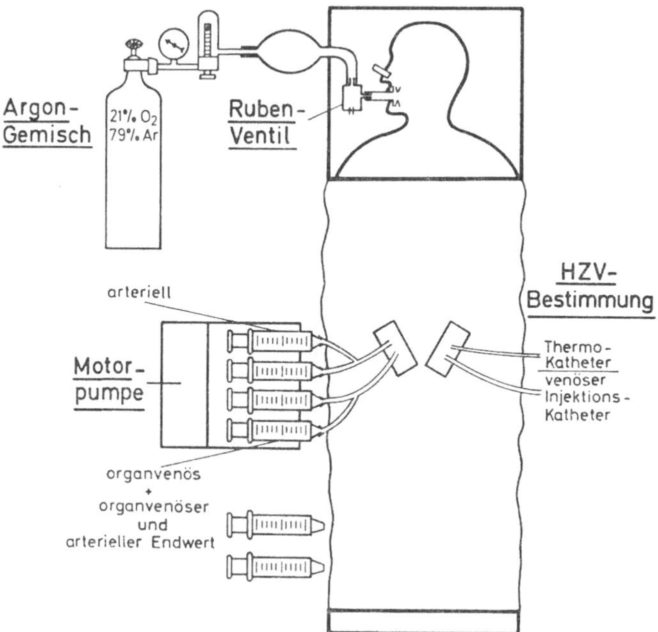


Abb. 1. Darstellung des Entnahmeschemas mit den erforderlichen Kathetern und der Thermosonde

7F-Katheter. Das Indikatorgas wurde gaschromatographisch nachgewiesen (Varian-Aerograph 1532-2B). Die $O_2$-Sättigung sowie Hämoglobin wurden mit dem CO-Oximeter (Firma IL Lexington Mass., Modell 182) ermittelt. Eine fortlaufende Registrierung des systolischen und diastolischen Aortendruckes sowie des mittleren Aortendruckes und des EKG's erfolgte mit einem 3fach Schreiber (Firma C.H.F. Müller). Mit der Thermoinjektionsmethode nach SLAMA und PIIPER wurde das HZV in regelmäßigen Abständen von 2 min bestimmt. Außerdem wurden jeweils vor und nach den Argon-Aufsättigungen folgende Meßwerte analysiert: $pCO_2$; $pO_2$; pH; Standard-Bikarbonat und Base-Excess nach Astrup (Fa. Radiometer, Kopenhagen) und dem Nomogramm nach Siggaard-Andersen. Der pH-Wert wurde der Körpertemperatur entsprechend nach Rosenthal korrigiert. Die Elektrolyte wurden mit einem Atomabsorptionsspektrophotometer (Fa. Perkin-Elma) bestimmt.

Die Messung vor und nach Applikation von Ketamin wurde durchgeführt, nachdem sich konstante $pCO_2$, Blutdruck- und Frequenzwerte eingestellt hatten. Insgesamt konnten wir bisher 9 Patienten mit einem mittleren Alter von $\bar{x} = 42$ Jahren (Altersverteilung von 13–64 Jahren) untersuchen.

## Ergebnisse und Diskussion

Bei allen Patienten bedingt Ketamin in einer Dosierung von 5 mg/kg KG eine Zunahme der Herzfrequenz um 17% und des mittleren Aortendruckes um ca. 7% bei leichter Abnahme des HZV um rund 10%. Diese Werte stehen in Übereinstimmung mit Erfahrungen anderer Autoren. Bedingt durch die hämodynamischen Parameter steigt die Coronardurchblutung im Mittel um 66% an, bei gleichbleibender avD–$O_2$. Der sich aus den letzten Werten ergebende $O_2$-Verbrauch des Herzens zeigte damit eine Zunahme um 30%. Elektrolyt- und Säure-Basen-Haushalt veränderten sich vor und nach Ketamin nicht.

Eine genaue Analyse der Ergebnisse ergibt jedoch ein etwas anderes Bild. Betrachtet man die Coronardurchblutung und den $O_2$-Verbrauch des Myokards, lassen sich die 9 untersuchten Patienten in 2 Gruppen einteilen: 3 Patienten zeigten eine sehr starke Zunahme der beiden Größen, bei 6 Patienten veränderte sich die Coronardurchblutung gering und unterschiedlich, d. h. 2 Patienten der letzteren Gruppe hatten eine leichte Erhöhung der Werte um 40%, 2 ein Gleichbleiben und 2 einen leichten Abfall. Die Werte dieser 6 Fälle sind in der Abb. 2 zusammengefaßt.

Im Mittel erhöhte sich bei diesen 6 Patienten die Frequenz von 87 $min^{-1}$ auf 103 $min^{-1}$ und der mittlere Aortendruck von 99 mmHg auf 108 mmHg. Die mittleren Ausgangswerte der Coronardurchblutung liegen bei 97 $\pm$ 9 ml/min · 100 g, des $O_2$-Verbrauchs bei 11,4 $\pm$ 1,0 ml/min · 100 g.

Nach Applikation von Ketamin ergeben sich 99 $\pm$ 8 ml/min · 100 g bzw. 11,9 $\pm$ 1,1 ml/min · 100 g. Der coronare Widerstand war dabei von 0,89 $\pm$ 0,09 $\left[\frac{\text{mmHg}}{\text{ml/min} \cdot 100\text{ g}}\right]$ auf 0,92 $\pm$ 0,08 $\left[\frac{\text{mmHg}}{\text{ml/min} \cdot 100\text{ g}}\right]$ angestiegen. Das HZV fiel von 6,3 l/min auf 5,4 l/min ab.

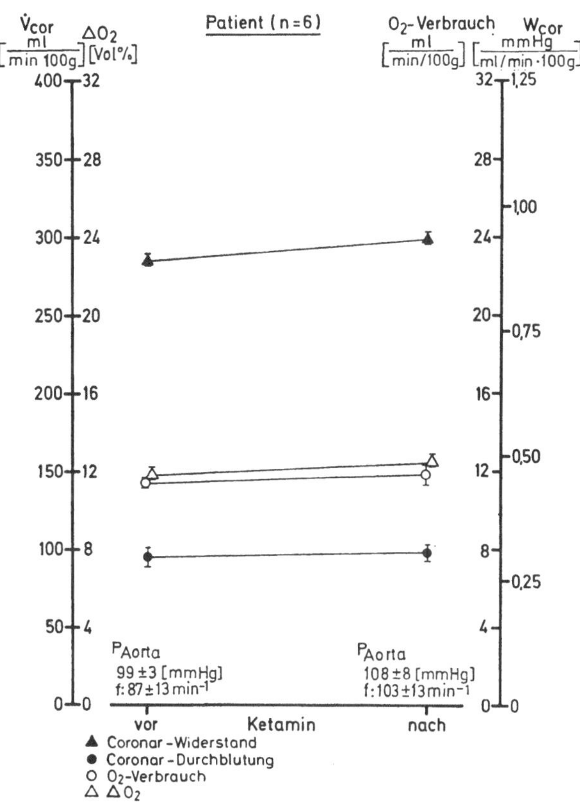


Abb. 2. Mittelwerte von 6 Patienten für $\dot{V}_{cor}$, den coronaren Widerstand, $O_2$-Verbrauch und AVDO- vor und unter dem Einfluß von Ketamine

Diesen Befunden stehen 3 Patienten gegenüber, bei denen Ketamin zu einer erheblichen Zunahme des myokardialen $O_2$-Verbrauchs und der Coronardurchblutung bei ebenfalls unveränderter arterio-venöser $O_2$-Differenz führt.

Stellvertretend für diese Gruppe werden die Werte eines 49jährigen Patienten mit einem Femoralisverschluß angeführt.

Der mittlere Aortendruck stieg von 115 mmHg auf 125 mmHg, die Frequenz von 89 min$^{-1}$ an bei der Abnahme des HZV's von 5,6 l/min auf

5,4 l/min. Die Coronardurchblutung erhöhte sich um 158 ml auf 284 ml/min · 100 g, der $O_2$-Verbrauch des Herzmuskelgewebes stieg von 15,3 ml/min · 100 g auf 31,6 ml/min · 100 g. Das entspricht einer Zunahme um Faktor 2,2 bzw. 2,0. Der Coronarwiderstand reduzierte sich dabei von 0,74

$$\left[\frac{\text{mmHg}}{\text{ml/min} \cdot 100\ \text{g}}\right] \text{ auf } 0{,}39 \left[\frac{\text{mmHg}}{\text{ml/min} \cdot 100\ \text{g}}\right].$$

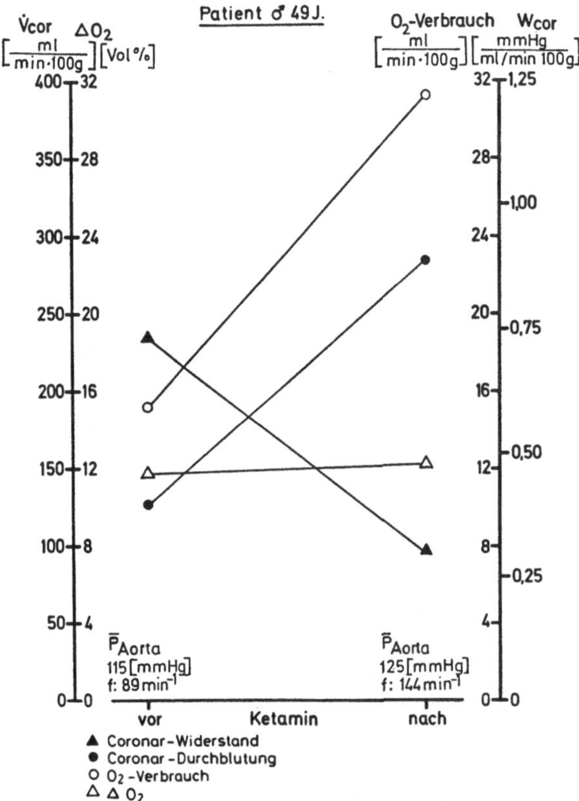


Abb. 3. Erheblicher Anstieg von $\dot{V}_{cor}$ und linksventrikulärem $O_2$-Verbrauch nach 5 mg Ketamin i.v. bei einem 49jährigen Patienten. Die $AVDO_2$ bleibt weitgehend unverändert. Der Coronarwiderstand ist dem myokardialen Durchfluß entsprechend reduziert

Die beiden anderen Patienten unterscheiden sich nicht prinzipiell von dem hier zitierten Fall. Ob der Anstieg der Werte um Faktor 2 bei diesen Fällen allein hämodynamisch bedingt ist, kann zum jetzigen Zeitpunkt nicht entschieden werden. Auffallend ist jedenfalls, daß sich Druck- und Frequenzwerte bei diesen beiden Patienten nicht excessiv veränderten.

Überblickt man die bisher untersuchten 9 Fälle, so zeigen 5 Patienten einen mehr oder minder starken Anstieg von Coronardurchblutung und myokardialem Sauerstoffverbrauch, 2 keine Veränderungen und 2 weitere eine leichte Verminderung der Werte. Bei einem Drittel der Patienten fand sich ein sehr starker Anstieg um Faktor 2–3.

Untersuchungen der Coronardurchblutung und des myokardialen $O_2$-Verbrauchs unter dem Einfluß von Ketamin sind unseres Wissens am Patienten bisher nicht durchgeführt worden. Die Ergebnisse von SPIECKERMANN et al. und KETTLER et al. am Hund ließen erwarten, daß die Coronardurchblutung und der Sauerstoffverbrauch des Herzens durch das Präparat erhöht werden. Wir fanden diese Reaktion in der Hälfte der untersuchten Fälle bestätigt. Als Maß für die energetische Belastung des Herzens kann in unseren Untersuchungen lediglich Frequenz, Blutdruck und HZV herangezogen werden. Nach dem in der Einleitung gesagten ist das aber nur ein Teil der Größen, die den $O_2$-Bedarf des Herzens bestimmen. Parameter, wie myokardiale Wandspannung und Contractilität wurden in unserer Versuchsreihe aus verständlichen technischen Gründen nicht gemessen. Inwieweit diese Größen neben den von uns beobachteten Blutdruck- und Frequenzsteigerungen eine Erhöhung des myokardialen $O_2$-Verbrauchs bedingen, läßt sich daher nicht entscheiden. Eine Erhöhung des Basalstoffwechsels im Sinne einer Entkoppelung der oxydativen Phosphorylierung ist jedenfalls unwahrscheinlich (pers. Mitteilungen SPIECKERMANN).

Die bisherigen Befunde lassen keine Kriterien erkennen, die eine Vorhersage des Verhaltens von Coronardurchblutung und myokardialem $O_2$-Verbrauch unter Ketamin ermöglichen. Der Anaesthesist muß deshalb damit rechnen, daß in einem bestimmten Prozentsatz der Narkosen, in denen Ketamin appliziert wird, unvorhersehbar der myokardiale Energiebedarf stark ansteigen kann. Ketamin sollte deshalb bei Patienten mit eingeschränkter Coronarreserve und Hypertonie nicht verwendet werden.

## Literatur

1. BRETSCHNEIDER, H. J.: Aktuelle Probleme der Coronardurchblutung und des Myokardstoffwechsels. Regensb. ärztl. Fortbildung **15**, 1 (1967).
2. — COTT, L., HILGERT, G., PROBST, R., RAU, G.: Gaschromatographische Trennung und Analyse von Argon als Basis einer neuen Fremdgasmethode zur Durchblutungsmessung von Organen. Verh. dtsch. Ges. Kreisl.-Forsch. **32**, 267 (1966).
3. TAUCHERT, M., KOCHSIEK, K., HEISS, H. W., COTT, L., RAU, G., BRETSCHNEIDER, H. J.: Technik der Organdurchblutungsmessung mit der Argon-Methode. Z. Kreisl.-Forsch. (im Druck).
4. RAU, G., TAUCHERT, M., BRÜCKNER, J. B., EBERLEIN, H. J., BRETSCHNEIDER, H. J.: Messung der Coronardurchblutung mit der Argon-Fremdgasmethode am Patienten. Verh. dtsch. Ges. Kreisl.-Forsch. **34**, 385 (1968).

5. RAU, G.: Messung der Coronardurchblutung mit der Argon-Fremdgasmethode. Arch. Kreisl.-Forsch. **58**, 322 (1969).
6. TAUCHERT, M., COTT, L., REPLOH, H. D., STRAUER, B. E., BRETSCHNEIDER, H. J.: Vergleichende Messungen der Coronardurchblutung mit der Argon-Fremdgasmethode und dem Druckdifferenzverfahren. Pflügers Arch. ges. Physiol. **312**, R 13 (1969).
7. — HEISS, H. W., PROBST, R., BRETSCHNEIDER, H. J.: Extraktionskammer mit Dosierungshahn für die gaschromatographische Bestimmung des Gasgehaltes von Blut und wäßrigen Lösungen. Z. Kreisl.-Forsch. (im Druck).
8. KETTLER, D. F., COTT, L., HENSEL, I., EBERLEIN, H. J., SPIECKERMANN, P. G., BRETSCHNEIDER, H. J.: Narkosebedingte Veränderungen hämodynamischer Parameter, die den Sauerstoffverbrauch und die Überlebens- und Wiederbelebungszeit des Herzens beeinflussen. III. Europäischer Kongreß für Anaesthesiologie in Prag 1970.
9. SPIECKERMANN, P. G., BRAUN, U., HELLBERG, K., KETTLER, D., LOHR, B., NORDECK, EL., BRETSCHNEIDER, H. J.: Überlebens- und Wiederbelebungszeit des Herzens während verschiedener Narkosen: Stoffwechsel der energiereichen Phosphate im normothermen ischämischen Myokard. Prakt. Anästh. Wiederbeleb. **5**, 365 (1970).
10. EBERLEIN, H. J.: Coronardurchblutung und Sauerstoffverbrauch des Herzens unter verschiedenen $CO_2$-Spannungen und Anaesthetika. Arch. Kreisl.-Forsch. **50**, 18 (1966).
11. KOCHSIEK, K., COTT, L., TAUCHERT, M., NEUBAUER, I., LARBIG, D.: Measurement of Coronary Blood Flow in Various Hemodynamic Conditions using the Argon Technique. In: KALTENBACH, M., LICHTLEN, P. (Hrsg.): Coronary Heart Disease, p. 137. Stuttgart: Georg Thieme 1971.
12. KLOCKE, F. J., WITTENBERG, ST. M.: Heterogeneity of Coronary Blood Flow in Human Coronary Artery Disease and Experimental Myocardial Infarction. Amer. J. Cardiol. **24**, 782 (1969).
13. HIRCHE, HJ.: Die Regelung der Koronardurchblutung. Dtsch. med. Wschr. **91**, 1 (1966).
14. LOCHNER, W.: Physiologie der Coronardurchblutung als Grundlage für die Beurteilung von Coronardilatatoren. Arzneimittel-Forsch. **20**, 424 (1970).
15. SONNENBLICK, E. H., ROSS, J., JR., BRAUNWALD, E.: Oxygen Consumption of the Heart. Amer. J. Cardiol. **22**, 328 (1968).
16. CHEN, G., GLAZKO, A. J., KAUMP, D. H.: CI-581 revised laboratory summary. Parke Davis Research Division, June 1967 (unveröffentlicht).
17. LANGREHR, D.: Dissoziative Anaesthesie durch Ketamine. Akt. Chir. **4**, 61 (1969).
18. — ALAI, P., ANDJELKOVIC, J., KLUGE, I.: Zur Narkose mit Ketamine (CI-581): Bericht über erste Erfahrungen in 500 Fällen. Anaesthesist **16**, 308 (1967).
19. — STOLP, W.: Der Einfluß von Ketamine auf verschiedene Vitalfunktionen des Menschen. (Experimentelle Untersuchungen und klinische Erfahrungen bei 1300 Fällen.) Anaesthesiologie u. Wiederbelebung **40**, 28 (1969).
20. KREUSCHER, H., GAUCH, H.: Die Wirkung des Phencyclidinderivates Ketamine (CI-581) auf das kardiovaskuläre System des Menschen. Anaesthesist **16**, 229 (1967).
21. — — Kreislaufanalytische Untersuchungen bei Anwendung von Ketamine am Menschen. Anaesthesiologie u. Wiederbelebung **40**, 70 (1969).
22. SZAPPANYOS, G., BEAUMANOIR, A., GEMPERLE, G., GEMPERLE, M., MORET, P.: The effect of ketamine on the cardiovascular and central nervous system. Anaesthesiologie u. Wiederbelebung **40**, 52 (1969).

23. SEIFEN, E., MEHMEL, H.: Anticholinergic Effect of Ketamine. Fed. Proc. **30**, 508 (1971).
24. DILL, W. A., CHUCOT, L., CHANG, TS., GLAZKO, A. J.: Determination of Ketamine in Blood Plasma. Anesthesiology **34**, 73 (1971).
25. ODUNTAN, S. A.: Intravenous Ketamine Anesthesia. Anesthesia **25**, 144 (1970).
26. BÖHMERT, F., HENSCHEL, W. F.: Klinische Beobachtungen mit Ketamine unter besonderer Berücksichtigung von Atmung und Kreislauf. Anaesthesie und Wiederbelebung **40**, 93 (1969).
27. PODLESCH, I., ZINDLER, M.: Erste Erfahrungen mit dem Phencyclidinderivat Ketamine (CI-581), einem neuen intravenösen und intramuskulären Narkosemittel. Anaesthesist **16**, 299 (1967).
28. LENNARTZ, H., ZINDLER, M., HERPFER, G.: Vergleichende tierexperimentelle Untersuchung der Herz- und Kreislaufdynamik von Ketamine, Propanidid und Baytinal. Anaesthesist **19**, 252 (1970).
29. PHILLIPS, L. A., SERUVATU, S. G., RIKA, P. N., TIRIKULA, U.: Anaesthesia for the Surgeon-Anaesthetist in Difficult Situations. Anaesthesia **25**, 36 (1970).
30. BOVILL, J. G., CLARKE, R. S. J., DUNDEE, J. W., PANDIT, S. K., MOORE, J.: Clinical Studies of Induction Agents XXXVIII: Effect of Premedicants and Supplements on Ketamine Anaesthesia. Brit. J. Anaesth. **43**, 600 (1971).

## Summary

The papers summarized here were presented at the XII. Congress of the Deutschen Gesellschaft für Anaesthesie und Wiederbelebung, Österreichischen Gesellschaft für Anaesthesiologie und Reanimation and Schweizerischen Gesellschaft für Anaesthesiologie und Reanimation on "Anaesthesia and Respiration" and "Anaesthesia and Cardiovascular System", held in Bern on September 1st to 3rd 1971.

The beginning of the first part was a round table discussion on the problems of ventilation in modern anesthesiology. J. P. HAAB, Fribourg, gave the introductory paper on the main problems of the physiology of respiration.

J. GIL, Bern, showed with electron microscopical slides that changes in lung volume are also depending on the opening and closing of lung alveoli. The influence of the surfactant in this respect was the topic of U. BAUM, Vienna.

E. RÜGHEIMER, Erlangen and P. SAFAR, Pittsburgh, informed the audience about qualified respirators and different methods of ventilation, especially the I.P.P.V. with end-exspiratory positive pressure.

The importance of the $HbO_2$ – saturation was mentioned by M. SCHERRER, Bern, because just during anesthesia or resuscitation the $HbO_2$ – saturation curve changes a lot.

In the following topics to the main theme "Anesthesia and Respiration" G. KAPANCI *et al.*, Geneva, gave a summary of histological, ultra-structural and morphometric findings caused by oxygen pneumonitis in man.

F. F. FOLDES, New York, discussed the influence of neuromuscular blocking agents on respiration. The use of assisted ventilation in conjunction with the use of relaxants is possible because of the relative sparing effect of non-depolarizing relaxants on the diaphragm.

The problems of ventilation after open heart surgery are shown by K. D. HALL and J. H. TALTON, Durham, North Carolina. The authors stressed the necessity of keeping the arterial partial pressure of oxygen at a minimum of 200 mmHg in the first few hours after the operation.

Following the results of G. HEMPELMANN, Hannover, pre- and postanesthetic oxygen insufflation is absolutely necessary in almost every anesthetic technique.

The respiratory failure caused by shock was examined with animal experiments by R. KLOSE an K. PETER, Mannheim. They report an increase of the respiratory rate and a rising of the minute volume in hemorrhagic shock. The same authors describe the methods of endobronchial lavage with different substances after aspiration.

The second part starts with the round table discussion on "Anesthesia and Cardiovascular System". The physiological and pathophysiological basis is given by H. P. GURTNER, Bern. He describes the regulation of the cardiac action and the contractibility of the heart muscle.

CH. SALZMANN, Bern, discusses the general evaluation of the circulatory system of the patient during the premedication visit and the prophylactic digitalisation. R. GATTIKER, Zurich, gives practical limits for the preparation of the patients cardiovascular system in regard to special operations.

Circulatory problems during introduction to anesthesia and during different techniques of anesthesia are reported by R. SCHORRER, Tübingen, F. ROTH, R. DUDZIAK, Düsseldorf and H. SCHAER, Zürich. They evaluate the cardiodepressive effects of the different anesthetics.

The influence of special techniques of ventilation on the cardiovascular system of the patient is described by R. GATTIKER and S. HOSSLI, Zurich. Furtheron they give a review of problems in deep induced hypothermia and in controlled hypotension.

D. KETTLER *et al.*, Göttingen, investigated the influence of different techniques of anesthesia on the $O_2$ consumption of the left ventricle. They showed that the $O_2$ consumption in neuroleptanalgesia is significantly lower than in other techniques of anesthesia. The regulation of coronary perfusion in halothane anesthesia is reported by G. WOLFF *et al.*, Basel.

Coronary bloodflow, myocardial oxygen consumption, the inotropic state of the myocardium and total body oxygen consumption are decreased by halothane and methoxyflurane. A difference between both anesthetics is the tolerance of ischemia up to 22 minutes for the heart after methoxyflurane anesthesia. W. DIETZEL, Heidelberg, described the different influence of halothane and cyclopropane on venous reflex and circulatory minute volume.

The negative inotropic effects of thiobarbiturates on the heart are influenced positively by succinyl-di-cholin and succinyl-mono-cholin according to R. DROH, Osnabrück.

G. HEMPELMANN presented his good experiences with neuroleptanalgesia with piritramid in cardiosurgical operations. The effects of ketamine on the hemodynamics, the coronary perfusion and on the myocardial $O_2$-consumption are examined and reported by K. PETER *et al.*, Mannheim and H. SONNTAG *et al.*, Göttingen.

# Sachverzeichnis

Anaesthesiology and Resuscitation · Anaesthesiologie und Wiederbelebung

Anesthésiologie et Réanimation

*Erschienene Bände:*

1 Resuscitation Controversial Aspects. Chairman and Editor: Peter Safar

2 Hypnosis in Anaesthesiology. Chairman and Editor: Jean Lassner

3 Schock und Plasmaexpander. Herausgegeben von K. Horatz und R. Frey. Vergriffen.

4 Die intravenöse Kurznarkose mit dem neuen Phenoxyessigsäurederivat Propanidid (Epontol®). Herausgegeben von K. Horatz, R. Frey und M. Zindler

5 Infusionsprobleme in der Chirurgie. Herausgegeben von U. F. Gruber und M. Allgöwer

6 Parenterale Ernährung. Herausgegeben von K. Lang, R. Frey und M. Halmágyi

7 Grundlagen und Ergebnisse der Venendruckmessung zur Prüfung des zirkulierenden Blutvolumens. Von V. Feurstein

8 Third World Congress of Anaesthesiology

9 Die Neuroleptanalgesie. Herausgegeben von W. F. Henschel

10 Auswirkungen der Atemtechnik auf den Kreislauf. Von R. Schorer

11 Der Elektrolytstoffwechsel von Hirngewebe und seine Beeinflussung durch Narkotica. Von W. Klaus

12 Sauerstoffversorgung und Säure-Basenhaushalt in tiefer Hypothermie. Von P. Lundsgaard-Hansen

13 Infusionstherapie. Herausgegeben von K. Lang, R. Frey und M. Halmágyi

14 Die Technik der Lokalanaesthesie. Von H. Nolte

15 Anaesthesie und Notfallmedizin. Herausgegeben von K. Hutschenreuter

16 Anaesthesiologische Probleme der HNO-Heilkunde und Kieferchirurgie. Herausgegeben von K. Horatz und H. Kreuscher

17 Probleme der Intensivbehandlung. Herausgegeben von K. Horatz und R. Frey

18 Fortschritte der Neuroleptanalgesie. Herausgegeben von M. Gemperle

19 Örtliche Betäubung: Plexus brachialis. Von Sir Robert R. Macintosh und W. W. Mushin

20 Anaesthesie in der Gefäß- und Herzchirurgie. Herausgegeben von O. H. Just und M. Zindler

21 Die Hirndurchblutung unter Neuroleptanaesthesie. Von H. Kreuscher

22 Ateminsuffizienz. Von H. L'Allemand

23 Die Geschichte der chirurgischen Anaesthesie. Von Thomas E. Keys

24 Ventilation und Atemmechanik bei Säuglingen und Kleinkindern unter Narkosebedingungen. Von J. Wawersik

25 Morphinartige Analgetica und ihre Antagonisten. Von Francis F. Foldes, Mark Swerdlow, and Ephraim S. Siker

26 Örtliche Betäubung: Kopf und Hals. Von Sir Robert R. Macintosh und M. Ostlere

27 Langzeitbeatmung. Von Ch. Lehmann

28 Die Wiederbelebung der Atmung. Von H. Nolte

29 Kontrolle der Ventilation in der Neugeborenen- und Säuglingsanaesthesie. Von U. Henneberg

30 Hypoxie. Herausgegeben von R. Frey, K. Lang, M. Halmágyi und G. Thews

31 Kohlenhydrate in der dringlichen Infusionstherapie. Herausgegeben von K. Lang, R. Frey und M. Halmágyi

32 Örtliche Betäubung: Abdominal-Chirurgie. Von Sir Robert R. Macintosh und R. Bryce-Smith

33 Planung, Organisation und Einrichtung von Intensivbehandlungseinheiten am Krankenhaus. Herausgegeben von H. W. Opderbecke

34 Venendruckmessung. Herausgegeben von M. Allgöwer, R. Frey und M. Halmágyi

35 Die Störungen des Säure-Basen-Haushaltes. Herausgegeben von V. Feurstein

36 Anaesthesie und Nierenfunktion. Herausgegeben von V. Feurstein

37 Anaesthesiologie und Kohlenhydratstoffwechsel. Herausgegeben von V. Feurstein

38 Respiratorbeatmung und Oberflächenspannung in der Lunge. Von H. Benzer

39 Die nasotracheale Intubation. Von M. Körner

40 Ketamine. Herausgegeben von H. Kreuscher

41 Über das Verhalten von Ventilation, Gasaustausch und Kreislauf bei Patienten mit normalem und gestörtem Gasaustausch unter künstlicher Totraumvergrößerung. Von O. Giebel

42 Der Narkoseapparat. Von P. Schreiber

43 Die Klinik des Wundstarrkrampfes im Lichte neuzeitlicher Behandlungsmethoden. Von K. Eyrich

44 Der primäre Volumenersatz mit Ringerlactat. Von A. O. Tetzlaff. Vergriffen

45 Vergiftungen: Erkennung, Verhütung und Behandlung. Herausgegeben von R. Frey, M. Halmágyi, K. Lang und P. Oettel

46 Veränderungen des Wasser- und Elektrolythaushaltes durch Osmotherapeutika. Von M. Halmágyi

47 Anaesthesie in extremen Altersklassen. Herausgegeben von K. Hutschenreuter, K. Bihler und P. Fritsche

48 Intensivtherapie bei Kreislaufversagen. Herausgegeben von S. Effert und K. Wiemers

49 Intensivtherapie beim akuten Nierenversagen. Herausgegeben von E. Buchborn und O. Heidenreich

50 Intensivtherapie beim septischen Schock. Herausgegeben von F. W. Ahnefeld und M. Halmágyi

51 Prämedikationseffekte auf Bronchialwiderstand und Atmung. Von L. Stöcker

52 Die Bedeutung der adrenergen Blockade für den haemorrhagischen Schock. Von G. Zierott

53 Nomogramme zum Säure-Basen-Status des Blutes und zum Atemgastransport. Herausgegeben von G. Thews

54 Der Vena Cava-Katheter. Von C. Burri und D. Gasser

55 Intensivbehandlung und ihre Grenzen. Herausgegeben von K. Hutschenreuter und K. Wiemers

56 Anaesthesie bei Eingriffen an endokrinen Organen und bei Herzrhythmusstörungen. Herausgegeben von K. Hutschenreuter und M. Zindler

57 Das Ultrakurznarkoticum Methohexital. Herausgegeben von Ch. Lehmann

58 Stoffwechsel. Pathophysiologische Grundlagen der Intensivtherapie. Herausgegeben von K. Lang, R. Frey und M. Halmágyi

59 Anaesthesia Equipment. By P. Schreiber

60 Homoiostase. Wiederherstellung und Aufrechterhaltung. Herausgegeben von F. W. Ahnefeld und M. Halmágyi

61 Essays on Future Trends in Anaesthesia. By A. Boba

62 Respiratorischer Flüssigkeits-Wärmeverlust des Säuglings und Kleinkindes bei künstlicher Beatmung. Von W. Dick

63 Kreislaufwirkungen von nicht depolarisierenden Muskelrelaxantien. Von H. Schaer

64 Sauerstoffüberdruckbehandlung. Probleme und Anwendung. Herausgegeben von I. Podlesch

65 Der Wasser- und Elektrolythaushalt des Kranken. Von H. Baur

66 Überlebens- und Wiederbelebungszeit des Herzens. Von P. G. Spieckermann

67 Energiebedarf und Sauerstoffversorgung des Herzens in Narkose. Von D. Kettler

68 Anaesthesie mit Gamma-Hydroxibuttersäure. Herausgegeben von W. Bushart und P. Rittmeyer

69 Ketamin. Neue Ergebnisse in Forschung und Klinik. Herausgegeben von M. Gemperle, H. Kreuscher und D. Langrehr

70 Die Sekretionsleistung des Nebennierenmarks unter dem Einfluß von Narkotica und Muskelrelaxatien. Von M. Göthert

71 Anaesthesie und Wiederbelebung bei Säuglingen und Kleinkindern. Herausgegeben von F. W. Ahnefeld und M. Halmágyi

72 Therapie lebensbedrohlicher Zustände bei Säuglingen und Kleinkindern. Herausgegeben von R. Frey, M. Halmágyi und K. Lang

73 Diagnostische und therapeutische Nervenblockaden. Herausgegeben von R. Frey, M. Halmágyi und H. Nolte

74 Intravenöse Narkose mit Propanidid. Herausgegeben von M. Zindler, H. Yamamura und W. Wirth

75 Anesthetic Management of Endocrine Disease. By T. Oyama

76 Diagnostik der Narkose- und Operationsfähigkeit. Herausgegeben von H. Kronschwitz und P. Lawin

77 Herzrhythmus und Anaesthesie. Herausgegeben von H. Nolte und J. Wurster

78 Biotelemetrie – Angewandte biomedizinische Technik. Von H. Hutten

79 Coronardurchblutung und Energieumsatz des menschlichen Herzens unter verschiedenen Anaesthetica. Von H. Sonntag

80 Anaesthesie. Atmung – Kreislauf. Herausgegeben von M. Gemperle, G. Hossli und B. Tschirren

*In Vorbereitung/In preparation:*

81 Wechselwirkungen von Trometamol. Von H. Helwig

82 Engström-Respirator. Herausgegeben von G. Kalff und P. Herzog